동의병리학

- 병인병기 -

침뜸학교 교육연구팀 편저
전세일 감수

도서출판 허임

편저 침뜸학교 교육연구팀
대표집필 손중양 사단법인 허임기념사업회 이사장

감수 전세일(全世一)

연세대학교 의과대학 졸업. 미국 펜실베이니아 의대 재활의학과 교수, 국제침술학회 회장, 연세의대 재활병원 원장, 연세의대 동서의학연구소 소장, 포천중문의과대학교 대체의학대학원 원장, 차의과학대학교 통합의학대학원 원장, 석정웰파크병원 병원장, 차움의원 명예원장, 분당차병원 교수 등을 역임하였다. 현재 한가족요양병원 병원장, 서재필기념회 부이사장, 브레인트레이너협회 협회장 등으로 활동하고 있으며, '21세기 위대한 인물 500인'에 선정되기도 했다. 저서로 《뇌졸중 백과》《한방으로 갈까, 양방으로 갈까》《새로운 의학, 새로운 삶》《현대과학의 쟁점》《내 몸이 의사다》《침술의학》외 다수가 있다.

동의병리학 - 병인병기

초판 1쇄 발행 2025년 5월 10일

편　　저 침뜸학교 교육연구팀(대표집필 손중양)
감　　수 전세일
편　　집 손중양
발 행 처 도서출판 허임
신고번호 제2006-0072 호 (신고년월일 2006. 6. 2.)
주　　소 서울특별시 종로구 삼일대로 28길 20(그린빌딩) 501호
전　　화 02-742-7924
홈페이지 www.heoim.net

ISBN 979-11-87828-13-6 (03510)

정가 20,000원
(이 책의 판매수익금은 생명건강문화 전승 사업에 쓰입니다.)

서 문

생명! 그것은 대우주 가운데서 생겨나 스스로 살아 움직이는 것이다. 어떠한 이치에 따라서 생겨나서 어떻게 스스로를 움직이고 있는가? 분명한 것은 생명체 안에 스스로 살아 움직일 수 있는 체계와 힘을 가지고 있다는 것이다. 바로 그것, 내 몸 안에 있는 생명력 내지는 생명의 치유력를 찾아내어 이를 고양시키고, 병을 고치는데 활용할 수 있도록 하자는 것이 침뜸학교 교재개발의 취지다.

음양오행의 이치로 생겨난 대우주가 지구(地球)에는 습토(濕土) 조금(燥金) 군화(君火) 한수(寒水) 풍목(風木) 상화(相火)라는 육기(六氣)의 환경을 형성한다. 육기는 사람이라는 생명체 내에서는 태음 소음 궐음 양명 태양 소양이라는 삼음삼양의 체계로 경락계통을 형성하여 위기영혈(衛氣營血)을 순환시키면서 인체를 만들고, 인생을 영위하도록 한다.

동양의학은 음양오행, 육기(六氣) 혹은 삼음삼양 등으로 인체 생명을 탐구하여 생명을 살리고, 병을 고치는데 활용하고 있다. 경락 경혈을 잘 다스려 기혈을 소통시키는 일은 모든 생명이 부지불식간에 스스로 하는 사명이다. 침뜸은 이를 돕는 요법이다.

1433년 세종15년 의약(醫藥)에 밝아 항상 전의감 제조로 있었던 황자후(黃子厚)는 "병을 속히 고치는 데는 침과 뜸만한 것이 없습니다. 의원으로서 침놓고 뜸뜨는 혈(穴)을 밝게 알면, 한 푼의 약도 쓰지 않고 모든 병을 고칠 것이니, … 각각 전문(專門)을 세우고 주종소(鑄鍾所)로 하여금 구리로 사람을 만들게 하여, 점혈법에 의하여 재주를 시험하면, 의원을 취재(取才)하는 법이 또한 확실할 것입니다.…"라고 제안하여, 침구전문생을 양성해 내의원과 전의감과 혜민국에 배치하도록 했다.

영의정을 지낸 서애 유성룡은 1600년『의학입문』이라는 의서의 〈침구편〉을 정리하여 『침구요결』이라는 책으로 펴내면서 침뜸의 대중화를 역설했다. 그는 그 서문에서 "침과 뜸은 효험이 빠르니 향리 사람으로 침놓는 법을 거칠게 이해하고 있는 사람이라도 처방을 살펴 혈자리를 구하면 스스로 가히 병을 치료할 수 있다."며 침뜸의 실용성을 높이 평가했다.

그리고 "경락에 따라 혈을 나누고, 혈자리 아래에 치료법을 두어 보는 사람으로 하여금 한 번 보기만 하면 깨닫게 하여 달리 찾을 필요가 없게 하였다."라 하고, "장차 언해(諺解)로 번역해 우매한 아낙네라도 가히 이해할 수 있도록 하겠다."며 침과 뜸을 백성들의 생활의술로 자리 잡도록 하려는 뜻을 피력했다.

조선의 지식인들은 한결같이 생활의술로서 침뜸의 효용성을 높이 평가하고, 널리 활용될 수 있도록 하기 위해 노력해 왔다.

허임의 『침구경험방』을 나라에서 출판하는 일을 직접 주선한 사람은 당시 춘추관이면서 내의원 제조를 맡고 있던 이경석이었다. 그 또한 『침구경험방』발문에서 "침 놓는 것과 뜸 뜨는 것은 구비 하기가 쉬우면서도 그 효과는 매우 빠르니 그 처방의 지름길이 되는 것이다."라며 침뜸의 쓰임새를 높이 평가했다. 그리고 "침구경험방을 얻어서 증세에 따라 치료하면 집집마다 신의 의술을 만날 수 있으니 그 구제하는 바를 어찌 헤아릴 수 있겠는가?"라며, "이것은 마땅히 세상이 공유하여 널리 전하여야 할 것이며 없애거나 함부로 하지 않도록 해야 할 것이다."라고 강조했다.

오늘날 같이 사람들의 기본적인 교양 수준이 향상되고 인체에 대한 이해가 높은 시기에 지식인들이 효과적인 전통 민간요법인 침뜸에 대해 관심을 가지고 익혀 활용하고자 하는 것은 자연스러운 현상이고, 바람직하다고 생각된다.

지금은 특히 자기 몸을 스스로 관리하고 건강한 삶을 지향하고 꾸려나가는 것이 시대적 요구이기도 하다. 웰빙 문화가 대세를 이루고 생명과 건강을 스스로 지키기 위한 각종의 요법들이 쏟아져 나오는 것은 세계적인 현상이다.

문명은 크게 편리해졌으나 현대인에게 질병은 만성화되고 그 특성이 복잡해지면서 건강 악화의 인과관계 추론은 더욱 어려워졌다. 서양의학적 약물 투여나 수술만으로 질병의 원인을 모두 제거하기가 더욱 곤란하게 되었다. 아무리 훌륭한 현대의학적 시술을 받는다고 하더라도 일상적으로 몸을 관리하지 않으면 건강을 보장받을 수가 없다. 스스로 각성하여 건강관리를 해야 할 각자의 몫은 더욱 커지게 된 것이다.

대법원은 2011년 7월28일과 2016년 7월22일에 침뜸평생교육에 관한 두 차례의 판결문에서 "교육과정을 통하여 인체와 경혈의 원리를 이해하고, 종래 민간에서 널리 전수되고 시행되어 온 침·뜸의 원리와 시술에 관한 지식을 습득하는 것 자체가 평생교육의 대상에서 제외된다고 볼 수는 없다."는 내용을 반복하여 강조했다. 그리고 같은 판결문에서 "… 자신의 건강을 지키고 증진시키기 위해 인체와 질병에 관한 지식을 학습할 기회를 갖는 것은 행복의 추구와 인간다운 생활을 위한 국민의 기본적 권리에 속한다."라고 밝혔다.

이에 허임기념사업회는 전통적 생명건강문화를 이어받아 생활에 활용할 수 있도록 하는 일에 기여하고자 한다. 그 일환으로 침뜸을 공부하고자 하는 사람들에게 침뜸의학에 관한 체계적인 공부를 할 수 있도록 교재를 마련한다. 이는 사람들이 침뜸의학을 배우고 익혀 스스로 건강을 지킬 수 있도록 노력해 온 선조들의 뜻을 이어받는 것이다. 읽는 사람들이 뜻을 더해 심신의 건강을 위해 유용하게 쓰이기를 기대한다.

2025. 3. 1.
사단법인 허임기념사업회
이사장 손중양

차 례

동의병리학

동의학에서는 인간과 자연을 별개가 아니라 객관적인 규칙에 따라 밀접하게 연계되어 있다고 인식하는 전일관(全一觀)을 가지고 있고, 인체 내부의 균형과 완전성을 중시하며 나아가 사람과 자연의 조화를 지향한다. 또 사람과 모든 만물이 항상 움직이고 변화한다는 항동관(恒動觀)을 가지고, 인체가 자연의 변화에 순응하면 질병이 없고 장수할 수 있다는 이론을 가지고 있다.

동의병리학은 이러한 동의학적 해석체계(전일관, 항동관)와 방법론(기론, 음양론, 오행론) 및 기초이론(장상론, 경락론, 기미론)에 따라 질병의 원인과 경과, 전귀(轉歸) 등을 분석, 종합하는 질병 이론이다.

병인과 병기와 병증은 동의병리학의 핵심 요소이다. 동의병리학에서는 질병의 원인과 함께 병이 발생하고 발전하는 과정과 기전(메커니즘) 및 질병 상태에서 나타나는 인체 내부의 변화된 양상과 외부로 나타나는 증상 등을 종합적으로 탐구한다.

제1장

병인(病因)

제1절 병인과 발병

병인(病因)이란, 인체 음양의 상대적 평형 조절 상태를 파괴하거나 영향을 미쳐 질병을 일으키는 각종 원인을 말한다.

동양의학에서 질병은 인체의 정상적인 생리가 파괴되어 음양의 조화를 잃은 상태로 본다. 즉, 질병은 기후의 변화, 정신의 과도한 감동(感動), 부적절한 음식, 과로 등 안팎의 여러 가지 변화가 요인이 되어, 생체(生體) 내의 음양(陰陽), 기혈(氣血), 장부(臟腑), 경락(經絡) 등이 부조화를 일으키고, 그것에 따라 병적 상태가 나타난다고 해석하는 것이다.

『황제내경·백병시생편(百病始生篇)』에는 "대저 백병(百病)이 처음 생기는 것은 모두 풍우(風雨), 한서(寒暑), 칭습(淸濕), 희노(喜怒)에서 생긴다."고 했다. 『영추(靈樞)·구문편(口問篇)』에서는 "대저 백병(百病)이 생기는 것은 모두 풍우한서(風雨寒暑), 음양희노(陰陽喜怒), 음식거처(飮食居處)에서 생긴다."고 하며 기후의 변화와 생활방식이 병의 원인이 된다고 설명하고 있다.

『황제내경』에 따르면 "풍우(風雨)는 위를 상하게 하고, 청습(淸濕)은 아래를 상하게 하며, 희노부절(喜怒不節)은 장부(臟腑)를 상(傷)하게 한다."고 하여 발병 부위에 따라 세 부위의 병인으로 구분하였다. 또 풍우한서(風雨寒暑)는 양(陽)에서 생긴 병인이고, 음식거처(飮食居處)와 음양희노(陰陽喜怒)는 음(陰)에서 생긴 병인으로 분류하였다.

황제내경의 병인 분류

<table>
<tr><td rowspan="5">병인
(病因)</td><td rowspan="2">양(陽)에서
생기는 것</td><td>양성(陽性)의 외사(外邪)
- 풍(風), 서(暑)</td><td>상부(上部)에서 덮친다.</td></tr>
<tr><td>음성(陰性)의 외사(外邪)
- 습(濕), 한(寒)</td><td>하부(下部)에서 덮친다.</td></tr>
<tr><td rowspan="3">음(陰)에서
생기는 것</td><td>음식(飮食)</td><td>오장육부(五臟六腑)를 해친다.</td></tr>
<tr><td>정동(情動)</td><td>기(氣)를 해치고
오장을 상하게 한다</td></tr>
<tr><td>기타</td><td>방사(房事) 노권(勞倦) 외상(外傷)
생활(生活) 풍토(風土) 등</td></tr>
</table>

한대(漢代)에 이르러 장중경(張仲景)은 『금궤요략(金匱要略)』에서 "천 가지 질병이 세 가지를 넘지 않는다."[1]라 하여 병인을 셋으로 나눴다. 하나는 경락이 사기(邪氣)를 받아 장부(臟腑)에 까지 사기가 침입한 것으로 내적 원인이 되며, 둘째는 사지(四肢) · 구규(九竅) · 혈맥(血脈)의 서로 전함이 옹색(壅塞)하여 통하지 않음은 피부가 사기의 침입을 받았기 때문이고, 셋째는 방실(房室 성생활)[2] · 금인(金刃 쇠붙이 칼이나 창의 날) · 충수(蟲獸 벌레와 짐승)로 인한 상처라고 구체적으로 분별하였다.

남북조시대의 도홍경(陶弘景)은 『주후백일방(肘後百一方)』의 삼인론(三因論)에서 병인(病因)을 내질(內疾), 외발(外發), 타범(他犯)의 세 가지로 나누었고, 송대의 진언(陳言)은 『삼인방(三因方)』에서는 풍(風) · 한(寒) · 서(暑) · 습(濕) · 조(燥) · 화(火)의 육음(六淫)에 상한 것은 외인(外因)이고, 노(怒) · 희(喜) · 사(思) · 우(憂). 비(悲) · 공(恐) · 경(驚)의 칠정(七情)에 상한 것은 내인(內因)이며, 음식(飮食) · 방실(房室) · 질박(跌撲:낙상) · 금인(金刃) 등에 의한 상해(傷害)는 불내외인(不內外因)으로 분류하였는데, 이 분류법이 현재 가장 많이 통용되고 있다.

이 책에서는 외인에서는 육음과 역려(疫癘: 전염병), 내인에서는 칠정상(七情傷), 불내외인에서는 음식상(飮食傷) · 노권상(勞倦傷)[3] · 방실 부절제를 다루고, 기타 병인으로 창상(創傷) · 충수상 · 기생충 · 중독 · 유전 등으로 분류하여 설명한다.

병인(病因) 분류

구분	내용
외인 (外因)	육음: 풍(風), 한(寒), 서(暑), 습(濕), 조(燥), 화(火) 역려(疫癘 여기癘氣)
내인 (內因)	칠정내상: 노(怒), 희(喜), 사(思), 우(憂), 비(悲), 공(恐), 경(驚)
불내외인 (不內外因)	음식(飮食), 노권(勞倦), 방사(房事), 외상(外傷) 등

1) 천반진난(千般疢難) 불월삼조(不越三條)

2) 방실(房室) : 성생활(性生活)을 말함

3) 노권(勞倦) : 노(勞)는 노손(勞損)을, 권(倦)은 권태(倦怠)를 뜻함. 일반적으로 일부 허손증(虛損症)의 발병요인을 말한다. 통상 (1) 오노손상(五勞損傷), (2) 방노(房勞), 신정(腎精)의 휴손(虧損)을 지칭하는 경우가 많다.

1. 외인(外因)

1) 육음(六淫)

외인(外因)이란 자연계의 기후 변화에 따라 인체 외부로부터 발병의 원인이 되는 것을 말한다. 이 외부 원인을 풍(風), 한(寒), 서(暑), 습(濕), 조(燥), 화(火)의 여섯 가지로 나누고 있다.

풍(風), 한(寒), 서(暑), 습(濕), 조(燥), 화(火)의 육기(六氣)[4]는 원래 만물을 발생·변화시키는 하늘의 여섯 정기(正氣)이다. 인체에서는 이 육기가 본기(本氣)로 작용하여 궐음 소음 태음 소양 태양 양명이라는 육경(六經)으로 발현되어 십이경락을 형성, 육장육부를 생성하고 인체 생명활동을 영위할 수 있도록 한다.

그러나 자연의 육기(六氣)는 미치지 못하거나, 너무 지나치기도 한다. 너무 지나치는 경우는 봄철에 온난해야 하는 데 한랭한 경우나, 가을에 서늘해야 하는 데 불볕더위가 계속되는 경우이다.

『소문(素問)·육미지대론(六微旨大論)』에서는 "계절이 오고 상응하는 기후도 이르는 것은 그 기(氣)가 조화로운 것이고, 계절이 왔으나 상응하는 기후가 이르지 않는 것은 와야 할 기(氣)가 불급(不及)한 것이며, 계절이 오지도 않았는데, 기후가 이르는 것은 와야 할 기(氣)가 유여(有餘)한 것이다."라고 하고 "계절과 기후가 상응하는 것은 순(順)이고, 그렇지 않은 것은 역(逆)인데, 계절과 기후가 상응하지 않는 역(逆)이 생기면 변(變)이 발생하고, 변(變)이 발생하면 병이 생긴다."[5]라고 언급하고 있다.

또 『소문(素問)·사기조신대론(四氣調神大論)』에서는 "서로 통함이 나타나지 않으면 만물의 생명력이 펴지지 못하게 된다. 생명력이 펴지지 못하게 되면 먼저 큰 나무도 죽게 된다. 그것은 머물러 있던 악기(惡氣)가 흩어지지 않고, 풍우(風雨)가 계절에 맞지 않게 되고, 이슬은 내려오지 않고, 생명에 불가결한 수분이 부족하여 번성할 수 없게 되고, 마침내는 시들어 마르기 때문이다. 때 아닌 바람이 불어오거나 돌발적으로 호우(豪雨)가 쏟아져서, 천지간의 음양도 춘하추동 사시(四時)도

4) 육기(六氣) : 자연계 일년 사계절의 풍(風)·한(寒)·서(暑)·습(濕)·조(燥)·화(火) 등 여섯 종류 기후요인의 변화를 뜻함.

5) 至而不至, 來氣不及也. 未至而至, 來氣有餘也." " 應則順, 否則逆, 逆則變生, 變生則病.

혼란되어, 모두 명(命)을 다하지 못 하고 쓰러지게 된다."[6]고 하여 인체가 비정상적인 기후에 적응하지 못하면 질병이 발생됨을 소개하고 있다.

풍, 한 서, 습, 조, 화가 어느 때나 다 발병의 원인이 되는 것은 아니고 인체의 저항력이 떨어지고 자체 조절기능이 무너졌을 때 발병 원인이 된다. 이 발병 원인을 '사(邪)'라고 하며 각각 풍사, 한사, 서사, 습사, 조사, 화사라고 말한다. 이와 같이 병을 일으키는 사기로 바뀐 육기의 외인(外因)을 '육음(六淫)' 또는 '외사(外邪)'라고 부르며, 여기에서 생기는 병을 외감병(外感病)이라 한다.

이들 외인은 단독으로 질병의 원인이 되는 경우도 있고, 몇 개의 외인이 합병(合併)하여, 풍한(風寒), 습열(濕熱), 풍한습(風寒濕) 등으로 인체를 범(犯)하는 일도 있다.

육기(六氣)가 육음(六淫)으로 되는 것은 사람이 자연의 흐름에 역행했을 때 나타나고 자연의 흐름에 순조롭게 응할 때에는 병이 되지 않는다.

육음(六淫)의 생성 조건

육음(六淫)은 육기(六氣)의 태과(太過)[7] 혹은 불급(不及)[8], 급격한 기후변화, 유기체(有機體 신체)의 저항력 저하라는 조건 아래서 생성된다.

육기 변화의 이상에는 태과(太過)나 불급(不及)이 포함된다.

『소문·육미지대론(六微旨大論)』에서는 절기가 이르렀을 때 기(氣)가 함께 이르는 것은 조화로운 것이고 절기가 이르렀는데도 기가 이르지 않는 것은 오는 기가 불급(不及)한 것이고, 절기가 아직 이르지 않았는데 기가 이르는 것은 오는 기가 유여(有餘)한 것으로 태과(太過)라고 설명한다.

태과(太過)에는 일시적인 기후의 태과(太過)도 있다. 돌연하게 한(寒)이나 열(熱)이 심하게 나타나거나 광풍(狂風)과 폭우(暴雨)가 몰아치는 등과 같은 일시적인 기

6) 교통불표(交通不表), 만물명고불시(萬物命故不施), 불시즉명목다사(不施則名木多死), 악기불발(惡氣不發), 풍우불절(風雨不節), 백로불하(白露不下), 즉울고불영(則菀藁不榮), 적풍수지(賊風數至), 폭우수기(暴雨數起), 천지사시(天地四時), 불상보여도상실(不相保與道相失), 즉미앙절멸(則未央絶滅)

7) 태과지기(太過之氣) : 불급과는 반대로 기가 너무 강해서 오히려 발전에 지장을 초래하는 경우.

8) 불급지기(不及之氣) : 힘은 있지만 아직 시기가 너무 일러서 역량을 발휘할 수 없어서 혹은 외적인 어떠한 장해 때문에 힘을 발휘할 수 없음을 총칭하는 말.

후태과(氣候太過) 역시 인체의 정기(正氣)를 손상시켜 육음(六淫)이 된다.

불급(不及)은 봄철에 바람이 따뜻해지지 않고 양기가 오르지 않는 경우, 여름철에 불볕더위가 보이지 않는 경우, 가을철에 조(燥)가 보이지 않는 경우, 겨울철에 한(寒)이 보이지 않는 경우 등을 말한다.

인체의 기능 문란은 육기(六氣)가 육음(六淫)으로 변하는 데 있어서 중요한 조건이 된다. 인간은 자연과 서로 상응하여 자연에 적응하는데 일상생활 중에 차가운 것을 마셔 더위를 풀거나 따뜻하게 하여 추위를 이기거나 혹은 높은 곳에 올라 습기를 피하는 것은 모두 인간이 자연에 적응하는 것이다. 그렇지만 인체의 적응능력은 일정한 한계가 있어서 외계(外界)의 육기변화(六氣變化)가 인체의 적응한도(適應限度)를 초과하게 되면 인체의 생리기능이 무너져 병이 발생하게 된다. 이때의 육기(六氣)를 육음(六淫)이라고 한다.

인체정기의 강약 역시 육음 발병 조건 중의 하나가 된다. 인체정기가 성(盛)하고 장부 기능이 정상이면 외사육음(外邪六淫)의 침입이 쉽지가 않다. 만약 정기가 허(虛)하고 장부기능이 문란(紊亂)하면 쉽게 육음(六淫)의 침습(侵襲)을 받아 병이 발생하게 된다. 따라서 신체를 단련하고 보양(保養)하여 육기(六氣)에 대한 저항력을 높이면 육음(六淫)의 해를 면(免)하게 된다. 하지만 신체가 쇠약하고 정기가 부족하여 저항력이 약해지면 쉽게 육음사기(六淫邪氣)의 침입을 받아 병이 발생하게 된다.

육음(六淫)으로 인한 발병의 일반특징

① 육음(六淫)으로 인한 병은 대개 계절의 기후 및 거처의 환경과 관련이 있다.

육음사기(六淫邪氣)의 발병과 계절기후는 밀접한 관계가 있다. 육음사기는 사시(四時)의 육기(六氣)가 변하여 생긴 것이므로 육음의 사기(邪氣)가 인체에 침입하여 발병하는 데에는 계절성이 뚜렷하게 나타난다. 예를 들어 봄철에는 풍온병(風溫病)이, 여름철에는 서병(暑病)이, 장하(長夏)에는 습병(濕病)이, 가을철에는 조병(燥病)이, 겨울철에는 한병(寒病)이 흔히 나타나는 것이다.

육음발병(六淫發病)과 거처환경(居處環境) 사이의 관계를 살펴보면 기후가 한냉한 곳은 한성질병(寒性疾病)이 흔히 나타나므로 한비(寒痺)와 같은 질환이 많다.

기후가 염열(炎熱)한 곳은 온열병(溫熱病)이 흔히 나타나므로 습온병(濕溫病)과 같은 질환이 많다. 또한 환경은 인간의 생활 및 작업환경을 포괄하므로 고온(高溫)의 작업환경에서는 열성병(熱性病)이 많고, 장기간 습지(濕地)에 거주하며 작업하는 경우에는 습비(濕痺)와 같은 질환이 많이 발생한다.

② 육음(六淫)은 단독으로 사람으로 하여금 병들게 하기도 하고 두 가지 이상이 동시에 인체에 침입하여 병을 일으키기도 한다.

육음사기(六淫邪氣)는 한 가지 사기(邪氣)가 단독으로 인체에 침입하여 발병을 일으키기도 하지만 사기가 겸하여 병을 일으키기도 한다. 즉 습사(濕邪)가 피부와 관절에 침입하여 습비(濕痺)를 야기하거나 한사(寒邪)가 장부에 들어가 발생하는 장한병(臟寒病) 등과 같은 것을 단일 사기에 의한 발병이라고 한다. 풍(風)과 한(寒)이 표(表)를 범(犯)하여 형성되는 풍한표증(風寒表證)이나 풍한습(風寒濕) 세 가지 사기가 합하여 인체를 상하여 형성된 풍한습비(風寒濕痺) 등과 같은 것은 두 가지 이상의 사기가 함께 인체에 병을 일으키는 것이다.

③ 육음(六淫)은 발병과정에서 상호 영향을 줄 뿐 아니라 일정한 조건 하에서는 서로 전화될 수 있다.

육음사기(六淫邪氣)가 인체에 침입하여 발병하면 사기(邪氣)의 성질이나 다른 조건에 따라 상호전화(相互轉化)하게 되는데 환자의 체질 및 사기침입(邪氣侵入)의 길고 짧음에 따른 것이다.

체질이 양(陽)이 성(盛)한 사람이 풍한(風寒)의 사기(邪氣)를 받게 되면 오장(五臟)에 들어가 열(熱)로 화(化)하는 경우가 흔하며, 체질이 본래 음(陰)이 성(盛)한 사람이 풍사(風邪)를 받으면 속으로 들어가 쉽게 한(寒)으로 화(化)하게 된다.

사기(邪氣)를 처음에 느낄 때는 쉽게 전화(轉化)하지 않으나 사기(邪氣)가 쌓여 시일이 오래가면 전화(轉化)하기가 쉽다. 예를 들어 서습(暑濕)은 시일이 오래되면 조(燥)로 화(化)하여 음(陰)을 상하게 할 수도 있다는 것이다.

④ 육음(六淫)으로 인한 병은 사기(邪氣)가 대개 기표(肌表)로 침범하고, 때로는 입이나 혹은 코를 따라서 침입하므로 '외감병(外感病)'이라 한다.

기표(肌表)는 직접적으로 외계(外界)와 서로 접하여 있으므로 가장 먼저 육음사기(六淫邪氣)의 침입을 받게 된다. 기표(肌表)와 내장(內臟)과는 서로 밀접한 관계가 있는데 피모(皮毛)는 폐(肺)의 외합(外合)이 된다. 폐(肺)는 오장육부(五臟六腑)의 화개(華蓋)이고 상초(上焦)에 있으므로 육음사기(六淫邪氣)는 우선적으로 피모(皮毛)를 침습하여 내부로 폐(肺)에 들어가고 진행하면 다른 장(臟)으로 전변한다.

입은 안으로 위(胃)와 통하는데 외사(外邪)가 입으로부터 들어오면 능히 위(胃)를 침입하여 장(腸)을 범하게 된다. 예를 들어 한사(寒邪)가 위장(胃腸)에 들어가는 것은 여름철에 자주 발생한다. 코는 안으로 폐장(肺臟)과 통하며 이는 호흡하는 기(氣)가 출입하는 도로이므로 쉽게 외사(外邪)의 침입을 받게 된다. 예를 들어 기침감기와 같은 것은 풍한(風寒)이나 풍열(風熱)의 사기(邪氣)가 코로부터 들어가 후(喉)를 지나 폐(肺)를 범하여 발병한 것이다.

⑤ 계절과 일치하지 않고 발생되는 기후는 상응(相應)하는 장부에 영향을 미친다.

『소문(素問)·해론(咳論)』에서는 "가을에 사기가 침입하면 폐(肺)가 먼저 사기를 받고, 봄에 사기가 침입하면 간(肝)이 먼저 사기를 받으며, 여름에 사기가 침입하면 심(心)이 먼저 사기를 받고, 장마철에 사기가 침입하면 비(脾)가 먼저 사기를 받으며, 겨울에 사기가 침입하면 신(腎)이 먼저 사기를 받는다."[9]고 서술하여 기후와 장부가 서로 영향을 미치고 있음을 언급하였다.

9) 승추즉폐선수사(乘秋則肺先受邪), 승춘즉간선수지(乘春則肝先受之), 승하즉심선수지(乘夏則心先受之), 승지음즉비선수지(乘至陰則脾先受之), 승동즉신선수지(乘冬則腎先受之)

(1) 풍(風)[10)]

풍(風)은 계절로서는 봄에 해당되나, 실제로는 사계절 내내 나타난다. 오행(五行)으로는 목(木), 오장(五臟)에서는 간(肝)과 관계가 깊다.

풍사가 원인이 되어 병이 생겼다고 하면 그 질병상태는 자연계에서의 바람과 비슷하다. 즉 발병이 급하며 바람과 같이 변화가 빠르고, 돌아다니길 좋아해서 병의 위치가 자주 변하므로 풍사(風邪)로 인한 질병은 대개 발병이 신속하며 변화무쌍하다. 따라서 경련, 떨기, 어지럼증, 돌아다니는 아픔, 가려움증 등 바람의 현상과 같은 증상이 나타난다.

풍사는 위기(衛氣)를 불통(不通)하게 하면서 몸 표면을 침습한다. 풍은 일종의 양사(陽邪)로 머리와 얼굴, 머리 꼭대기, 피부, 살의 겉 부분, 근육의 겉 부분, 폐 등 인체의 양(陽) 부분을 쉽게 침범한다.

풍사가 침입한 것을 상풍(傷風)이라 하는데, 상풍은 대개 한열의 부적절함, 주리가 촘촘하지 못함으로 인해 침입을 당하게 된다. 그 증상을 보면 발열, 오한(惡寒), 한출(汗出 땀남), 두통이 생기고, 맥(脈)은 부완(浮緩 뜨고 느림)하다.

풍사가 병을 일으키는 것은 초봄에 많다. 그 증상은 주로 재채기, 기침, 코막힘, 두통 등이다. 그 밖의 증상으로서는 열이 나고 바람을 싫어하며 머리가 무겁고 눈물이 나며 뒷머리와 목이 뻣뻣하고 기침이 나며 흰 혀이끼[白苔] 등이 나타난다.

그리고 풍사는 보통 다른 사기와 합하여 침입하는 수가 많다. 예를 들면 한과 결합하여 풍한(風寒), 습과 결합하여 풍습(風濕)이 된다. 풍사가 만병의 원인이 되는 이유가 바로 여기에 있다.

외감병(外感病) 중에서는 풍(風)에 의한 것이 가장 많다. 풍에 의한 병으로 가장 흔한 증상이 감기이다. 풍사(風邪)는 피모(皮毛)로부터 인체로 침입하는 일이 많고, 영기와 위기를 불통하게 한다.

풍사가 신경에 침범해 병을 일으킨다는 설에 따라 뇌출혈을 중풍이라고 한다.

---

10) 풍(風) ① 병인(病因)으로, 육음(六淫)의 하나이다. 주로 다른 병사(病邪)와 결합하여 발병한다. 예) 「풍한(風寒)」, 「풍열(風熱)」, 「풍습(風濕)」, 「풍조(風燥)」 등. 풍(風)은 양사(陽邪)이며, 발병증상에 유주성(遊走性)과 다변성(多變性)이 있다. 『소문·풍론(風論)』에서, "風者善行而數變(풍자선행이삭변) 腠理開(주리개) 則洒然寒(즉쇄연한) 閉則熱而悶(폐즉열이민) 其寒也(기한야) 則衰食飮(즉쇠식음) 其熱也(기열야) 則消肌肉(즉소기육)"이라 하였다. ② 병증: 육풍(肉風) 혹은 풍기내동(風氣內動)

한편 외사로서의 풍사는 아니면서 체내 양기의 심한 변동으로 간양, 간화가 극도로 항진되어 어지럼증, 떨기 등 풍사로 인한 증상처럼 나타나는 경우가 있는데 이를 외풍(外風)과 구별하여 내풍(內風)이라고 한다.

풍사(風邪)의 성질 및 발병의 특징

① 풍(風)은 양사(陽邪)로 그 성질이 가볍고 발산하려고 하고, 밖으로 위로 가려는 성향이 있어, 쉽게 인체의 양위(陽位)를 침습한다.

풍(風)은 가볍고 잘 움직여 위로 오르기 쉬운 성질이 있으므로, 양사(陽邪)에 속한다. 따라서 풍사(風邪)는 쉽게 인체의 상부(上部) 즉 두면(頭面)이나 전정(顚頂), 표부(表部) 즉 피모(皮毛)와 살결이나 근육 및 폐장(肺臟)을 침범한다.

두면(頭面)을 어지럽히면 머리가 빙빙 도는 듯이 어지러운 두훈(頭暈)이 나타나거나, 두통(頭痛), 두항강통(頭項强痛 목덜미가 뻣뻣하고 아픈 증), 얼굴 마비, 구안와사(口眼喎斜) 등을 발생시킨다. 살의 표면에 침입하면 피모(皮毛)와 주리(腠理)가 소설(疏泄)하고 땀구멍을 열어젖혀 땀이 나고, 바람을 쐬면 오슬오슬 추운 오풍(惡風) 등을 발생시킨다. 폐에 침입하면 폐기가 잘 통하지 못하는 폐기불선(肺氣不宣)이 되어 코가 막히고 콧물이 나는 비색유체(鼻塞流涕), 목구멍이 간질거리는 인양(咽痒)의 증상이 나타나고, 인후통(咽喉痛), 해수(咳嗽) 등을 발생시킨다.

② 풍사는 위기(衛氣)[11]를 범한다.

풍사가 인체에 침입하여 위기(衛氣)를 흐트러뜨리면 발열(發熱), 오풍(惡風 바람을 쐬면 오슬오슬 추운 병), 땀이 나는 등의 증상이 나타난다.

③ 풍사(風邪)로 인한 병은 변화하기 쉽다.

풍(風)은 돌아다니기를 잘하고 변하기 쉬운 선행이삭변(善行而數變)의 성질이

11) 위기(衛氣)는 인체 양기(陽氣)의 일부분이며, 수곡(水穀)에서 생기고, 비위(脾胃)에서 래원(來源)하며, 상초(上焦)로 출(出)하여, 맥외(脈外)를 운행한다. 그 성질이 강한(剛悍)하여 경맥(經脈)의 제약을 받지 않으며, 기의 운행이 신속하고 활리(滑利)하다. 그 운행이, 안으로는 장부, 밖으로는 기표주리(肌表腠理)로 이르지 않는 곳이 없다. 위기(衛氣)는 장부를 온양(溫養)하고, 또 기부(肌膚)를 온윤(溫潤)케 하며, 주리(腠理)를 자양(滋養)하고, 한공(汗孔)을 개폐(開閉)하는 등 중요기능을 한다. 이러한 기는 기표(肌表)를 보위(保衛)하고 외사(外邪)에 항어(抗禦)하는 작용을 특징으로 하기 때문에 위기(衛氣)라 한다.

있다. 선행(善行)은 병이 정처(定處) 없이 잘 돌아다님을 뜻하고, 삭변(數變)은 발병(發病)이 신속(迅速)하고, 변화무상함을 뜻한다. 감기에 의한 병은 그 증상과 부위가 일정하지 않고, 옮겨 다니기 쉬운 특징이 있다. 또한 시간이 경과함에 따라 증상이 나타났다 숨어버렸다 한다. 풍사(風邪)에 의하여 발병되면, 경과가 급해 변화가 빠르다는 특징도 있다.

④ 풍(風)은 백병(百病)의 으뜸이다.

풍사(風邪)는 육음(六淫) 중에서 가장 중요한 발병인자이며, 한(寒), 습(濕), 조(燥), 화(火) 등의 외사와 함께 인체에 침입하여 병을 일으키는 수가 많다. 풍(風)과 한(寒)이 더불어 침입하면, 한(寒) 하나만 침입한 경우보다 심한 병상을 나타낸다.

풍(風), 한(寒), 습(濕)의 삼사(三邪)가 다 함께 덮칠 때에는, 인체의 하부로부터 침입하는 일이 많고, 지각(知覺)의 이상이나 마비증상을 보이는 비(痺)라는 병도 일으킨다. 비(痺)는 막힘을 말하며, 병사(病邪)가 지체(肢體)와 경락 및 장부를 막음으로써 무감각해지거나 마비가 생긴다.

⑤ 자연계 이외의 풍사(風邪)

현대에는 인공적인 풍(風)에 의한 질병도 많이 볼 수 있다. 예를 들면 공조설비(空調設備)에 의한 풍(風)과 선풍기, 차창(車窓)에서의 풍(風)에 의하여 감기가 들거나 안면(顔面)과 어깨, 팔 등의 아픔[痛 통증], 저림[痺 비증], 운동신경마비 등을 일으키는 수가 있다.

풍사(風邪)의 성질 및 발병 특징

병사	병사(病邪)의 특성	발병 특징
풍(風)	1) 풍(風)은 양사(陽邪), 기성개설(其性開泄), 이습양위(易襲陽位)	출한(出汗) 오풍(惡風) 두통(頭痛) 비색(鼻塞) 인통(咽痛)
	2) 풍(風)은 선행(善行), 삭변(數變)	병위유이부정(病位游移不定) 발병신속(發病迅速) 변화무상(變化無常) 발무정처(發無定處) 차기피복(此起彼伏)
	3) 풍(風)은 백병지장(百病之長)	백병지선도(百病之先導)
	4) 풍성주동(風性主動)	물체요동(物體搖動), 현훈(眩暈) 추축(抽搐) 각궁반장(角弓反張)

(2) 한(寒)

한(寒)은 겨울의 주기(主氣)이며 오행에서는 수(水), 오장(五臟)에서는 신(腎)과 관계가 깊다. 한이란 찬 기운을 말하는데 한사가 외부로부터 몸을 침범하여 병이 생겼을 때를 외한이라고 한다.

겨울의 기후는 한랭이다. 기온이 급격히 내려가면 한사(寒邪)가 체내에 침입하기 쉽다. 겨울 이외의 계절에도 비에 젖거나, 땀을 흘린 뒤 찬바람을 맞으면 체온을 빼앗겨 한사(寒邪) 침입의 원인이 된다.

한사가 원인이 되는 질병은 자연계에서 한냉(寒冷)에 의하여 얼음이 어는 응결현상과 비슷하다. 몸이 차지기 때문에 더운 것을 좋아하고 배설물은 차면서 투명하다. 콧물 · 가래와 색깔이 고운 수액을 게우며, 물과 같은 설사를 한다. 한사가 경락을 손상시키면 근육의 경련이 일어나며 장부에 침범하면 게우기, 설사, 배아픔 등 증상들이 생긴다. 한사의 일반적 증상으로서는 오슬오슬 춥고 열이 나며 머리와 온몸이 아프고 피부에 좁쌀알 같은 알이 생기며 땀이 없고 맥은 부긴(浮緊)하며, 설태는 윤기 있는 백태(白苔)가 생긴다.

한사(寒邪)의 성질 및 발병 특징

① 한(寒)은 음(陰)의 사기(邪氣)이며, 양기(陽氣)를 손상하기 쉽다.

한(寒)은 음(陰)의 성질을 가지므로, 한사(寒邪)가 인체에 침입하면, 양기(陽氣)는 상대적으로 쇠해지고, 체내 음양의 조화가 무너진다. 양기가 손상되면, 몸을 따뜻하게 하는 활동과 체표의 방어 기능이 상실되므로 오한(惡寒)이나 바람을 싫어하는 병증인 오풍(惡風) 등의 증상이 나타난다.

② 한(寒)은 기혈을 조체(阻滯)시키고, 통증을 일으킨다.

한사(寒邪)가 체내에 침입하면 양기(陽氣)가 손상되므로, 몸을 따뜻하게 하지 못하고, 기혈과 진액(津液)을 순조롭게 운행시키는 활동도 충분치 못하게 된다. 그러므로 경맥의 기혈이 막혀, 경맥의 유주부위(流注部位)에 통증이 일어난다.

③ 한(寒)은 수축(收縮), 수렴작용(收斂作用)을 한다.

한사(寒邪)가 체내에 침입하면 체내의 기(氣)가 수렴(收斂)되어 경맥과 근육은 수축되고, 오므라들게 된다. 한사가 피모(皮毛)에 침입하면 털구멍이 수축되어 막히고 오한(惡寒), 무한(無汗 땀이 나오지 않음) 등의 증상이 나타난다. 또한 한사가 혈맥에 머물면 기혈(氣血)이 막혀 두통, 맥긴(脈緊) 같은 증상이 나타난다.

④ 한(寒)은 장부에 직접 침입할 수가 있다.

한사(寒邪)는 장부에 직접 침입하여 질병을 일으킬 수가 있다. 예를 들어 한사(寒邪)가 비위(脾胃)를 범하면 배가 냉(冷)하게 되고, 통증, 구토, 설사 등의 증상이 나타난다. 신(腎)과 방광을 범하면 빈뇨(頻尿 소변이 잦음)가 된다.

⑤ 자연계 이외의 한사(寒邪)

현대에는 한사(寒邪)에 의한 병변(病變)을 겨울뿐만 아니라 여름에도 흔히 볼 수 있다. 여름에 냉방이 지나친 것 등은 계절에 어긋난 변화이므로 한사가 된다.

한사(寒邪)의 성질 및 발병 특징

병사	병사의 특성	발병 특징
한(寒)	1) 한(寒)은 음사(陰邪), 이상양기(易傷陽氣)	전신외한(全身畏寒), 사지냉(四肢冷), 오한권와(惡寒蜷臥), 수족궐냉(手足厥冷), 하리청곡(下利淸穀), 정신위미(精神萎靡), 구토, 설사(泄瀉)
	2) 한성응체(寒性凝滯)	기혈응체(氣血凝滯), 운동불창(運動不暢), 동통(疼痛)
	3) 한성수인(寒性收引)	주리폐색(腠理閉塞), 무한(無汗), 락맥권축(絡脈踡縮), 근맥기육구급(筋脈肌肉拘急), 수족구련(手足拘攣), 굴신불리(屈伸不利)

(3) 서(暑)

서(暑)는 여름의 주기(主氣)이며, 오행에서는 화(火), 오장에서는 심(心)과 관계가 깊다. 서사(暑邪)는 양(陽)의 사기(邪氣)이며, 진액을 소모시킨다.

서사(署邪)는 무더운 여름철에 있는 병사이다. 대체로 여름철에 더위를 받아서 생기는 병을 상서(傷暑), 또는 서병(暑病)이라고 한다. 서병의 주 증상으로는 높은 열, 입마름, 두통, 땀이 많이 나고 가슴이 답답하며 번열을 느끼는 것 등이다. 또한 기와 진액이 손상되어 무기력해지고 호흡이 짧아진다.

서병은 음서, 중서, 복서 등으로 나눈다. 여름철에 풍사가 몸을 침범하여 두통, 발열, 몸이 오싹오싹 춥고 팔다리가 아프며 배아픔, 게우기, 설사 등의 증상들이 있으면서 땀이 나지 않는 것을 음서(陰暑)라고 하는데, 더운 때 찬 것을 급히 먹었을 경우 잘 생긴다. 여름철에 해가 쪼이는데서 계속 일하든가 먼 길을 걷는 과정에 갑자기 어지러우며 졸도하고 식은땀을 흘리고 손발이 찬 것을 중서(中暑)라고 한다. 여름이 지나서 가을에 몸이 오싹오싹 춥고 열이 나며 마치 학질과 비슷하게 경과하는 것을 복서(伏暑)라고 한다.

서사(暑邪)의 성질 및 발병 특징

① 서(暑)는 화(火)의 사기(邪氣)이다.

서(暑)는 한여름 화열(火熱)에서 생기므로, 체내에 침입하여 화열(火熱)이 왕성하게 되면 고열이 나거나, 얼굴이 붉어지거나, 비지땀을 흘리며, 가슴이 답답하고 목이 마르는 증상 등의 병증이 나타난다.

② 서(暑)는 양(陽)의 사기(邪氣)이며, 승산(升散)하는 성질이 있으며 쉽게 상진모기(傷津耗氣)한다.

서(暑)는 양열(陽熱)의 사기(邪氣)이며, 체내에 들어가면 주리(腠理)를 열어 땀이 많아진다. 땀이 지나치게 많이 나면, 기(氣)와 진액을 소모하여 신열(身熱), 다한(多汗), 갈증이 나며 몸에 힘이 쑥 빠지는 탈력증(脫力症) 등의 증상이 나타난다.

『소문(素問)·거통론(擧痛論)』에서는 "추우면 주리가 막히고 기가 돌아가지 않아서 기가 줄어든다. 더우면 주리가 열리고 영위가 통하고 땀이 많이 나서 기가 새게 된다."[12]고 했다.

③ 서사(暑邪)는 습사(濕邪)를 동반하는 일이 많다.

여름 기후는 덥고, 비가 많고, 온도가 높다. 인체가 서사(暑邪)를 받게 되면, 습사(濕邪)를 동반하는 일이 많다. 습사를 동반하면 사지(四肢)의 권태감, 가슴 답답함, 오심구토(惡心嘔吐), 설사 등 습(濕)의 정체에 의한 증상이 나타난다.

서사(暑邪)의 성질 및 발병 특징

병사	병사(病邪)의 특성	발병 특징
서(暑)	1) 서(暑)는 양사(陽邪), 기성염열(其性炎熱)	양성즉열(陽盛則熱), 고열(高熱), 대한(大汗), 대갈(大渴), 대번(大煩), 맥홍대(脈洪大), 면적(面赤)
	2) 서성승산(暑性昇散), 가장 쉽게 상진모기(傷津耗氣)	구갈(口渴), 희음냉수(喜飮冷水), 뇨단소(尿短少), 변건결(便乾結), 혼궐(昏厥), 불성인사(不省人事)
	3) 서이협습(暑易挾濕)	흉민(胸悶), 구악(嘔惡), 완비(脘痞), 대소변당사불상(大小便溏瀉不爽)

12) 한즉주리폐(寒則腠理閉) 기불행(氣不行) 고기수의(故氣收矣) 경즉주리개(炅則腠理開), 영위통(營衛通), 한대설(汗大泄), 고기설의(故氣泄矣)

(4) 습(濕)

습(濕)은 습기, 또는 수분을 말하는 것인데 여름 장마철에 제일 많다. 습기 있는 곳에서 오래 생활하든가 땀이 배여 축축한 옷을 늘 입고 있는 때 습사(濕邪)의 침범을 받게 된다.

습(濕)은 장하(長夏 여름 마지막 달, 음력 6월)의 주기(主氣)다. 오행에서는 토(土), 오장에서는 비(脾)와 관계가 깊다.

여름과 가을 사이에 있어 양열(陽熱)이 내려가기 시작하고 더위로 푹푹 찌며 수기(水氣)가 상승하여 습기가 많게 되는데, 인체가 이에 적응하지 못할 때 병이 발생한다. 우리나라에서 습사는 장마철의 사기(邪氣)에 해당한다. 습사는 끈기가 있고 밀도가 조밀하여 아래로 막히는 성질을 갖는 음사(陰邪)이다. 습사는 기의 순환을 쉽게 막아 양기를 손상하고 비의 운화(運化)작용에 직접적인 영향을 미친다.

습은 유기체에 침범한 부위에 따라 외습, 내습, 상습, 하습 등으로 나눈다.

외습은 습사가 몸 표면에 침입하여 피하 또는 점막 등에 머물러 있으면서 몸이 오싹오싹 춥고 열이 나며 땀이 나고 피로감, 관절아픔, 팔다리붓기 등의 증상들을 나타낸다. 내습은 내장장기 특히 비위가 허해서 생기는 습을 말하는데 일반적으로 메스꺼움, 게우기, 윗배의 그득한 감, 설사, 가슴답답함 등의 증상들을 나타낸다.

상습은 습사가 몸의 위에 침범하였을 때를 말하는데 머리가 아프고 얼굴색이 누렇게 되며 코가 막히고, 숨 가쁨 등의 증상이 나타난다. 하습은 몸의 아래에 침범하였을 때를 말하는데 아래다리가 붓는 것이 주증상이다.

습병이 오래 계속되면 비증(痹證)으로 넘어갈 수 있다. 비증이란 힘줄, 뼈, 근육이 저리고 켕기며 아픈 증상 등이 나타나는 질병을 말한다. 비증은 주로 풍한습사(風寒濕邪)에 의하여 생기는데 풍이 우세할 경우를 행비(行痹), 한이 우세할 경우를 통비(痛痹), 습이 우세할 경우를 착비(着痹)라고 한다. 착비일 때는 일정한 부위가 고정적으로 아프거나 부으며 마비 증상 들이 나타난다. 습사로 인한 질병 때 아픈 증상이 나타나는 것은 습사가 기혈의 순환을 장애하기 때문이다.

습사(濕邪)의 성질 및 발병 특징

① 습(濕)은 음성(陰性)의 사기로, 인체의 하부(下部)를 침범하기 쉽다.

습(濕)은 물을 닮아서 아래로 흐르는 성질이 있다. 그러므로 습사는 인체의 하부를 범하는 일이 많다. 예를 들면 수종(水腫) 같은 것이 하지에 선명하게 나타난다. 기타 대하(帶下), 각기(脚氣), 설사 등 하반신에 증상이 나타나기 쉽다.

② 습(濕)은 무겁고, 정체(停滯)한다.

습사(濕邪)가 체내에 침입하여 양기가 손상되면, 머리와 몸이 무겁고, 사지가 나른한 등의 증상이 나타난다. 또한 습사가 관절에 머무르면, 관절이 아프고 붓는다. 이를 체중절통(體重節痛)이라 한다. 습사에는 움직임이 느리고 정체(停滯)하는 성질이 있으므로, 습사에 따른 병은 낫기 힘들고, 재발하는 일도 있다.

③ 습(濕)은 비위(脾胃)를 범하기 쉽다.

습사(濕邪)가 비위(脾胃)에 침범하여 소화흡수 능력을 손상하여, 진액을 나르는 기능이 나빠지게 되면 설사, 오줌량 감소, 복수(腹水), 수종(水腫) 등의 증상이 나타난다.

④ 자연계 이외의 습사

땀에 젖은 내의(內衣)를 오랫동안 입고 있는 경우 등에도 습사에 의한 병에 걸릴 수가 있다. 현대에는 땀을 흡수하기 힘든 화학섬유로 된 내의와 팬티스타킹 같은 것을 착용하게 되므로, 습사(濕邪)에 따르는 병을 일으키는 일이 있다.

습사(濕邪)의 성질 및 발병 특징

병사	병사(病邪)의 특성	발병 특징
습(濕)	1) 습(濕)은 음사(陰邪), 쉽게 조체기기(易阻滯氣機) 됨, 손상양기(損傷陽氣)	흉민(胸悶), 완비(脘痞), 복창(腹脹), 대소변불상(大小便不爽), 수종(水腫), 복사(腹瀉)
	2 습성중탁(濕性重濁)	중착(重着), 두중여과(頭重如裹), 지체곤중(肢體困重), 예탁(穢濁)
	3) 습성점체(濕性粘滯)	태니(苔膩), 대변점니(大便粘膩), 반복발작(反復發作)
	4) 습성추하(濕性趨下), 이습음위(易襲陰位)	하지수종(下肢水腫), 대변농혈(大便膿血), 대하(帶下), 음낭고환습진(陰囊睾丸濕疹), 임탁(淋濁), 설리(泄痢)

(5) 조(燥)

조(燥)는 가을의 주기(主氣)이고, 오행에서는 금(金), 오장에서는 폐(肺)와 관계가 깊다. 조사(燥邪)는 양(陽)의 사기(邪氣)이며, 입과 코로부터 침입하여 폐(肺)를 범하는 일이 많다. 조사에 의하여 일어나는 질병의 상태는 자연계의 건조현상과 비슷하다. 조는 습(濕)과 상반되는 성질이 있다.

조사(燥邪)의 성질 및 발병 특징

① 조(燥)는 건조(乾燥)시키는 작용이 있어서, 진액을 손상시키기 쉽다.

조사(燥邪)가 인체에 침입하면 진액을 소모시키는 일이 많고, 진액부족으로 각종 건조 증상이 일어난다. 예를 들면 입과 코가 마르고, 목이 말라서 수분을 많이 원하고, 피부가 건조하여 꺼칠꺼칠하거나, 트거나, 모발에 윤기가 없어지는 증상 등이 나타나므로 『소문·음양응상대론』에 "조승즉건(燥勝則乾)"이라 하였으며, 류완소(劉完素)의 『소문현기원병식(素問玄機原病式)』에서는 "제삽고고(諸澁枯涸), 건경추게(乾勁皺揭), 개속어조(皆屬於燥)"라고 하였다.

② 조(燥)는 폐(肺)를 상하게 하기 쉽다.

폐(肺)는 습(濕)을 좋아하고, 조(燥)를 싫어하는 성질이 있다. 조사(燥邪)가 입과 코로 침입하여 폐를 범하게 되면, 폐의 호흡을 주관하는 활동이 손상되어, 담(痰)이 나오지 않거나, 끈기 있는 소량의 담(痰)이 섞인 기침이 나온다. 담(痰)에 피가 섞이거나 천식, 가슴앓이 등을 일으키는 일도 있다.

조사(燥邪)의 성질 및 발병 특징

병사	병사의 특성	발병 특징
조(燥)	1) 조성건삽(燥性乾澁), 이상진액(易傷津液)	구설순건(口舌脣乾), 비건(鼻乾), 피부건(皮膚乾), 요단소(尿短少), 대변건결(大便乾結)
	2) 조이상폐(燥易傷肺)	건해(乾咳), 담교점난각 (痰膠粘難咯), 담중대혈 (痰中帶血), 천식(喘息), 흉협통 (胸脇痛)

(6) 화(火)

화사(火邪)는 오행에서는 화(火), 오장에서는 심(心)과 관계가 깊다. 화사(火邪)의 침범으로 병이 생기면 높은 열이 나고 찬 것을 좋아하며 얼굴이 붉어지고 눈알이 빨갛게 되며 혀도 빨갛게 된다. 오줌도 빨간 색이며 설태(혀 이끼)는 누렇다. 종처들이 빨개지며 열이 나고 온몸이 아프다. 배설물의 성질은 점조하며 배설할 때에는 작열감이 있는 경우가 많으며 병세는 급하게 진전된다. 진한 콧물, 기침과 누런색의 가래, 오줌의 혼탁, 대변건결(大便乾結) 등이 나타난다.

화에는 외인성(外因性)과 내인성(內因性)이 있다. 외인성(外因性) 화사(火邪)는 서(暑) 이외의 외열(外熱)을 말하며, 내인성(內因性)의 화사(火邪)는 체내의 열(熱)이 지나치게 왕성한 것을 말한다. 외부의 사기에 의하여 일어나는 열병은 대부분이 외화이고 신체 내부 변동에 의하여 생기는 것, 예를 들면 성이 나면 간화가 상승하는 것과 같은 정신, 정서의 변동에 의하여 생기는 것은 내화 또는 내열이라고 한다.

화(火)·열(熱)의 성질 및 발병 특징

① 화(火)는 양성(陽性)의 사기로서 상승(上昇)하기 쉽다.

화(火)는 위로 향하는 성질이 있으므로 고열, 번갈(煩渴 가슴이 답답하고 열이 나며 목이 마르는 증상), 안면홍조(顔面紅潮), 눈 충혈(充血) 등의 증상이 나타나기 쉽다. 화(火)는 인체의 상부에서 많이 발현되는데, 심화(心火)가 상염(上炎)하면 혀끝이 붉고 아프며 입이 헤지고 구내염이 생긴다. 간화(肝火)가 상염(上炎)하면 머리가 아프고 눈이 벌겋고 붓고 아프며, 위화(胃火)가 위로 상염(上炎)하면 잇몸이 붓고 피가 난다.

② 화사(火邪)는 기(氣)와 진액을 손상하기 쉽다.

화사(火邪)는 인체의 음분(陰分)과 진액을 소모하기 쉽고, 이것들이 손상되면 인후가 마르고, 입술이 마르고, 목이 마르며, 소변량이 줄고 색깔이 진해지며, 대변이 굳어 변비(便秘) 같은 증상이 나타나기 쉽다. 또한 화사(火邪)에 의하여 기를 소모하면 권태, 정신피로를 보이고, 몸에 힘이 쑥 빠지는 탈력증(脫力症) 등이 나타난다.

③ 화(火)와 열(熱)은 바람을 일으키고 혈맥을 손상시킨다.

화사(火邪)가 간음(肝陰)을 소모하여 근맥(筋脈)이 충분하게 영양을 받지 못하게 되면 간풍(肝風)이 생긴다. 거기에는 고열, 혼수(昏睡), 헛소리, 사지경련, 경항부(頸項部)의 강직(强直), 각궁반장(角弓反張) 같은 증상이 나타난다. 또한 화사(火邪)가 맥락(脈絡)을 손상시키면 혈이 제멋대로 맥 밖으로 흘러나와 토혈(吐血), 해혈(咳血 기침할 때 가래에 피가 섞여 나옴), 코피[鼻出血 비출혈], 혈뇨(血尿), 혈변(血便) 등의 이상 출혈이 일어난다.

④ 화(火)와 열(熱)은 쉽게 종양(腫瘍)을 야기한다.

화열(火熱)의 사기(邪氣)가 혈에 침입하여 한 부분에 모이면 혈과 근육이 썩어 종양이 생겨 붉어지고, 붓고 열이 나고 통증이 나타난다. 창양(瘡瘍)[13]에 나타나는 국소(局所)의 종창(腫脹), 발적(發赤), 동통(疼痛), 발열은 화(火)로 인한 것이 많다.

『소문·지진요대론』에 수록되어 있는 병기십구조에서는 "제열무계(諸熱瞀瘛),

화(火)・열(熱)의 성질 및 발병 특징

병사	병사의 특성	발병 특징
화(火) 열(熱)	1) 화열(火熱)은 양사(陽邪), 기성염상(其性炎上)	열상(熱象), 상요심신(上擾心神), 두면고열(頭面高熱), 오열(惡熱), 번갈(煩渴), 한출(汗出), 심번실면 (心煩失眠), 광조망동(狂躁妄動), 신혼섬어(神昏譫語)
	2) 화이모기상진(火易耗氣傷津)	기허(氣虛), 한출(汗出), 작상진액(灼傷津液), 장화식기(壯火食氣), 기허(氣虛)
	3) 화이생풍(火易生風), 동혈(動血)	경항강직(頸項强直), 각궁반장(角弓反張), 양목상시(兩目上視), 아관긴폐(牙關緊閉), 사지추축(四肢抽搐), 고열(高熱), 신혼섬어(神昏譫語)
	4) 화이종양(火易腫瘍), 창옹(瘡癰))	열독(熱毒), 옹창(癰瘡), 절(癤), 양(瘍), 홍종열통(紅腫熱痛)

13) 겉에 생기는 여러 가지 외과 질환과 피부 질환을 통틀어 말함. 줄여서 창(瘡)이라고 한다. 예전에는 온갖 외과 및 피부과 질환을 통틀어 창양(瘡瘍)이라고 하였다. 창양은 살갗에 생기는 종양(腫瘍), 궤양(潰瘍), 옹(癰), 저(疽), 정창(疔瘡), 절종(癤腫), 유주(流注), 유담(流痰 몸의 깊은 부분이 곪는 병증), 나력(瘰癧) 내지는 온갖 피부병 등을 포괄적으로 일컫는 말이다. 대부분 독사(毒邪)가 속으로 쳐들어가 사열(邪熱)이 혈(血)을 태우므로 기혈(氣血)이 엉겨 머물러 생긴다.

개속어화(皆屬於火)"라고 하였다. 이 말은 열사(熱邪)로 정신이 혼미하거나, 근육이 실룩거리며 경련발작이 잦은 추축(抽縮) 등의 증상은 대개 화(火)에 속한다는 뜻이다. 또한 "제통양창(諸痛痒瘡), 개속어심(皆屬於心)"이라 하였다. 이 말은 모든 동통(疼痛), 소양(搔痒 가려움증)과 종기 · 부스럼 같은 창양(瘡瘍) 등의 증상은 대개 심병(心病)에 속한다는 뜻이다.

『영추·옹저』에서는 "열이 심해져서 음기(陰氣)가 패하게 되면 육(肉)이 썩고, 육이 썩으면 농(膿)이 생긴다. 그러나 골(骨)에까지 침입하지 않으므로 골수(骨髓)까지 소모되는 일은 없다. 또한 오장(五臟)도 손상되지 않는다. 이것이 옹(癰)이다."[14]라 하였다.

⑤ 화(火)와 열(熱)은 심신(心神)을 혼란시킨다.

화는 심(心)의 기운이며 심(心)은 혈을 주관하고 신(神)을 저장한다. 그래서 화열(火熱)의 사기(邪氣)가 심(心)을 침범하면 신(神)이 혼란되어 가슴이 답답하고 잠이 오지 않으며, 번민(煩悶)하고 괴로워하며 또는 정신이 혼미하고 헛소리를 한다. 정신계통에 혼란을 야기하여 의식장애, 광증 상태에 빠지기도 한다.

2) 역려(疫癘)

육음(六淫) 이외의 외인(外因)으로서는 역려(疫癘)를 들 수 있다. 역려는 강력한 전염성, 유행성을 갖는 외사(外邪)로서 온역(瘟疫), 역기(疫氣), 여기(癘氣), 역독(疫毒), 역사(疫邪), 잡기(雜氣), 독기(毒氣)라고도 불려진다.

여(癘)란 천지간의 부정(不正)한 기를 의미하고, 역(疫)이란 전염병의 뜻이다. 그래서 역려라고 하면 전염성 질병을 가리킨다.

역려(疫癘)의 발병은 매우 급성이고 병정(病情) 또한 매우 심각하며, 증상은 발병자마다 서로 비슷하고 전염성이 강한 것이 특징이다.

동양의학에서는 옛부터 역려(疫癘)의 전염성과 치명적인 특징을 잘 인식하고 있었다.

『소문(素問)·자법론(刺法論)』에는 역의 종류를 다섯 가지로 분류, 오역(五疫, 다

---

14) 옹 : 대열부지(大熱不止), 열승즉육부(熱勝則肉腐), 육부즉위농(肉腐則爲膿) 연불능함골수(然不能陷骨髓), 불위초고(不爲燋枯), 오장불위상(五藏不爲傷), 고명왈옹(故命曰癰)

섯 가지 역병)으로 설명하고 있다. 이에 따르면 "오역은 모두 쉽게 감염되는 특징이 있는데, 성인과 어린이를 불문하고, 그 증상이 서로 비슷한데, 그러나 어떤 사람은 역병에 걸리지 않으니 무엇 때문일까?"라는 질문에 대하여 "감염되지 않는 자는 정기(正氣)가 몸에 있어 사기(邪氣)가 몸에 침범하지 못하고, 그 독한 기운을 피할 수 있기 때문이다."라고 답하고 있다.[15)]

황제내경은 한대(漢代)에 성립한 것으로 추정되지만 자법론(刺法論)은 후에 당 ~ 송대(唐~ 宋代) 사이의 어느 시점에 삽입된 편(編)으로 알려져 있다. 대략 804(왕빙 사망시)~ 1057(송의 교정의서국 성립기)년 사이로 추정된다. 1천여년 전에도 이때 외적 감염에 대한 내적인 저항력을 주목하고 있는 것을 알 수 있다.

『제병원후론(諸病源候論)』에는 "사람이 괴상한 기운에 감염되면 병이 생기는데, 서로 쉽게 전염되어 결국에는 멸문(滅門)에 까지 이른다."[16)]라고 하였다.

역려(疫癘)는 공기, 물, 음식 등을 통하여 입과 코 등으로 체내에 들어와 병을 일으킨다. 역려는 급하게 발병하고 증상도 심하며, 단시간에 전염하여 널리 유행하는 특징이 있다. 대표적인 역려에는 디프테리아, 성홍열(猩紅熱)[17)], 이하선염(耳下腺炎), 천연두(天然痘), 호열자(虎列剌 콜레라), 흑사병(黑死病 페스트), 역리(疫痢) 등과 같은 질환이 이에 해당하는 것으로 볼 수 있으며, 실제로 이는 현재의 여러 전염병을 포괄한 것이다.

3) 복기(伏氣)

복기(伏氣)란 육음이 인체에 침입하여 일정한 기간을 잠복하고 있다가 발병하는 현상을 말하는 것으로 복사(伏邪)라고도 한다.

그 잠복 원인은 체내의 정기(正氣)가 몹시 쇠약하거나 부절제한 섭생(攝生)으로

---

15) 黃帝曰 余聞五疫之至, 皆相染易, 無問大小, 病狀相似, 不施救療, 如何可得不相移易者. 岐伯曰 不相染者, 正氣存內, 邪不可干, 避其毒氣

16) 인감괴려지기이생병(人感乖戾之氣而生病), 즉병기전상염역(則病氣轉相染易), 내지멸문(乃至滅門)

17) 성홍열(猩紅熱) : 후사(喉痧) 또는 난후단사(爛喉丹痧), 역후사(疫喉痧)」라고도 함. 대개 겨울, 봄에 발병하며 역독(疫毒)의 사(邪)가 입과 코로 흡입되어 폐위(肺胃)의 온열(蘊熱)과 상합(相合)해서 열독(熱毒)이 인후부(咽喉部) 상부(上部)를 공격한다. 인통(咽痛) 홍종(紅腫) 부란(腐爛)을 나타내고 열독(熱毒)이 기표(肌表)로 나오면 전신의 피부에 사진(痧疹)이 생긴다. 이밖에 발열, 오한(惡寒), 두통 등의 전신 증상이 있다.

사계절의 기후변화에 적응하지 못하면 외사가 정기의 허한 틈을 타 침입하여 체내에 잠복하여 있다가 발병 조건이 성숙하면 드디어 병증을 나타내기 시작한다.

예를 들어 겨울에 일을 너무 많이 한 사람은 땀구멍이 이완되어 땀이 나고 이때 한사가 땀을 타고 피부 속에 들어가거나, 혹은 신기(腎氣)가 허한 사람의 경우에 한사가 허한 틈을 타고 들어가서 족소음신경에 잠복하는 것을 복기(伏氣)라고 부른다.

복기의 병은 일반적으로 봄, 여름에 양기가 열리고 통하는 시기가 되면 외사가 자극을 받아서 발작을 일으킨다. 또 여름에 서사를 받고 가을이 되어 유발될 때도 있다. 또 외사의 자극에 의하지 않고 복기에 의해 자연히 발작하게 되는 것도 있다.

복기와 달리 밖으로부터 새로운 사기(邪氣)에 감촉되어 곧바로 발병하는 것을 신감(新感)이라고 하는데, 복기와 신감(新感)의 구별은 주로 발병 과정의 장단(長短)과 증상의 경중에 의해 감별한다. 신감은 발병 과정이 짧고 치유도 빠르다. 만약 신감 증상이 나타난 후, 다시 변한 증상이 이어서 발생하고 병의 경과가 길어지면 이것은 신감이 복사(伏邪)를 자극하여 움직인 것이다. 한편 신감 증상이 없는데 발병 시초부터 내열(內熱)이 심하고 조(燥)가 변화하여 음액을 태우는 경향이 있으면 단순한 복사(伏邪)가 저절로 발생한 것이다.

2. 내인

내인(內因)이란 안에서 생기는 병인(病因)을 말하며, 과도한 감정(感情)을 가리킨다. 대표적인 것은 일곱 가지로 희(喜), 노(怒), 우(憂), 사(思), 비(悲), 공(恐), 경(驚)의 칠정(七情)을 말한다. 오장(五臟)과 연결하여 오지(五志)라고도 한다.

1) 칠정(七情)

희(喜), 노(怒), 우(憂), 사(思), 비(悲), 공(恐), 경(驚)의 칠정(七情)은 정신활동의 구체적인 표현이다. 칠정은 다른 사물, 다른 환경의 영향에 의해 사람의 감정이 시시각각 활동 변화하지만, 정상적 상황에서는 그 변화에 절도가 있으므로 건강에는 무해하다. 만약 칠정이 지나치면 정신상 과도한 자극을 받아 정상적인 생리 변화에 영향을 주어 질병이 발생한다.

『황제내경(黃帝內經)-소문(素問)』에서는 칠정을 오장 활동의 하나로 보고 칠정의 태과(太過)는 오장의 기능을 손상시킬 수 있다고 보고 있다. 칠정이 태과하거나 정신적인 자극이 지속되면 내장의 생리기능에 영향을 주게 된다. 칠정이 내장의 기기승강(氣機升降)에 영향을 주어 기기승강의 협조 관계를 문란시킴을 알 수 있다.

또한 감정 자극의 태과는 장부기능의 평형 협조 관계를 파괴하여 기혈을 손상시킬 수 있으며, 기기실조와 오장 기혈 음양의 손상이 오랫동안 회복되지 않아 심해진 경우 장부의 기질성 변화를 야기한다.

그러나 심은 정신을 간직하고 오장육부의 주재자이므로, 칠정이 오장을 병들게 할 수 있다 해도 그 근원은 반드시 심으로 돌아가고, 칠정이 격동하면 반드시 심장에 영향을 준다. 그래서 칠정에 의한 병은 심장을 통해 오장육부에 영향을 준다고 할 수 있다.

감정의 변화가 강하게, 또는 오래 계속되면 기(氣)의 순행은 변조(變調)하게 되어, 심신불안(心神不安)과 열증상(熱症狀) 같은 갖가지 병증을 일으킨다.

『소문(素問)-거통론(擧痛論)』에는 "모든 병은 기(氣)에서 생긴다. 노(怒)할 때에는 기(氣)는 상승(上昇)한다. 기뻐할 때에는 기(氣)는 흩어진다. 슬퍼할 때에는 기(氣)가 소모된다. 두려워할 때는 기(氣)는 가라앉는다. 추울 때는 기(氣)가 수렴된다. 열날 때는 기(氣)가 새고[설기(泄)], 놀랄 때는 기가 흐트러진다. 피로할 때에는 기(氣)]는 줄어든다. 생각할 때에는 기(氣)는 맺힌다. "[18]고 밝히고 있다.

칠정으로 인한 발병 특징은 첫째, 직접 내장(內臟)을 손상시키고, 둘째, 그 중에서 심(心)과 가장 관계가 깊으며, 셋째, 주로 기기(氣機 기의 운동)에 영향을 미치고, 넷째, 정지이상(情志異常)은 항상 병세(病勢)의 악화를 초래한다.

칠정(七情)은 오장에서 생기나 지나치면 오장을 손상시킨다.

심(心)은 희(喜)를 주관한다. 지나치게 기뻐하면 심을 손상시킨다.

간(肝)은 노(怒)를 주관한다. 지나치게 화를 내면 간을 손상시킨다.

비(脾)는 사(思)를 주관한다. 지나치게 생각하면 비를 손상시킨다.

폐(肺)는 비(悲)와 우(憂)를 주관한다. 지나치게 슬퍼하거나 근심하면 폐를 손상시킨다.

신(腎)은 공(恐)을 주관한다. 지나치게 무서워하면 신(腎)을 손상시킨다.

『황제내경』에서 "노여움(怒)은 간(肝)을 손상시키는데 슬픔[悲]은 노여움을 이긴다. 기쁨[喜]은 심(心)을 손상시키는데 두려움[恐]은 기쁨을 이긴다. 사려[思]는 비(脾)를 손상시키는데 노여움[怒]은 사려를 이긴다. 근심[憂]은 폐를 손상시키는데 기쁨[喜]은 근심을 이긴다. 두려움[恐]은 신(腎)을 손상시키는데 사려는 두려움[恐]을 이긴다."고 했다.

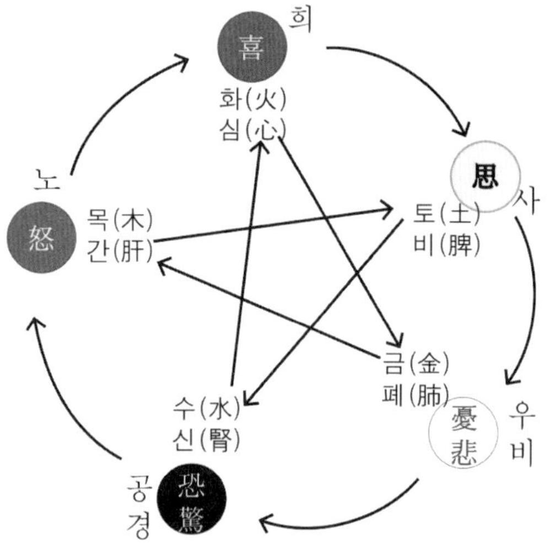

이것은 오지(五志)와 오행의 배속(配屬)에 근거하고 오행의 상극원리를 운용하여 정지(情志)의 이상(異常)을 바로 잡는데 응용했다. 이러한 방법은 정신병을 치료하는 원칙이며, 실제 임상에서 매우 큰 의의를 가진다.

18) 知百病이 生於氣也하노니, 怒則氣上하고 喜則氣緩하고 悲則氣消하고 恐則氣下하고 寒則氣收하고 炅則氣泄하고 驚則氣亂하고 勞則氣耗하고 思則氣結하야

2) 칠정의 병리기전

칠정의 개념과 병리기전을 살펴보면 다음과 같다.

(1) 희(喜 기쁨)

기쁨(喜)은 심(心)의 정지(情志)활동의 반응으로, 유쾌한 감정의 표현이다. 기쁨은 사람의 마음과 기분을 온화하게 하거나 윤활(潤滑)하게 한다. 이는 영위(營衛)가 순조로우며 건강하다는 증거로 된다. 그러나 지나치게 기뻐하면 정기를 소모시켜 늘어지고 흩어져서 정신을 집중할 수 없게 되고, 심신(心神)을 불안하게 한다. 또한 급격하게 기뻐하는 것도 심신을 상하게 한다. 그리고 지나친 기쁨과 즐거움은 폐에도 영향을 준다.

기쁘면[喜] 기(氣)가 흩어진다.

기쁨은 긴장된 정서를 완화시켜주고 기혈이 순조롭게 운행되게 하지만, 지나치게 기쁘면 심(心)이 손상되어 심(心)의 기(氣)가 흩어져 정신이 산란해지고, 맥이 없고 피곤하고 주의력이 산만해지며 심하면 심계(心悸), 실신(失神), 광란(狂亂)의 증상이 나타난다. 그리고 지나친 흥분은 심에 간직되어 있는 심기를 상하게 하여 불면증을 일으킬 수 있다고 한다.

(2) 노(怒 성냄)

성냄[怒]은 간장(肝)의 정지(情志)활동의 반응이다. 사람이 불합리한 사실에 직면하게 되면 성이 나거나 또는 기가 역행하는데 이것이 심해지면 간을 손상시킨다. 『소문(素問)·조경론』에는 “혈(血)이 남아돌면 노(怒)한다”고 하였는데, 이는 혈기왕성한 사람이 한층 분노하기 쉽다는 것을 말한 것이다. 또한 분노하여 음혈(陰血)이 소모되면 수(水)가 목(木)을 자윤(滋潤)하지 못하고, 간화(肝火)가 성하게 되어 자극에 대해 쉽게 반응한다. 따라서 음(陰)이 줄어들고 화(火)가 성한 사람은 쉽게 성을 낸다. 성을 내면 간을 쉽게 손상하고 간기가 위로 치밀어 오르기 때문에 쉽게 피를 토할 수 있고, 심한 경우에는 혼수상태에 빠질 수 있게 되며 다른 장기에도 손상을 줄 수 있다.

분노는 원래 간에 속하는데, 간과 표리관계에 있는 담에도 영향을 미친다. 분노하는 것은 심과 신에도 영향을 미친다. 그러므로 간·담·심·신의 네 장은 분노의 영향을 많이 받는다.

노[怒]하면 기(氣)가 위로 치오른다.

크게 화를 내면 간(肝)이 손상되어 간(肝)의 소설(疏泄) 기능이 항진되므로 기가 위로 치올라 머리가 어지럽고 아프며 얼굴이 붉어지고 귀에서 소리가 나며 심하면 피를 토하거나 까무러치는 증상이 나타난다. 간(肝)의 기(氣)가 위(胃)를 억제하거나 비(脾)를 침범하면 간위(肝胃)가 불화(不和)하거나 간비(肝脾)의 기능이 실조되는 증상이 나타난다.

(3) 사(思 생각)

생각(思)이란 비(脾)의 정지(情志)를 나타낸다. 생각이 지나치면 비에 영향을 주어 비의 소화기능에 장애를 주어 입맛이 떨어지고 몸은 쇠약해진다. 이것이 더 심하면 정신활동에 영향을 주어 정신적 장애를 일으킬 수 있다고 보았다.

생각은 의지에 의해 반복 고려하는 것으로 완전히 정신에 의존해서 지지되지 않으면 안 된다. 그러므로 만약 생각이 너무 많으면 정신력을 소모하게 되고 의지도 점점 흐려지게 된다. 또한 생각은 비(脾)의 주된 감정이므로 너무 많이 생각하면 비를 상한다.

생각이[思] 지나치면 기(氣)가 울결(鬱結) 된다.

지나치게 생각이 많아 기가 중초(中焦)에 몰리면 비(脾)의 기가 막혀 운화 기능이 떨어져, 식욕이 없어지고 배가 부르고 소화가 안 되며 몸이 허약해지는 증상이 나타난다. 지나친 생각으로 심(心)의 혈이 손상되면 가슴이 두근거리고 숨이 차며 잠이 오지 않고 꿈을 많이 꾸는 증상이 나타난다.

(4) 우(憂 우울)

우수(憂愁)는 감정이 침울한 상태를 말하는데 기를 주관하는 폐와 밀접한 관계가 있다. 우울은 기를 폐색(閉塞)시키는데, 폐는 기를 다스리므로 기가 폐색(閉塞)되면 폐기가 막히고 상한다. 그렇게 되면 가슴이 답답하고 초조한 증상이 나타나며, 한숨을 자주 쉬는 증상이 나타난다. 우울함은 비(脾)를 상하게 하기도 하는데, 이것은 우울함이 폐의 감정이지만 어미 장부인 비에 영향을 주고 있기 때문이다. 따라서 폐의 기가 폐쇄되면 비까지도 손상을 주어 가슴이 답답하고 입맛을 잃으며 소화 장애 등 증상이 나타날 수 있다.

우울하면[憂] 기(氣)가 소모된다.

지나치게 우울하면 폐의 기가 소모되어 숨이 차고 가슴이 답답하고 정신이 혼미하며 맥이 없고 움직이기 싫어하는 증상이 나타난다. 그밖에 지나친 슬픔이 간(肝)을 손상시켜 간(肝)의 기를 소모시키면 정신 착란이 오고 심하면 사지에 경련을 일으킨다. 심(心)의 기를 소모시키면 가슴이 두근거리고, 비(脾)의 기를 손상시키면 중초의 기가 몰리고 막혀 운화 기능이 순조롭지 못해 완복부(脘腹部)가 팽팽해지거나 사지가 나른한 증상이 나타난다.

(5) 비(悲 슬픔)

슬픔(悲)은 애상(哀想), 번뇌, 고통에 의해 생기는 것으로, 노여움과 우울함, 생각이 지나친 상태를 말하며, 폐의 정지(情志) 상태를 나타낸다. 슬픔으로 인한 병은 슬픔에 의해 내장이 손상되는 것과 내장의 변화가 일어난 뒤에 슬퍼하는 증상이 생기는 것이 있다.

『영추·본신편(本神篇)』에서는 "간은 혼(魂)을 갈무리하는데, 비애(悲哀)가 심하여 장에까지 미치면 혼을 손상한다. 혼이 상하게 되면 심한 건망증이 되어 정신상태와 언행이 이상해지고, 음기가 수척해지고 경련을 일으킨다. 그 때문에 늑골이 잘 움직이지 않게 되어 호흡곤란이 되고, 피부나 모발의 색택(色澤)이 없어지게 되면 이 사람은 가을철이 되어 흔히 사망하게 된다."[19]고 설명하고 있다.

과도한 슬픔은 오장기능을 손상하며 삼초 기능에도 상해를 준다. 때문에 슬픔이 심하면 실신, 통곡, 토혈, 천식 증상이 나타나며 생명을 잃는 경우도 있다.

(6) 공(恐 두려움)

두려움은 신(腎)의 정지(情志) 상태를 나타낸다. 지나치게 무서워하고 두려워하면 극도로 긴장해지고 신기(腎氣)에 장애를 줄 수 있다. 신기에 장애가 생기면 정기를 상하고 내장을 손상하며 여러 가지 해당 장기의 기능장애 증상들이 나타날 수 있다.

---

19) 간비애동중(肝悲哀動中), 즉상혼(則傷魂), 혼상즉광망부정(魂傷則狂忘不精). 부정즉부정(不精則不正), 당인(當人) 축이련근(縮而攣筋), 양협골불거(兩脇骨不擧), 모췌색요(毛悴色夭), 사어추(死於秋).

공포(恐)는 두려워하는 마음으로, 외부 사물의 자극에 의하여 정신이 극도로 긴장한 상태에서 일어나는 것인데, 곧 공포의 감정이다. 또한 공포가 생기는 원인은 대부분 외계의 자극에 의하지만, 신기결허(腎氣缺虛), 혈기부족, 지겸신겁(志歉神怯 의지가 부족하고 정신이 불안정한 상태)의 사람이 공포를 크게 느낀다.

무서우면[恐] 기(氣)가 무너져 내린다.

신(腎)은 지(志)를 간직하고, 심(心)은 신(神)을 간직하는데, 두려워하는 마음이 지나친 경우에는 정신력이 손상되어 공포, 불안을 초래한다. 너무 무섭거나 놀라면 신(腎)의 기가 무너져 내려 대소변이 실금되며 무력해지는 증상이 나타난다. 또한 신(腎)의 기가 오르지 못하기 때문에 심(心)과 폐(肺)의 영양이 소실되며 수(水)와 화(火)가 조화되지 못해 흉복부가 팽팽해지고 불안하고 잠을 못 이루는 증상이 나타난다.

(7) 경(驚 놀람)

놀람(驚)은 갑자기 외부 사물의 자극을 받아 발생하는 정지(情志)로, 위험에 부딪히고 이상한 물체를 목격하거나 큰소리를 들었을 때 주로 일어난다. 두려움은 스스로 느낄 수 있지만 놀람은 스스로 느낄 수 없다.

놀라면[驚] 기(氣)가 문란해진다.

심(心)의 기가 문란해져 기혈이 실조되면 가슴이 두근거리고 잠이 오지 않으며 답답하고 숨이 찬 증상이 나타나고 심하면 정신착란이 되기도 한다. 갑작스럽게 놀라므로 마음이 의지할 곳이 없고 신(神)이 귀속될 곳이 없으며 두려움으로 의지가 흐트러져 안정되지 못하여 허둥대며 어쩔 줄 몰라 한다.

『동의보감-내경편 심장문』에 따르면 "놀라면 심이 주체를 잃고, 정신이 머무를 곳이 없다."라고 설명한다. 즉, 놀람은 심(心)을 상하게 한다는 뜻이다.[20]

놀라면 심신(心神)이 동(動)하여 정신이 어지럽고 감정이 불안하게 된다. 놀람은 심신을 어지럽힐 수 있으나, 놀라서 어지럽게 되는 것은 심기가 허하기 때문이다. 그러므로 심기가 허하지 않으면 놀라지 않으며, 따라서 정신이 혼란을 일으키지 않을 것이다. 또 지나친 놀람은 공포로 전환되어 신(腎)을 손상시킨다.

---

20) 『동의보감-내경편 심장문』 心者 君主之官 神明出焉. 驚則心無所主 神無所歸

이러한 칠정의 감정은 인간을 둘러싼 사건들에 관하여 당연히 나타나는 정신적 반응이며, 발병인자(發病因子)는 아니다. 그러나 돌연히 강한 정신적 타격을 받거나, 장기간에 걸친 특정한 감정에 빠지는 것 같은 정신적 자극을 받아, 그 반응이 생리적 범위를 벗어나게 되면 병인(病因)이 된다. 이러한 내인(內因)은 신기(神氣)의 통제를 어지럽게 하여, 기혈(氣血)의 순행을 손상시켜, 오장을 상하게 한다.

내인(內因)에 의한 병은 몸의 내부에서 발병하여 완만하게 진행되고, 음성(陰性)의 증상을 나타내는 것이 많다. 더욱이 허(虛)를 틈타서 외사(外邪)가 침입한다면 발열(發熱), 동통(疼痛), 천식(喘息) 등 양성(陽性)의 증상을 나타낸다.[21)]

칠정에 의한 손상 장부와 발병형태

칠정	관련 손상 장기	기기(氣機)의 손상 형태	발병형태
노(怒)	간(肝)	상(上)	간기(肝氣)의 과도한 상승 혈이 기를 따라 위로 역행한다
희(喜)	심(心)	완(緩)	혈맥(血脈)의 이완, 심기(心氣) 완만
사(思)	비(脾)	결(結)	운화(運化)가 무력해진다. 기기(氣機)가 조체(阻滯)된다
우(憂) 비(悲)	폐(肺)	소(消)	폐기가 약해진다. 의기소침해진다.
공(恐)	신(腎)	하(下)	신기(腎氣)가 고섭(固攝)되지 않고 기가 아래로 내려간다.
경(驚)	심(心)	난(亂)	심기(心氣)가 의지할 곳을 잃어 신(神)이 갈곳을 찾지 못해 정신이 문란해 진다.

21) 『소문 · 거통론』 : 怒則氣逆하고 甚則嘔血及飧泄하니 故로 氣上矣니이다. 喜則氣和志達하야 榮衛通利하니, 故로 氣緩矣니이다. 悲則心係急하며 肺布葉擧하야 而上焦不通하니 榮衛不散하야 熱氣在中이라, 故로 氣消矣니이다. 恐則精却하고 却則上焦閉하고 閉則氣還하고 還則下焦脹하니, 故로 氣不行矣니이다. 寒則腠理閉하야 氣不行하니, 故로 氣收矣니이다. 炅則腠理開하고 榮衛通하야 汗大泄하니, 故로 氣泄矣하니이다. 驚則心無所倚하며 神無所歸하야 慮無所定하니, 故로 氣亂矣니이다. 勞則喘且汗出하야 外內皆越하니, 故로 氣耗矣니이다. 思則心有所存하며 神有所歸하야 正氣留而不行하니, 故로 氣結矣니이다.

3. 불내외인

불내외인이란 질병이 발생하는 원인이 외감을 일으키는 육음이 아니고, 내상을 일으키는 칠정도 아니어서 외인이나 혹은 내인이라 할 수 없는 것들을 지칭한다. 여기서는 편의상 음식, 노권(勞倦), 성생활의 부절제, 담음과 어혈에 대해서 설명한다.

1) 음식

인간은 신기(腎氣)와 음식물로부터 얻은 정기(精氣)에 의하여 생존한다. 곧 사람은 신기에 의하여 생장발육 하지만 음식물의 정기에 의하여 영양을 공급해 주지 않으면 그 기능을 지속할 수 없다.

음식물은 영양의 원천이지만 조절하지 않으면 비위가 상하게 되고 운화기능에 영향을 주어 병으로 된다.

비위 기능은 중초 기능과도 밀접한 관계가 있다. 그런 까닭에 중기(中氣)가 허약하면 또 비위 기능도 약해진다. 그러나 단순한 위장의 손상은 대개 과음(過飮), 과식(過食), 편식(偏食), 생냉식(生冷食), 약독(藥毒), 식독(食毒) 등에 의해 발생한다. 이와 같은 원인에 의하여 비위가 손상을 받으면 역으로 중초가 허약해지고, 중초의 원기가 허약해지면 전신이 허약해지는 것이다.

조절하지 않고 먹고 싶은 대로 먹으면 위의 수용능력을 초과하여 소화와 흡수에 영향을 준다. 과식은 가슴이 치받쳐 답답하고 배가 팽팽하며, 신물이 올라오고 입맛이 없으며, 대변의 이상 등이 나타난다. 심한 경우에는 종양까지 생기기도 한다.

맛이 센 음식을 너무 먹으면 습(濕), 열(熱), 담(痰)이 생기기도 하고, 가슴이 막히는 등의 증상을 나타내거나 옹양(癰瘍) 같은 외증(外症)을 일으킬 수도 있다. 음식이 위에 들어가면 수곡의 정기(精氣)가 경맥을 통해 폐로 흐르므로 너무 차거나 뜨거운 음식은 비위를 상하고, 폐도 상하게 된다. 음식을 편식하는 경우를 보면, 만약 매운 음식을 편식하여 위장이 뜨거워지면 변비나 치질을 일으킨다.

불결한 음식물을 먹으면 설사가 나며 잘 익지 않은 음식물을 먹으면 위와 장의 양기가 손상되어 배가 아프고 토하며 설사가 생긴다.

다섯 가지 맛을 편식하면 오행에 근거하여 장기들이 한쪽으로 치우치게 되며 서로 억제하게 된다. 신 것을 계속해서 많이 먹으면 비를 상하게 하고, 쓴 것을 계속 먹으면 폐를, 단 것을 계속 먹으면 신을, 매운 것을 계속 먹으면 간을, 짠 것을 계속 먹으면 심을 상하게 된다.

술을 계속 마시면 주독이 축적되어 기혈을 상하게 되고 때때로 그로 인하여 병이 생기게 된다. 즉 급성 알콜중독으로 여러 가지 급성 질병이나 정신이상이 생기기도 하며 심하면 생명까지 위험하게 된다.

그리고 세균, 기생충, 독물 등에 오염된 음식물을 섭취하면 위장기능이 실조되어 완복창통(脘腹脹痛), 오심(惡心), 구토, 장명설사(腸鳴泄瀉), 복통, 이급후중(裏急後重), 이하농혈(痢下膿血) 등의 병증을 야기하며 심하면 죽음에 이를 수 있다.

2) 노권(勞倦 피로와 권태)

사람에게 노동은 생활에서 매우 중요한 부분이다. 일을 하지 않고 안일하게 생활을 계속하면 혈맥이 불손해지고, 반대로 지나치게 피로하면 기력의 감퇴를 가져오며 팔다리에 맥이 풀리고 숨이 차며 땀이 많이 나고 열이 생기며 마음이 불안한 증상 등이 나타난다.

노권(勞倦)에서 노(勞)는 과도한 노동으로 인하여 기력이 소모되고 체액이 탈진된 것이고, 권(倦)은 너무 움직이지 않아서 기력과 체액이 정체되고 순환장애가 발생된 것을 의미한다.

노권상(勞倦傷)은 노역상(勞役傷), 일권상(逸倦傷), 방로상(房勞傷)으로 나눌 수 있다.

노역상(勞役傷)은 과도한 노동과 생각이 너무 많아서 생긴 증상까지 포괄한다. 과도한 피로가 비기(脾氣)를 손상하여 기력이 줄고, 사지가 무력하며 말수가 적고, 움직이면 기침을 하고, 발열(發熱)과 자한(自汗), 심번(心煩), 불안 등의 증상이 나타난다.

일권상(逸倦傷)은 지나친 안일과 권태로 기혈의 정체가 초래되어 나타나는 것을 말한다. 정신적인 안일은 의식 및 사고력의 둔화로 정신 또는 뇌질환을 일으키기 쉽고, 육체적인 안일은 기혈 순환장애로 순환 및 운동계질환을 발생시킨다. 그 병리는 안일하여 기체(氣滯)가 되면 혈이 돌지 않고, 혈이 돌지 않으면 습담(濕痰)

이 발생되어 마목(麻木 마비), 비통(痺痛 팔다리가 저리고 아픈 병증), 부종, 어혈증(瘀血證) 등이 나타난다.

3) 방실(성생활) 부절제

방실의 부절제는 성생활의 부절제를 말하는데, 신(腎)에 저장되어 있는 정기(精氣)를 손상시킨다. 정(精)이 고갈되면 오장의 상호작용에 장애를 미친다. 장부로는 신(腎)과 관계가 있고 근본적으로 심(心), 간(肝)과도 연관되어 있다. 그래서 전신이 쇠약해지며, 피부건조, 시력감퇴, 청력부전(不全), 안면 무(無)광택, 요통 등의 증상이 나타난다. 이와 같은 신허증(腎虛證)은 오래 계속되면 신음과 신양이 손상되거나 음(陰)이 허하여 화(火)가 왕성하게 되는 음허화왕(陰虛火旺)으로 되고, 명문화(命門火)가 쇠약해지며 음양이 함께 손상된다.

지나친 성생활로 인한 병증을 방로상(房勞傷)이라고 한다. 성생활이 지나치면 정액이 소모되어 체내에서 허열(虛熱)이 생겨서 마치 폐병환자처럼 기침이 잦고, 잠자리에서 식은땀을 많이 흘리는 도한(盜汗) 증세가 있으며, 심장박동도 두근거리며 빨라진다. 허리와 무릎이 아프거나 힘이 빠져 다리가 후들거리며, 머리가 어지럽고 아프기도 한다. 또 꿈에서 사정하게 되는 몽정(夢精), 평소에도 정액이 조금씩 찔끔찔끔 흘러나오는 유정(遺精), 빨리 사정해버리는 조루(早漏), 발기력이 쇠약해지는 음위(陰痿) 등의 증상을 나타낸다.

방로상의 원인 자체는 불내외인에 해당되더라도 방로상의 병리변화는 내상병에 속한다.

4. 담음과 어혈

1) 담음

담음(痰飮)은 인체 수액대사(水液代謝)의 장애로 말미암아 형성되는 비생리적(非生理的)인 체액(體液)으로서 유형(有形)의 담음과 무형(無形)의 담음으로 나눌 수 있다. 유형의 담음은 기도에서 분비되는 가래이고, 무형의 담음은 담음으로 인해 유발되는 특수한 질병과 증상을 포괄한다. 무형의 담음은 어지럼증[眩暈 현훈], 속이 메스꺼운 증상[惡心 오심], 가슴이 두근거리고 숨이 짧은 증상[心悸氣短 심계기단], 정신흐림[神昏 신혼], 전광(癲狂) 등이 있다.

담음(痰飮)은 육음(六淫)의 침습이나 음식 및 칠정내상 등으로 인해 폐(肺), 비(脾), 신(腎), 삼초(三焦) 등의 장부기화(臟腑氣化) 기능이 정상적으로 수행되지 못하여, 수액대사가 장애를 받아 진액이 정상적으로 분포되지 못하고 정체되어 생긴다. 만약 비위(脾胃)의 기능이 정상적이면 수곡(水穀)이 들어가자마자 소화되어 모두 기혈이 되므로 담(痰)이 생기지 않는다.

폐(肺)의 기능이 왕성하면 폐 자체의 수포(輸布)기능과 삼초(三焦)의 기화작용이 활발하게 되는데, 폐(肺)가 선발(宣發) · 숙강(肅降) 작용을 제대로 하지 못하면 진액이 제대로 수송 분포되지 못하고 엉켜서 수음(水飮)이 된다.

비(脾)는 수액의 운화를 주관하는데 비(脾)가 사기(邪氣)의 침습을 받았거나 혹은 비(脾)가 허약하여 운화기능을 잃으면 수습(水濕)이 통하지 않으므로 엉켜서 음(飮)이 된다.

신(腎)은 수액의 증발을 주관하는데 신양(腎陽)이 부족하면 수액을 증발시키지 못하므로 수액이 엉켜 수음(水飮)을 형성한다. 이렇게 쌓인 수음이 속에 쌓여 한열(寒熱)과 기화(氣化) 등의 인자가 가세되면 수음(水飮)이 졸여지고 엉키어 담(痰)이 된다. 담음(痰飮)이 형성된 후 담(痰)은 기의 승강(升降)에 따라 속으로는 장부, 겉으로는 근골피육(筋骨皮肉) 어느 곳에나 침범하고, 음(飮)은 장위(腸胃)·흉협부(胸脇部)·피부 등에 머물면서 여러 가지 병증을 형성한다.

담음(痰飮)은 질병에 의해 생길 수 있고, 담음에 의해 질병이 생길 수 있다.

담음병사(痰飮病邪)가 형성된 후의 그 병기(病機) 특성은 다음과 같다.

① 담음은 경맥기혈(經脈氣血)의 운행을 조체(阻滯)한다.

담음이 경락에 정체하면 기혈의 운행이 순조롭지 못해 사지가 저리거나 잘 움직이지 못하고 심하면 반신불수가 된다.

② 담음은 기기(氣機)의 승강출입(昇降出入)을 저해한다.

담음은 물과 습(濕)이 모여 형성된 것이므로 기의 운동을 저해하고, 장부 기의 승강출입(昇降出入)을 방해한다. 담음이 폐에 정체되면 폐의 선발(宣發)·숙강(肅降) 기능이 상실되어 가슴이 답답하고 기침, 천식 등이 나타난다. 위(胃)의 기(氣)는 하강돼야 정상인데 담음이 위에 정체되면 하강기능이 상실되어 음(飮)이 기(氣)와 함께 위로 밀려 메스껍고 토하는 증상이 나타난다.

③ 담음(痰飮)은 수액대사(水液代謝)의 진행에 영향을 미친다.

담음(痰飮)은 수액대사의 이상으로 생기지만, 체내에 생긴 담음은 다시 발병의 원인이 되어 폐(肺), 비(脾), 신(腎)의 수액대사 기능에 영향을 준다. 담음이 폐에 정체되면 폐의 선발·숙강 기능이 상실되어 수도(水道)가 제대로 통하지 못한다.

담이 비에 정체되면 수습(水濕)을 운화(運化)시키지 못해 체내에 음(飮)이 생성되어 비양(脾陽)이 손상되고, 신양(腎陽)의 손상으로 이어진다. 신양(腎陽)이 손상되면 신(腎)의 기능이 떨어져 수액 조절 기능과 배출 기능이 상실되어 수액의 정체가 더욱 심해진다.

④ 쉽게 신명(神明)을 가려버린다.

담탁(痰濁)이 머리를 어지럽혀 청규(淸竅)[22]를 가려버리면 머리가 어둡고 눈앞이 아찔한 두훈목현(頭暈目眩)이 생기고, 정신이 부진(不振)하게 된다. 또 담(痰)이 심규(心竅)를 막아 정신착란이 있으며, 얼이 빠져 눈이 멍하고, 심하면 졸도하여 인사불성이 되고, 목구멍에서 가래 끓는 소리가 나는 등 담미심규(痰迷心竅)의 증상이 생긴다. 혹은 담탁(痰濁)이 심(心)을 어지럽혀 심신(心神)을 가리

22) 머리와 얼굴에 있는 눈, 코, 입, 귀의 일곱 개의 구멍

게 되면 정신이 혼미하고, 헛소리[譫語 섬어][23]를 하게 되며, 전(癲)·광(狂)·간(癎) 등의 병증을 유발한다.

⑤ 담음(痰飮)으로 생기는 증상은 복잡하고 변화가 무상하다.

담(痰)이 폐(肺)에 어체(瘀滯)되면 기침이 나고 숨이 차고 가래가 생긴다. 담이 위(胃)에 정체되면 메스껍고 토하며 완복부가 답답한 증상이 나타난다. 담이 경락(經絡)에 머무르면 사지가 저리거나 심하면 반신불수가 될 수도 있다. 담이 인후에 뭉쳐 있으면 목이 막혀 이물감(異物感)이 나타난다.

담이 체표에 넘치면 부종이 생기고 땀이 나지 않고 온몸이 무거우며 아픈 증상이 나타난다.

음(飮)이 장(腸)에 머무르면 배에서 꾸룩꾸룩 소리가 나고, 흉협부(胸脇部)에 정체되면 흉협부가 답답하고 기침할 때 가슴이 아프며, 흉격(胸膈)에 머무르면 가슴이 답답하고 기침이 나고 반듯이 누울 수 없다.

2) 어혈(瘀血)

어혈(瘀血)은 체내의 일정부위에 비생리적(非生理的)인 혈액(血液)이 정체(停滯)되는 것으로 여러 병증을 야기할 수 있다. 어혈의 형성은 첫째, 내상이나 외상 기타 원인으로 혈이 경맥을 벗어나 체내에 쌓였을 때 형성되고 둘째, 기허(氣虛)·기체(氣滯)·혈한(血寒)·혈열(血熱) 등의 원인으로 혈액의 운행이 원활하지 못해 응체되었을 때 생긴다.

어혈의 일반적인 증상을 살펴보면, 침으로 찌르거나 칼로 가르는 것처럼 아프고, 아픈 자리가 바뀌지 않으며, 만지면 싫어하고, 낮에 가볍다가 밤에 심해지고, 아픈 데가 단단하고, 누르면 아프며, 덩어리가 생긴다.

또 색이 어둔 보라색이고, 핏덩이가 섞인 피가 나오며, 입술이나 얼굴, 손발톱에 푸른빛이 돌고, 혀도 보라색이 되며, 피부가 마르고 거칠어지면서 각질이 된다. 이밖에 얼굴이 침침한 검은색이고, 피부에 자반이 나타나며, 잊어버리기를 잘하고, 정신이 흐린 증상도 자주 나타난다.

---

23) 섬어(譫語) : 말의 앞뒤가 맞지 않는 헛소리를 하는데, 그 말소리는 힘 있고 또박또박한 병증.

어혈의 부위와 임상 소견

어혈부위	임상소견
심(心)	심통(心痛), 심계(心悸), 흉민(胸悶)
폐(肺)	흉통(胸痛), 객혈(喀血)
위(胃)·장(腸)	토혈(吐血), 옻칠과 같은 흑색 대변
간(肝)	흉협통(胸脇痛), 비괴(痞塊)
뇌(腦)	발광(發狂)
자궁(子宮)	월경부조, 월경통, 폐경(閉經), 붕루(崩漏)
지체기부(肢體肌膚)	종통(腫痛), 청자(靑紫)
하지(下肢)	탈저(脫疽=脫骨疽)

(1) 어혈의 형성

① 기허(氣虛)로 인한 어혈

기(氣)는 혈액을 운행시키므로 기가 허(虛)하면 혈액의 운행 기능이 상실되어 혈액 순환이 늦어지고, 또는 혈액을 통솔하지 못해 혈이 맥 밖으로 넘쳐나 어혈(瘀血)이 생긴다.

② 기체(氣滯)로 인한 어혈

혈(血)은 기(氣)에 의해 운행되므로 기의 운행이 순조롭지 못하면 혈의 운행이 순조롭지 못해 혈액이 어체되어 어혈이 생긴다.

③ 혈한(血寒)으로 인한 어혈

혈(血)은 열에 의해 순행되는데 한(寒)을 만나면 응결된다. 외부로부터 한사(寒邪)를 받거나 양기(陽氣)가 손상되어 음한(陰寒)이 성해지면 혈의 운행이 순조롭지 못해 어혈이 생긴다.

④ 혈열(血熱)로 인한 어혈

열이 왕성하면 혈액을 침범하므로 열과 혈이 합해지거나, 혈액이 농축되어 운행이 순조롭지 못하거나, 열사(熱邪)가 혈맥을 손상시켜 혈이 맥 밖으로 나와 장부 조직 사이에 머물러 어혈이 생긴다.

⑤ 외상(外傷)으로 인한 어혈

외상, 타박상 등으로 인한 피부의 손상, 체내 장부의 손상에 의해 혈이 경맥을 떠나 체내의 한 부위에 모여 흩어지지 못하거나 체외로 배출되지 못했을 때, 또는 혈액의 운행이 순조롭지 못했을 때 어혈이 생긴다.

⑥ 출혈(出血)로 인한 어혈

출혈 뒤에 경맥을 떠난 혈액이 체외로 배출되지 못하고 체내에 정체되거나, 출혈 뒤 지혈제만 쓰거나 너무 찬 약을 써서 경맥을 떠난 혈액을 응결시키거나 혈맥내의 혈을 울체시켜 혈액 운행이 순조롭지 못해 어혈이 생긴다.

(2) 어혈의 특성

심(心)에 어혈이 생기면 가슴이 두근거리고 답답하고 아프며 입술과 손발톱의 색이 청자색을 띠고 광증(狂症)을 일으키기도 한다. 폐(肺)에 어혈이 생기면 흉통과 각혈(咯血)이 나타나고, 위(胃)에 어혈이 생기면 피를 토하거나 대변의 색이 검어지고, 간(肝)에 어혈이 생기면 옆구리가 아프고 간이 커지며, 자궁에 어혈이 생기면 아랫배가 아프고 월경이 고르지 않고 월경통, 폐경이 나타나고, 사지 말단에 어혈이 생기면 탈골저(脫骨疽)[24]가 생기며, 인체의 표면에 어혈이 생기면 퍼렇게 붓고 아프다.

어혈로 일어나는 증상

① 어혈(瘀血)은 통증을 유발한다.

통하지 않으면 아프다. 어혈이 생기면 기혈(氣血)이 정상으로 통하지 않으므로 통증이 나타난다. 대개 찌르는 것처럼 아프며 부위가 고정되어 있고 만지는 것을 싫어한다. 대개는 낮엔 가볍고 밤에는 심해진다.

② 어혈은 종괴(腫塊)를 만든다.

어혈이 생긴 곳이 오랫동안 흩어지지 않으면 종괴(腫塊)가 생기는데 부위가 고정되어 힘을 주어 누르거나 밀어도 이동되지 않는다. 체표에서는 청자색 또는 청황색을 나타내며 누르면 아프다.

③ 어혈은 자색(紫色)을 띠게 한다.

어혈이 오래되어 피부와 근육이 영양을 받지 못하면 얼굴, 입술, 손톱이 청자

---

24) 탈골저(脫骨疽) : 탈옹(脫癰), 탈골정(脫骨疔), 탈저(脫疽)라고도 함. 발가락이나 손가락이 헐어서 떨어지는 증. 화독(火毒)이 장부에 몰려 음(陰)을 상하거나 한습(寒濕)의 사기(邪氣)를 받아 핏줄이 줄어들어 기혈이 제대로 돌지 못하여 생긴다. 주로 발가락에서 많이 생기는데, 짓무르고 오래되면 발가락이 떨어져 나가므로 탈저(脫疽)라 한다.

색 또는 암자색을 띠거나, 얼굴색이 검고 피부가 깔깔하게 마르고 눈 주위도 암흑색을 띈다. 심(心)은 혈맥을 주관하고 혀에 반영되므로 어혈이 생기면 기혈이 순통하지 못해 혀끝이 암자색을 띠며 점상(點狀) 또는 반상출혈(斑狀出血)이 나타난다.

④ 어혈은 출혈을 일으킨다.

어혈이 생기면 혈맥이 손상되어 혈액이 맥 밖으로 넘쳐나 출혈이 일어난다. 혈은 암자색(暗紫色)을 띠거나 핏덩이가 섞이는데 출혈 상태에서는 선홍의 혈액도 보인다.

⑤ 어혈은 발열(發熱)을 일으킨다.

어혈로 인한 발열은 주로 야간에 나타난다. 갈증을 호소하지만 물은 마시지 않고 입가심만 한다.

5. 기타 병인

1) 창상 · 화상 · 동상

타박(打撲), 염좌(捻挫 삐는 것), 절상(切傷), 골절(骨折) 등의 외상(外傷)으로 인하여 출혈, 통증, 변형, 기능장애 같은 것이 나타나는 것은 당연하다. 동양의학은 그것만으로 머물지 않고, 외상으로 인한 체내에 생긴 오혈(惡血)이 그 후에 내장(內臟)의 장애를 포함한 중대한 질병을 일으키는 일이 있다고 본다.

(1) 창상(瘡傷)

창상이란 몽둥이나 총탄 등에 의하여 생기는 외부적 요인에 의한 손상을 말한다. 이때에는 종창, 출혈, 근육의 손상, 골절, 탈구 등이 많이 생기며 이로 생긴 상처를 통하여 병사가 침입하면 곪거나 파상풍이 생긴다. 내상과 혈맥, 두개골 등이 손상되면 대출혈, 의식혼미, 맥박의 단절 등이 일어나며 심한 때에는 생명이 위험할 수도 있다.

(2) 화상(火傷)

화상은 대부분 끓는 물, 뜨거운 기름, 불 등에 의해 발생한 것으로 가벼울 경우는 피부가 손상되어 상처부위가 빨갛게 붓고 열이 나면서 아프며 피부가 건조해지고, 중간 정도의 화상일 경우는 수포가 생기고 심한 통증이 오며, 중증(重症) 화상의 경우는 근육과 근골의 통증이 소실되고 피부가 가죽이나 밀납 같아지고 혹은 누르스름하거나 탄화(炭化)된 것처럼 보인다. 화상이 심하거나 상처부위가 넓을 경우에는 국부증상 외에도 항상 극렬한 동통이 있고, 화독(火毒)의 침입, 체액의 증발 혹은 삼출(滲出)로 인해 번조불안하고, 열이 나서 입이 건조하고 갈증이 나며, 소변량이 적은 등의 증상이 나타나며 심지어는 사망하기도 한다.

(3) 동상(凍傷)

동상은 인체가 한사(寒邪)의 침입을 받아 야기되는 전신성 혹은 국부성 손상으로 겨울철에 흔히 나타나는 병이다. 온도가 지나치게 낮거나 추위에 장시간 노출되면 동상의 정도가 심해진다. 한(寒)은 음사(陰邪)로서 쉽게 양기(陽氣)를 손상시킨다. 양기(陽氣)가 손상되면 혈의 운행을 온조(溫照)·촉진시키는 작용이 실조되므로, 전신성 동상의 경우는 추위로 몸을 떨고 체온이 점차 저하되며 안색이 창백해지고 입술과 혀 및 손·발톱이 푸른색을 띠며 감각이 마비되고 정신이 피로하고 무기력하며, 혼수상태에 빠지거나 호흡이 미약해지며 맥이 느리고 가늘어지는데 만약 적절하게 치료하지 않으면 사망한다. 국부 동상의 경우는 대부분 수족·귓바퀴·코끝과 뺨 부위에 발생하는데, 발병 초기에는 한사(寒邪)의 수축하고 끌어당기는 성질로 인해 경맥에 경련이 일어나고 기혈(氣血)이 응체되어 원활하게 소통되지 않으며, 동상부위의 영양과 온조(溫照)작용에 영향을 미쳐 피부가 창백해지고 동상부위가 저린다. 지속되면 붓고 푸른색을 띠며 가렵고 아프면서 작열감이 있으며, 크기가 일정하지 않은 물집이 나타나며 물집이 터진 후에는 항상 감염의 위험이 있다.

2) 충수상(蟲獸傷)

충수(蟲獸)로 인한 상처는 독사, 맹수, 미친개가 문 것 등을 말하며 충수의 상해에 일반적으로 피부손상이 많이 나타나 출혈, 피부손상, 통증을 일으키고 독물이 인체에 침입하여 심한 경우에는 혼미, 발열, 정신장애 등과 같은 전신 중독증상이 나타나기도 한다.

3) 기생충

충적(蟲積)의 생성은 대부분 음식을 조심하지 않아서 생긴다. 특히 어린이의 위장은 약한데 항상 무절제하게 먹기 때문에 성인보다도 감염되기 쉽다. 체내에 기생하는 기생충 종류는 무척 많으므로 그것에 의해 일어나는 증상도 각각 다르다.

4) 중독

중독이란 인체가 유독물질에 손상을 받아 병이 발생하며 때로는 죽게 되는 것을 말한다. 중독을 일으키는 원인은 매우 많다. 독사, 맹수에 물려 일어나는 외상의 중독을 빼면 일반적으로 음식물 중독과 약물 중독의 두 종류가 있다.

음식물 중에는 가끔 독성이 있어 이것을 먹으면 중독을 일으켜 사람을 사망시키는 것이 있다. 복어, 강렬한 술 등이 이것이다. 유독물질과 센 술은 일반에게 알려져 있어서 사람들이 조심하니까 중독되는 일은 비교적 적다. 비록 중독되었어도 유효한 해독 조치를 취할 수 있으므로 중대한 결과를 초래하는 일은 드물다.

음식중독에서 가장 흔한 것은 부패한 어육류를 먹는 것이다. 이밖에 왜 유해한 것인지 모르는 채 잘못 먹고 중독될 때가 있다.

각종 약물, 음식물의 중독으로 질병을 일으킴은 물론 최근에는 각종 공해에 의한 해독(害毒)이 크게 논의되고 있다.

5) 유전

사람의 생성은 남녀의 정기(精氣)의 교합(交合)에 의한다. 그러므로 모든 사람은 왕왕 그 부모를 닮는 특성을 가지고 있다. 예를 들어 외적인 형태 및 내적인 개성, 체질 등에 있어서이다. 마찬가지로 조상 혹은 부모의 어떤 종류의 질환도 또한 다음 세대에 유전된다.

제2장

병기(病機)와 병증

병기(病機)란 질병의 발생, 발전, 변화의 기전(機轉)을 말한다. 병기(病機)는 병인(病因), 병위(病位) 및 질병변화의 이치이다. 질병은 병인(病因), 병위(病位), 병성(病性), 병세(病勢)의 4가지 요소에 따라 분석한다.

병사(病邪)가 인체에 침범하면 반드시 체내의 정기(正氣)가 저항하기 때문에 정사(正邪)가 서로 맞서 싸우게 되는데, 병사가 우세하면 인체 음양의 평형이 파괴되어 기혈진액의 기능이 상실됨으로써 전신 혹은 국부적인 병리변화가 일어나게 된다.

질병의 병리변화에는 규칙성을 발견할 수 있다. 발생하는 부위로는 표리(表裏)로 출입하고, 상하로 승강하는 변화가 있다. 질병의 성질로는 한열(寒熱)이 진퇴하는 상호전화와 정기와 사기가 서로 교착하는 것과 기혈의 음양 균형이 깨지는 것 등이다.

질병의 종류가 많고 그 증상도 매우 복잡 다양하지만 대체적으로 정사투쟁(正邪鬪爭), 음양실조(陰陽失調), 승강기능(昇降機能)의 상실(喪失), 기혈진액(氣血津液)의 실상(失常) 등의 병기 변화로 요약할 수 있다.

병증(病症)은 질병이 나타내는 구체적인 증상과 징후를 의미한다. 즉, 환자가 느끼는 증상과 진찰을 통해 관찰되는 현상들을 말한다.

제1절 팔강(八綱)

팔강(八綱)은 질병의 복잡한 유형을 구별하여 변증하는 이론으로, 음양(陰陽)·표리(表裏)·한열(寒熱)·허실(虛實)을 말한다. 즉 질병의 유형을 음증(陰證)과 양증(陽證)으로 나누고, 병위(病位)의 깊고 얕음에 따라 표증(表證)과 이증(裏證)으로 구별하고, 질병의 성질에 따라 한증(寒證)과 열증(熱證)으로, 사기와 정기의 성쇠(盛衰)에 따라 허증(虛證)과 실증(實證)으로 나누어 살피는 것을 팔강(八綱)이라 한다.

팔강을 팔강변증(八綱辨證)이라고도 하는데, 팔강변증은 사진(四診)에 따라 얻어진 증상 등을 종합적으로 분석하여 병의 부위, 성질 및 질병의 전개과정에서 정기(正氣)와 사기(邪氣)의 역관계 등을 귀납하여 설명하는 것이다.

팔강의 상호 관계는 복잡하며 밀접하다. 그러므로 팔강은 증상 전반에 기초하여 분석 · 종합하고, 증상에 대해 본질적으로 파악하여 병에 대한 통찰을 해야 한다.

팔강변증은 질병이 갖는 공통성을 분석하기 위한 방법이다. 특히 침구치료에서 허실보사(虛實補瀉)의 결정에 중요한 의의를 갖는다.

음양론에 따라 병의 부위, 성격, 병세의 입장에서 분류한다. 즉 병의 부위에 따라 표증과 이증으로, 성격에 따라 열증과 한증으로, 병세에 따라 실증과 허증으로 판단하여 분류하는데, 분류된 것을 종합하면 표와 같다.

병증의 팔강분류

	병위	병정(病情)	병세	병증(病證)
팔강(八綱)	표(表)	열(熱)	실(實)	표열실증(表熱實證)
			허(虛)	표열허증(表熱虛證)
		한(寒)	실(實)	표한실증(表寒實證)
			허(虛)	표한허증(表寒虛證)
	이(裏)	열(熱)	실(實)	이열실증(裏熱實證)
			허(虛)	이열허증(裏熱虛證)
		한(寒)	실(實)	이한실증(裏寒實證)
			허(虛)	이한허증(裏寒虛證)

1) 음양(陰陽)

팔강을 총괄한 것이 음양이다. 음양은 표리, 한열, 허실을 포괄한다. 음양 두 강령은 변증의 주요 관건이 된다. 즉 8강 중 음양의 2강은 총강(總綱)이며, 그 밖의 6강을 통솔(統率)하는 의의를 지닌다.

표(表)·열(熱)·실(實)은 양의 범주에 속하고, 이(裏)·한(寒)·허(虛)는 음의 범주에 속한다. 장(臟)의 병은 음에 속하고 부(腑)의 병은 양에 속한다. 혈(血)의 병은 음에 속하고 기(氣)의 병은 양에 속한다.

복잡하고 다양하게 변하는 많은 증후를 크게 음과 양의 두 가지 유형으로 뭉뚱그려 볼 때 양증(陽症)은 표(表)·열(熱)·실(實)·부(腑)·기(氣)에 속한 증후군이며, 음증(陰症)은 이(裏)·한(寒)·허(虛)·장(臟)·혈(血)에 속한 증후군이다.

그러나 때에 따라 음기가 편허(偏虛)한 경우도 생길 것이고, 양기가 편허(偏虛)한 경우도 생길 것이다. 이것을 각각 진음(眞陰) 부족, 진양(眞陽) 부족이라고 한다. 혹은 때에 따라서 음기나 양기의 편허가 지나쳐서 완전히 고갈되어 버리는 경우가 있는데 이 상태를 망음(亡陰), 망양(亡陽)이라 한다.

(1) 양증(陽症)

얼굴을 밖으로 향하고, 눈을 뜨고, 밝은 것을 좋아하며, 사람들과 만나기를 좋아한다. 허리를 펴고, 얼굴을 들며, 손과 발을 편다. 말이 많고 호흡이 거칠고 선선한 데를 좋아한다. 목이 마르고 물을 계속 마신다. 오줌은 붉고 변비가 있다. 몸과 손발이 뜨겁다. 맥상(脈狀)은 부(浮), 삭(數), 활(滑), 실(實)을 나타낸다.

양증과 음증의 증상대조표

증상 증후	양증(실.열)	음증(허.한)
정신	미쳐 날뜀	쇠약하고 둔함
얼굴색	붉음	창백함
한열	고열, 오한 없음	열나지 않음, 오한, 팔다리싸늘
대소변	변비, 오줌붉음	설사, 오줌 맑음
숨, 말소리	숨소리거침, 목소리높음	숨 짧음, 목소리 낮음
갈증, 물마심	갈증, 찬물 좋아함	갈증 없음, 더운물 좋아함
혀	혀빨간색,설황태(혀이끼 누런색)	혀옅은색, 백태(혀이끼 흰색)
맥	부(浮), 삭(數), 활(滑), 실(實)	지(遲), 약(弱), 세(細), 미(微)

(2) 음증(陰症)

얼굴을 벽 쪽으로 향하며, 눈을 감고, 밝은 것을 싫어하며, 사람과 만나기를 좋아하지 않는다. 손발을 쪼그리고, 마음이 조용하며 말소리가 낮다. 호흡이 가늘고, 더운 곳을 좋아한다. 목이 마르지 않고, 오줌은 색이 없고, 대변엔 냄새가 없다. 몸과 손발이 차다. 맥상(脈狀)은 지(遲), 약(弱), 세(細), 미(微)를 나타내는 등이다.

(3) 진음의 부족과 진양의 부족

양기와 음기가 한쪽으로 치우쳐 허해지는데 따라서 진음의 부족, 진양의 부족 등으로 된다. 이에 따라 병증상이 서로 다르게 나타난다.

진음부족 : 맥은 작고 힘은 약하며 입이 마르고 혀가 꼬부라지며 내부에 열이 있고 변비가 온다.

진양부족 : 맥은 크고 힘이 없으며 팔다리 권태감이 있고 입술의 색이 연하다. 피부는 차며 수양변[물설사], 또는 무른변을 보고 소화가 잘 안 된다.

(4) 망양(亡陽)과 망음(亡陰)

망양과 망음은 대개 열이 높고 무더워하며 땀이 많다. 구토, 설사가 심하고 피를 많이 흘렸을 때 나타난다.

망음(亡陰) : 음(陰)이 허(虛)하고 양(陽)이 항진(亢進)되므로 일련의 열상(熱象)이 나타난다. 땀이 많으며 피부는 뜨겁고 팔다리가 더우며 표정은 다양하며 심해지면 목이 말라서 찬물을 요구한다. 접촉하기 힘들며 혀는 붉고 마르며 맥은 세삭(細數)하고, 힘은 없다.

망양(亡陽) : 양(陽)이 쇠퇴되어 한(寒)이 산출되므로 일련의 한증(寒證)이 나타난다. 땀이 나고 피부는 차다. 팔다리는 차며 표정은 멍하며 입은 마르지 않고 더운물을 좋아한다. 맥은 침(沈)하고 가늘고 약(弱)하며, 혀의 색은 연하다.

2) 표리(表裏)

표리는 병이 있는 부위를 구별하는 개념이다. 육음의 침입으로 피부경락에 병사가 있을 때에는 표증(表證)이요, 이것이 전변(轉變)하여 장부로 전해지면 이증(裏證)이다. 또 칠정, 피로, 음식부절 등에 의하여 병이 유발된 경우에는 내장에 병을 일으키게 되므로 이증(裏證)이라 한다.

표리는 상대적 개념이다. 신체의 표피(表皮)와 장부(臟腑)로 보면 표피는 표(表)이고 장부는 이(裏)에 속하고, 장부에서는 장(臟)은 이(裏)이고 부(腑)는 표(表)이다. 경락과 장부를 구별한다면 경락은 표(表)이고 장부는 이(裏)이며, 또 경락의 삼양경과 삼음경을 구분하면 삼양경은 표(表)이고 삼음경은 이(裏)이다. 병세로 본다면 외감적인 병사는 표(表)이고 내상적인 병은 이(裏)이다.

표리변증(表裏辨證)은 외감병의 병세를 파악하여 치료에 적용하는 것이다. 그 의의는 병증(病證)의 경중과 심천(深淺) 및 병리 변화의 발전추세를 관찰하는 것으로 표증(表證)은 비교적 병이 가볍고 얕으며, 이증(裏證)은 병이 깊고 중한 것이고 외감병에서 병이 겉에서 안으로 들어가면 병증은 심해지는 것이고, 안에서 겉으로 나오는 것은 병증이 가벼워지는 것이다.

병증은 항상 표증이나 이증만 나타나지 않고, 때에 따라 표증도 아니고 이증도 아닌 반표반리증(半表半裏)이 나타날 수 있고, 표에서 이로 병이 발전 변화되거나 이에서 표로 병이 전변되는 경우도 있을 수 있다.

(1) 표증(表證)

표증(表證)은 육음(六淫)인 사기가 피부 등의 겉 부분으로 침습한 것이며, 보통 외감병(外感病)의 초기 단계에서 볼 수 있다. 발병이 급하고 병증의 시일이 짧은 것이 특징이다. 육음의 사기가 피부에 침습하여 위기(衛氣)의 정상적인 선발(宣發) 기능을 저해하여 기가 몰려 발열이 나타나고, 위기(衛氣)가 울체(鬱滯)되어 체표는 온화의 기운을 못 받아서 오풍(惡風)과 오한(惡寒)이 나타난다. 또한 사기가 경락에 몰려 기혈의 정상적인 순행이 저해되어 전신의 동통을 일으킨다. 표증은 아직 사기가 안으로 들어가지 않은 것으로 부맥(浮脈)이 나타난다.

표증의 한열허실 감별표

표증 종류	주요 증상	치료원칙
표한증	오한이 심하다. 두통과 신체통이 심하다. 혀 이끼는 얇고 희며 촉촉하다. 부긴(浮緊)맥	땀이 나게 따스하게 하여 겉을 푼다[辛溫解表 신온해표]
표열증	오한이 가볍다, 목이 붓고 아프다, 혀 이끼는 얇고 건조하다, 부・삭맥	서늘하게 하여 겉을 푼다 [辛涼解表 신량해표]
표허증	땀이 남, 부완(浮緩)맥	영혈과 위기를 조화시킨다.
표실증	땀이 나지 않음, 부긴(浮緊)맥	땀이 나게 따스하게 하여 겉을 푼다[[辛溫解表 신온해표]

(2) 이증(裏證)

이증(裏證)은 질병이 체내 장부, 기혈, 골수 등에 침범된 것이다. 외사의 침습을 받았으나 치료가 되지 않고 점차 안으로 파고 들어가 장부를 침범한 것, 외사가 직접 장부에 침습한 것, 칠정이 장부를 손상하여 일으키는 것 등이 있다.

이증의 한열허실 감별표

이증종류	주요증상	치료원칙
이한증(裏寒)	얼굴색 창백함, 오한, 팔다리 싸늘함, 갈증 없거나 더운물 좋아함, 배가 아프면서 따스한 걸 좋아함, 소변은 맑고 많음, 설사나 물똥, 혀는 옅고 희거나 희고 매끄러움, 침.복맥이나 침.지맥	따스하게 한다
이열증(裏熱)	얼굴색 붉음, 발열, 더운 걸 싫어함, 번조증(煩燥症), 갈증, 찬물 좋아함, 소변은 적고 붉음, 변비나 악취나는 설사 또는 피고름 섞인 설사, 혀이끼 누런색, 혀 붉은색, 삭맥	서늘하게 한다
이허증(裏虛)	피곤함, 힘 없음, 단기증(短氣證), 목소리 낮음, 어지럼증, 안화(眼花)증, 두근거림증, 정신 못 차림, 적게 먹음, 설사, 미.약맥	보한다
이실증(裏實)	배가 아프고 창만증이 있으면서 만지면 싫어함, 변비, 헛소리, 미침, 침.실맥, 혀이끼 누렇고 두터우며 기름때 같음	사한다

(3) 반표반리(半表半裏)

반표반리(半表半裏)란 병사(病邪)가 표(表)와 이(裏) 사이에 머물러 있는 상태를 말한다. 중요한 증상은 오슬오슬 추운 것과 열이 나는 일이 번갈아 나타나고, 가슴과 옆구리가 답답하며 자주 토하려고 한다. 밥맛은 없으며 입 안이 쓰고 목이 마르며 눈에 어지럼증이 있으며 혀 이끼는 희고 연하며 맥은 침하고 긴하다.

반표반리는 병의 경과 과정에 표면에서 속으로 들어가는 것도 있고, 때로는 속에서 표면으로 나오는 경우도 있다. 이때 흔히 앞의 경우는 병이 중하게 되기 쉬우나 뒤의 경우에는 가볍게 경과한다. 때문에 병의 경과와 경향을 파악하고 있어야 한다.

3) 한열(寒熱)

한열은 질병의 성질을 구별하는 근거이다. 한과 열은 인체 음양의 편성(偏盛)과 편쇠(偏衰)를 반영한다. 음이 성하면 양이 허하고 증후는 한증(寒證)이며, 양이 성하면 음이 허하여 열증(熱證)이 나타난다.

단순한 한증과 열증에 대한 감별은 쉬우나 전신적인 한증, 열증 이외에도 위에 또는 아래에 치우치거나 한열이 혼합되어 나타나는 증상들이 있다. 특히 주의해야 할 점은 진짜 한증인가, 진짜 열증인가 하는 문제이다. 만일 이면(裏面)이 진짜 한증이고 표면(表面)이 가짜 열증이거나, 반대로 이면이 진짜 열증이고 표면이 가짜 한증이라고 하면 이 병의 형태는 대단히 복잡하다. 이러한 증후들은 병이 중한 때에 많이 나타난다.

한증과 열증은 체온의 높고 낮음과 꼭 일치되는 것은 아니다. 열증이라고 말할 때 그것은 열적 증후를 말하는 것이지 결코 체온이 높은 것만을 의미하지 않는다. 한증과 열증에 대한 구별은 입이 마르는 것, 대소변의 성상, 팔다리 상태, 맥박 등으로 판단한다.

(1) 한증(寒證)

한증(寒證)은 한사의 침습을 받았거나 음이 성하고 양이 허하여 나타나는 증후이다. 즉 이것은 외감적으로 한사의 침습으로 발생하거나 내상병(內傷病)으로 진액이 소모되어 양이 쇠하여 일어나는 증상이다. 따라서 한사가 인체에 침습하면 음이 성하며 한증이 생기게 되고, 인체의 양기가 부족하게 되면 양이 허하여 음이 성하게 되어 한증이 나타난다.

보통의 증상으로 안색이 희고, 사지가 차가우며, 가래와 콧물이 맑고 많으며, 소변이 맑고, 대변은 묽고, 설태는 백태(白苔)이고 맥은 침지(沈遲)하다.

(2) 열증(熱證)

열증(熱證)은 열사가 침습하거나 양이 성하고 음이 허하며 인체의 기능이 항진되어 나타난다. 보통 화열(火熱)의 사기에 침습을 받았거나 또는 한사가 체내에 침범하여 열을 발생시킨다. 또는 칠정의 자극으로 기가 몰려 열을 발생시키거나 또는 음식의 부절제(不節制)로 체내에 몰려 열로 바뀌어 발생하기도 한다. 과도한 성생활로 체력이 소모되어 음액(陰液)과 정액(精液)의 손상으로 음허양항(陰虛陽亢)이 된 병리변화도 열증으로 나타난다.

열증은 대체로 발열이 있고, 더운 것을 싫어하며, 목이 마르고, 찬 음식을 좋아한다. 안색이 붉고, 불안해하고, 가래와 콧물이 누렇고, 설태는 황태(黃苔)가 끼고, 피를 토하거나 코피가 나고, 소변은 붉고 대변은 건조하며, 맥은 삭맥(數脈)이 나타난다.

한증(寒證)과 열증(熱證)의 감별

구분	한 증	열 증
목마르기	없다	있다(특히 이열증에서)
좋아하는 것	더운 것	찬 것
대소변	오줌양이 많고 맑으며 설사한다.	오줌양이 적고 붉으며 굳은변이다.
얼굴색	창백하다	붉다
혀	희끄무레하고 설태가 희고 습윤하다	붉고 설태는 누렇고 말라 있다
맥	지맥	삭맥

(3) 한열(寒熱)의 상하(上下)

한증과 열증이 나타나는 형식은 언제나 일치되는 것이 아니다. 한증에 치우치거나 열증에 치우치거나 하는 경우가 많다. 상열하한, 상한하열 등도 있다.

한(寒)이 위에 있는 것 : 대다수 음식물이 목에 걸리며 먹은 것도 소화되지 않고 배가 부르며 딸꾹질 같은 것을 잘한다.

한(寒)이 아래에 있는 것 : 대부분의 경우에 청탁을 구별할 수 없으며 설사, 배아픔,

아랫배 아픔, 손발의 찬감 등이 나타난다.

열(熱)이 위에 있는 것 : 대부분의 경우 머리가 아프며 눈알이 붉어지고 목이 아프며 이가 아프다.

열(熱)이 아래에 있는 것 : 대부분의 경우 발과 허리 부위에 종창과 통증이 생기고 대변이 굳어지며 오줌은 혼탁되고 누른색이거나 붉은 색으로 된다.

(4) 한(寒)과 열(熱)에 대한 진짜 증상과 가짜 증상

때때로 질병의 본질은 열증인데 나타나는 표현은 한증처럼 보이거나 질병의 본질은 한증인데 열증처럼 보이는 경우가 있다. 한증이 진전되어 극도에 이르면 열증의 가짜 상태로 나타나거나, 반대로 열증이 극도에 이르면 한증의 가짜 상태로 나타나는 때가 있다. 이때 그 본질을 파악하지 못하고 표면에 나타나는 현상으로만 진단하고 치료하게 되면 엄중한 후과(後果)를 가져오게 된다.

진열가한(眞熱假寒) : 내부에는 진열(眞熱)이 있는데 외표(外表)로는 가한(假寒)의 증후(證候)가 나타나는 것을 말한다. 안에는 열이 치성한데도 밖으로는 한(寒)의 증상을 보이는 것이다. 이런 현상은 안에서 열이 지나치게 성하여 양기(陽氣)가 막혀 밖에 이르지 못하기 때문에 발생한다. 즉 사기(邪氣)가 체내에 울체되어 내열(內熱)이 과성(過盛)한데 이 울체된 사기(邪氣) 때문에 양기가 체표에 도달하지 못하여 가한(假寒)이 나타나는 것이다. 양증(陽證)인데 음증(陰證)과 비슷한 증상을 보이는 병증이다.

한증과 열증의 한열허실 감별표

증후		병의 기전	주요 증상	치료원칙
한증	실한증	한사가 왕성함	오한, 팔다리 싸늘함, 배가 차면서 아픔, 혀 이끼 희고 기름때 같음	따스하게 덥혀 통하게 함
	허한증	양기가 쇠약함	오한, 팔다리 싸늘, 얼굴색 창백, 정신 쇠약하고 둔함, 소화되지 않은 멀건 설사, 소변 맑고 많음, 혀색 옅음, 혀 이끼 얇고 촉촉함, 지·세·미·약맥	따스하게 덥혀 정기(양기)를 북돋움
열증	실열증	열사가 왕성함	고열, 답답증, 갈증, 정신 흐림, 헛소리, 미침, 배가 아프고 창만증이 있으면서 만지면 싫어함, 혀 이끼 누런색, 혀색 붉음, 홍·삭·활·실맥	열을 식히고 양을 억제함.
	허열증	정·혈·진액이 마름	조열, 식은땀, 몸이 여위는 증상, 힘이 달리는 증상, 오심번열, 목마름증, 혀색 붉음, 혀 이끼 적음, 세·삭맥	음을 기르고 열을 식힘

진한가열(眞寒假熱) : 음한(陰寒)이 안에서 성한데도 밖으로는 열상(熱象)이 나타나는 것을 말한다. 음한이 안에서 성하여 양을 밖으로 몰아내기 때문이다. 음증(陰證)인데 양증(陽證)과 비슷한 증상의 병증이다. 『경악전서(景岳全書) · 전충록(傳忠錄)』에서는 "한열에는 진짜와 가짜가 있으니 음증사양(陰證似陽)과 양증사음(陽證似陰)이다. 음이 극에 달하여 도리어 조(燥)하고 열이 나는 것은 안에 한이 있으되 밖엔 열이 있기 때문이니 바로 진한가열(眞寒假熱)이다. 가열(假熱)은 수(水)가 극에 달하여 화(火)와 비슷해지는 것이다."라고 하였다.

4) 허실(虛實)

허(虛)와 실(實)은 사기(邪氣)와 정기(正氣)의 성쇠를 가리키는 말이다. 허증이란 정기가 쇠약해진 상태이고, 실증이란 사기가 왕성해진 상태를 말한다. 또한 허증 속에 실증이 있고, 실증 속에 허증이 있는 복잡한 경우에는 허증과 실증에서 어느 것이 더 우세한가를 감별해야 한다. 이들 병증의 허실은 보할 것인가 사할 것인가를 결정할 때에 의의가 크다.

일반적으로 건강하던 사람이 처음 병에 걸렸을 때는 대체로 실증이 많으며, 몸이 약하고 오랫동안 병을 앓고 있는 사람들 중에는 허증이 많다.

실증과 허증은 흔히 땀이 나는가 안 나는가를 가지고 판단한다. 또한 환자의 체질과 증상이 다양하고 강하게 나타날 때는 대체로 실증이며, 그와 반대로 부족하거나 쇠약해져 있는 경우는 허증이다. 예를 들면 열이 나고 오슬오슬 추운 것은 사기가 체표에 있는 것인데 땀이 없는 것은 표실증, 땀이 많은 것은 표허증이다. 위장에 증상이 나타나면 사기가 내부에 있으며 배가 팽만해지고 변비가 오는 것은 이실증(裏實證)이고, 배는 무르면서 묽은 변을 보는 것은 이허증(裏虛證))이다.

(1) 허(虛)

허(虛)라는 것은 정기부족(正氣不足)을 주로 하는 병리의 반영이다. 이 경우는 사기(邪氣)에 대한 정기(正氣)의 저항력이 저하되고 있으므로, 정사(正邪) 사이에 격심한 투쟁은 볼 수가 없다. 이것은 질병의 후기, 여러 만성병증(慢性病症), 오치(誤治)로 인하여 정기(正氣)를 잃은 병증 등에서 많이 볼 수 있다.

체질적으로는 날씬하고 가냘프며, 위장이 약하고 무력(無力)한 체질인 사람들에게서 많이 볼 수 있다. 그 대표적인 증후는 호흡과 말에서 느껴지는 힘이 약하고, 저절로 땀이 난다. 설사가 나고, 소변을 조금씩 자주 누는 소변빈삭(小便頻數)이 생긴다. 근육에 탄력성이 없고, 아픈 부위를 어루만지면 좋아한다. 맥상(脈狀)은 유(濡), 약(弱), 미(微), 허(虛) 등으로 나타난다.

(2) 실(實)

실(實)이라는 것은 사기(邪氣)의 항진(亢進)이며, 사기의 왕성함을 주로 하는 병리이다. 이 경우는 사기(邪氣)뿐만 아니라 정기(正氣)도 비교적 왕성하고 저항력도 강하므로, 정사(正邪)의 투쟁은 극심하게 된다. 이것은 외감육음(外感六淫)에 의한 질병의 초기와 중기에 나타나고, 담(痰)·식(食)·수(水)·혈(血) 등의 정체에 의한 병증에서 많이 보인다. 체질적으로는 건장(健壯)하고, 위장이 튼튼하며, 생명력이 왕성한 사람들에게서 많이 볼 수 있다. 그 대표적인 증후는 호흡과 언성(言聲)이 거칠고 강하며, 땀이 없고, 변비(便祕)가 생기기도 하고, 소변 횟수가 적다. 근육에 탄력성이 있고 아픈 부위를 어루만지면 싫어하며 거절한다. 맥상(脈狀)은 현(弦), 홍(洪), 활(滑), 실(實) 등이다.

실증은 정신이 번조하고, 손발을 가만두지 못하고, 얼굴은 붉고, 목소리는 높고, 말이 많으며 섬어를 하고, 숨소리가 거칠다. 반면 허증은 정신이 쇠약하고 움직이기를 싫어하고, 얼굴색이 창백하거나 누르스레 하고, 목소리는 낮고 말소리는 적고 심하면 의식을 잃고 중얼거리는 정성(鄭聲)[25] 증상을 보인다.

(3) 기혈의 허실

기허증 : 호흡이 얕고 짧으며, 목소리가 낮고 떨리며, 말을 할 때에 더듬는다. 땀이 많고 가슴이 두근거리고 불안하며 머리가 어지러우면서 귀에서는 소리가 난다. 피로감이 심하고 식사를 적게 한다. 소화력이 약하며 맥박은 약하거나 허하며 크다. 일

---

25) 정성(鄭聲) : 심기(心氣)가 부족한 중병 환자가 의식을 잃어 중얼중얼거리는 위급한 증상. 이미 한 말을 거듭 되풀이하고 목소리가 낮고 약하여 끊어질 듯 이어질 듯한 것을 말한다. 질병의 말기에 나타나는데 정기(正氣)가 허쇠하고 정신이 흩어져 어지럽고 의식이 맑지 못하여 자신을 주체하지 못한다. 『상한론(傷寒論)』 <변양명병맥증병치(辨陽明病脈證幷治)>에서 "무릇 열실(熱實)하면 섬어(譫語)가 되고, 정기(精氣)가 허(虛)하면 정성(鄭聲)이 되는데, 정성(鄭聲)은 말을 되풀이하는 것이다.(夫實則譫語, 虛則鄭聲, 鄭聲, 重語也.)"라고 하였다.

허증(虛證)과 실증(實證)의 주요 증상 감별표

종류	실증(實證)	허증(虛證)
정신	번조증	쇠약하고 둔함
움직임	손발을 가만 두지 못함	움직이기 싫어하고, 가만히 있기 좋아함
얼굴색	붉음	창백하거나 누르스레함
목소리	높음	낮음
말	많음, 섬어(譫語)	적음, 정성(鄭聲)
숨	거침	짧음
가슴, 배	답답하고 단단함, 부르고 아픈데 줄지 않음, 만지면 싫어함	무름, 부르고 아픈데 가끔 줄어듦, 만지면 좋아함
맥	힘 있음	힘 없음
설태	두텁고 기름때 같음	적거나 반짝거림

상적으로 힘든 노동을 적게 하고 비만하며, 팔다리는 약하고 유연하며 힘이 약하다. 힘든 노동을 하는 사람에게서는 때때로 직장탈출이나 탈장(脫腸)이 생기며 여성들에게서는 자궁탈출이 생긴다.

기실증 : 담열, 온열, 식체, 울결(뭉쳐서 덩어리가 지는 것) 등이 원인이 되어 생기는데 일반적으로는 메슥거리며 가래가 많고, 숨이 가쁘면서 목에서 가래 끓는 소리가 난다. 대변이 굳고 배는 팽만한 등의 증상이 나타난다.

혈허증 : 대체로 영양부족이나 피를 많이 잃었을 때, 만성질병이 원인이 되어 생기는데 증상으로 가슴이 답답하고 잠이 잘 오지 않으며 초조해하고 성을 잘 낸다. 밤에 잘 때 땀이 많으며 피부는 마르고 입술색은 연하며 맥은 가늘고 힘이 없다.

혈실증 : 어혈, 축혈(蓄血 피가 축적된 것) 등이 원인이 되어 생기는데, 어혈이 몸 안에 있으면 추워하거나 더워하고, 피부나 근육에 있으면 일정한 간격으로 열과 땀이 난다. 어혈이 경락에 있으면 근육의 줄기가 보이며 상초에 있으면 가슴과 옆구리에 찌르는 듯한 아픔이 있으며 대변은 검은색이다. 어혈이 하초에 있으면 변을 지리거나 시원하게 못 보는 이급후증(裏急後症), 복부팽만 증상이 나타나고, 소변이 많아지는 증상도 생긴다.

제2절 사정성쇠(邪正盛衰)

사정성쇠(邪正盛衰)란 질병 중에 병을 일으키는 사기(邪氣)와 정기(正氣)의 성쇠 변화를 가리킨다. 사기가 인체에 침입하여 발병하면 반드시 인체의 정기를 손상시켜 정기의 점진적인 약화를 촉진한다. 인체의 정기는 병을 일으키는 사기를 방어, 억제, 소멸시키는 작용을 한다. 따라서 질병의 전 과정 속에서 처음부터 끝까지 정기와 사기 간의 항쟁(抗爭)이 존재한다.

사정성쇠(邪正盛衰)는 초기에 정기와 사기의 투쟁으로 나타나다가 정기가 강하면 회복되나 사기가 강하면 질병이 악화되는데, 정승사퇴(正昇邪退) · 사성정쇠(邪盛正衰) 두 가지 상황으로 나눌 수 있다.

정기(正氣)와 사기(邪氣)간의 성쇠 변화는 병기(病機)의 허(虛) 또는 실(實)을 결정하며, 아울러 질병의 발전과 변화 및 그 결과에 직접적인 영향을 미친다.

1. 사정성쇠와 허실 변화의 병기

사정성쇠(邪正盛衰)와 허실병기(虛實病氣)의 관계는 『소문(素問) 통평허실론(通評虛實論)』의 "사기(邪氣)가 성하면 실하고, 정기(正氣)가 손상되면 허해진다."는 구절에 처음 나타난다. 이는 곧 "실(實)은 사기(邪氣)가 넘침이고, 허(虛)는 정기(正氣)가 모자람"이라는 말이다.

1) 허실(虛實)의 병기

허(虛)의 병기는 기혈(氣血), 진액(津液)과 경락(經絡), 장부 등의 생리 기능이 허약해지고 저항력이 낮아져 정기(正氣)가 사기(邪氣)에 대항하지 못하는 병리 변화이다. 허약 · 쇠퇴 · 부족의 증후가 나타나 허증(虛症)이라 한다. 허증은 신체가 허약하거나 질병의 후기나 만성질병에서 나타난다. 중한 병이나 오랜 병 또는 땀을 너무 많이 흘리거나 구토 · 설사 · 대출혈 등으로 기혈진액 · 정기(正氣)를 소모하여 정기가 허약해지면 몸이 피로하고 얼굴이 초췌해지고 가슴이 뛰고 숨이 차며 자한(自汗) · 도한(盜汗)이 생기고 가슴과 손발에 번열(煩熱)이 나거나, 혹은 춥고 찬 것을 싫어하고 사지가 차며 맥이 허하고 힘이 없는 허증(虛症)이 나타난다.

실(實)의 병기는 주로 사기(邪氣)가 성하고 정기(正氣)가 아직 허약하지 않은 상황에서 사기와 정기가 극렬하게 투쟁하여 야기된 병리 변화이다. 임상에서는 사기가 성하여 발생하는 여러 가지 병증을 실증(實證)이라고 한다. 실증(實證)은 육음(六淫)에 의해 일어난 질병의 초기와 중기(中氣) 또는 담(痰) · 식(食) · 수(水) · 혈(血) 등이 체내에 정체되어 생기는 병증에서 나타난다.

사기(邪氣)가 성함으로 인해 발생하는 병증은 그 임상 증상이 매우 많은데 열이 나고 복부가 창만(脹滿)하여 불편하고 아파서 누르지 못하게 하며, 가슴이 답답하고 번조(煩燥)하다. 심하면 정신이 혼미하여 헛소리를 하고, 숨소리가 크고 가래가 많아지며, 대변이 굳거나 설사가 나고 뒤가 묵직하며 소변이 잘 통하지 않거나 소변이 시원하지 않으며 아프다. 설태는 두껍고 맥(脈)은 실(實)하고 힘이 있는 실증(實證)이 나타난다.

허증(虛證) = 정기허증(正氣虛證), 정기탈즉허(正氣奪則虛)

의미	정기(正氣)부족 → 장부/경락 등 조직기관과 그 생리기능 저하 → 사기(邪氣)에 대한 저항력 저하(격렬투쟁 없는 병증) → 정기(精氣) 혈(血) 진액(津液) 소모 → 허쇠(虛衰) 부족(不足) 증후
원인	① 선천성 허약체질(虛弱體質) ② 질병후기/구병(久病)에 의한 정기(正氣) 부족 ③ 대한(大汗), 토리(吐痢), 대출혈(大出血)에 의한 정기(正氣) 소모 ④ 병사가 장기 체류하여 정기(正氣) 손상
증상	신피핍력(身疲乏力), 형용초췌(形容憔悴), 신사황홀(神思恍惚), 심계기단(心悸氣短), 자한(自汗), 도한(盜汗), 이변실금(二便失禁), 맥미약무력(脈微弱無力), 오심번열(五心煩熱), 외한지냉(畏寒肢冷)

실증(實證) = 사기실증(邪氣實證), 사기성즉실(邪氣盛則實)

의미	사기(邪氣)는 항성(亢盛)하고 정기(正氣)는 정상상태 → 사정투쟁(邪正鬪爭) 극렬(劇烈) → 병리변화(病理變化)
원인	① 외감육음사(外感六淫邪)가 병에 이르는 초기・중기 ② 식적(食積)・담(痰)・수습(水濕)・어혈(瘀血)의 정체(停滯), 식적정체불화(食積停滯不化), 담연옹성(痰涎壅盛), 수습범람(水濕泛濫), 어혈내조(瘀血內阻)
증상	장열(壯熱), 광조(狂躁), 성고기조(聲高氣粗), 복통거안(腹痛拒按), 이변불통(二便不通) 맥실유력(脈實有力)

2) 허실의 병기 변화

질병은 사기(邪氣)와 정기(正氣)가 싸우는 가운데 그 세력이 항상 변화하므로 허(虛)와 실(實)의 병기(病機) 역시 바뀌어서 달라지고 뒤섞인다.

(1) 허실전화(虛實轉化)의 병기

인실치허(因實致虛) 실(實)로 인하여 허(虛)에 이른 것을 인실치허라고 한다. 본래는 사기(邪氣)가 성(盛)하면 실(實)이 된다[邪氣盛則實 사기성즉실]. 하지만 제 때에 치료하지 않았거나 치료가 적절하지 못한 경우, 혹은 고령으로 체력이 약하여서 병사의 침입을 견뎌내지 못하거나, 대한(大汗)·대토(大吐)·대사(大瀉)·대출혈(大出血) 등으로 인해 인체의 기·혈·진액이 손상됨으로 인해 정기(正氣)가 약해져 허(虛)가 되는 정기탈즉허(正氣奪則虛)의 상태를 말한다. 사기가 성해지고 정기가 대항할 여력

인실치허(因實致虛)

원인	사기성즉실(邪氣盛則實)에서 시작하여 정기탈즉허(正氣奪則虛)에 이른다. ① 시기적절하게 치료 못했을 때 ② 치료가 적절하지 못했을 때 ③ 노년(老年) 체력허약으로 병사(病邪) 침입에 견디지 못했을 때 ④ 대한(大汗), 대토(大吐), 대사(大瀉), 대출혈(大出血)로 기혈진액(氣血津液) 모산(耗散) 손상(損傷)
증례	담열옹성(痰熱壅盛) : 풍열범폐(風熱犯肺)로 인한 실증(實證) 장열(壯熱), 구갈(口渴), 흉협동통(胸脇疼痛), 해천기조(咳喘氣阻), 맥활삭(脈滑數), 설홍태황(舌紅苔黃) → 치료를 못하면, 사열치성(邪熱熾盛) 및 정기(正氣) 허쇠에 의해 정기(正氣)의 폭탈망양(暴脫亡陽)으로 진행

인허치실(因虛致實)

원인	정기탈즉허(正氣奪則虛)가 오래되면 생리기능 감퇴 → 기혈진액(氣血津液)등의 운동지연(運動遲延), 대사실상(代謝失常) → 식적(食積)/ 담(痰)/ 수습(水濕)/ 어혈(瘀血)/ 적취(積聚) → 사기성즉실(邪氣盛則實)에 이름
증례	비실건운(脾失健運): 비기허(脾氣虛)로 운화(運化)기능 감퇴 → 담습(痰濕)이 내생(內生)함 → 식체중조(食滯中阻) 장기화(長期化)로 담음(痰飮)과 수습중조(水濕中阻)를 이룸 → 사기성즉실(邪氣盛則實)에 이름

이 있을 때 제대로 치료하지 못하여 병이 오래 지속되면 사기(邪氣)는 점차 없어지나 정기(正氣)와 장부의 생리 기능도 손상을 받게 되므로 병리변화는 실로부터 허로 바뀐다.

인허치실(因虛致實) 허(虛)로 인하여 실(實)에 이른 경우를 인허치실이라 한다. 본래는 정기(正氣)가 약해지면 허(虛)한 상태가 된다[正氣奪則虛 정기탈즉허]. 하지만 허한 것이 오랫동안 회복되지 않아 장부·경락 등 조직기관의 생리 기능이 감퇴함으로 인해 기·혈·진액 등의 운행이 완만해 지고 대사가 실조되어 식적(食積)·담(痰)·수습(水濕)·어혈(瘀血) 등이 체내에 머물게 되어 사기(邪氣)가 성(盛)해 실해진 사기성즉실(邪氣盛則實)의 상태를 초래한다. 평소에 정기(正氣)가 허약해 장부의 생리 기능이 떨어지면 기·혈·수액 등이 순조롭게 운행되지 못하므로 체내에는 기체(氣滯)·어혈(瘀血)·담음(痰飮)·수습(水濕) 등이 생기게 되는데 이는 허(虛)로부터 실(實)로 바뀐 병리 변화이다.

(2) 허실협잡(虛實夾雜)의 병기

대부분의 질병은 허실이 변화하는 가운데 형성된 허실협잡(虛實夾雜)이다.

인실치허(因實致虛)에서 사기(邪氣)가 정기(正氣)를 손상함으로 인해 사기(邪氣)가 실(實)하고 정기가 허약한 것이 동시에 존재하거나, 인허치실(因虛致實)에서 정기가 허(虛)함으로 인해 체내에 병리 산물인 담(痰)·수습(水濕)·어혈(瘀血) 등이 모여 소멸되지 않고 정기가 허약하고 사기가 실한 상황이 동시에 존재하는 경우이다.

인실치허(因實致虛)의 허실착잡(虛實錯雜)	
원인	① 인실치허(因實致虛) 과정 중에 사기(邪氣)가 정기(正氣)를 손상하여 사실(邪實)/ 정허(正虛)가 동시에 존재 ② 사실(邪實)이 본(本)이고 원인, 정허(正虛)가 표(標)이고 결과가 됨
인허치실(因虛致實)의 허실착잡(虛實錯雜)	
원인	① 인허치실(因虛致實)과정 중 정기(正氣)가 허(虛)하여 병리산물인 담(痰) 수습어혈(水濕/瘀血)이 적취(積聚)하여 사실(邪實) 정허(正虛) 동시 존재 ② 정허(正虛)가 본(本)이고 원인, 사실(邪實)이 표(標)이고 결과임.

따라서 허실이 뒤섞일 때는 반드시 정허(正虛)와 사실(邪實) 가운데 어떤 것이 먼저인지를 구별하고 인과관계를 명확히 해야 한다.

예를 들면 인허치실(因虛致實)로 인한 허실협잡(虛實夾雜)의 경우는 정허(正虛)가 본(本)이자 원인이고, 사실(邪實)은 표(標)이자 결과이다. 마찬가지로 인실치허(因實致虛)로 인한 허실협잡(虛實夾雜)의 경우는 사실(邪實)이 본(本)이자 원인이고, 정허(正虛)는 표(標)이자 결과이다.

3) 허실진가(虛實眞假)의 병기

허(虛)와 실(實)의 증상은 질병의 본질을 그대로 드러내는 진허(眞虛), 진실(眞實)이 나타나는 게 보통이지만, 질병의 본질을 드러내지 않고 다르게 나타나는 가허(假虛), 가실(假實)이 있다. 그러므로 질병을 진단할 때는 반드시 여러 가지 현상을 고려해야 한다.

(1) 진허가실(眞虛假實)

병기(病機)의 본질은 허(虛)이나 현상적으로는 실(實)한 가상(假象)이 나타나는 것을 가리킨다.

가실(假實)이 나타나는 주원인은 대부분 정기허약, 기혈부족, 장부, 경락 등의 조직 기관의 기능감퇴, 운화무력 등이다.

예를 들면 비위(脾胃)의 운화기능이 감퇴되면 복부 창만, 동통 등이 발생하고 음(陰)이 양(陽)을 수렴하지 못하여 양기(陽氣)가 외부로 떠오르면 정신 흥분, 면홍(面紅), 번조(煩燥) 등의 가실(假實) 증후가 나타난다. 그러나 그 본은 정허(正虛)이

진허가실(眞虛假實) - 지허유성후(至虛有盛候)

의미	병기(病機)본질은 허(虛) ↔ 임상(臨床)으로는 실(實)로 표현되는 가실(假實)
원인	① 정기허약(正氣虛弱) ② 기혈부족(氣血不足) ③ 장부경락 조직기관의 기능감퇴, 운화(運化)무력
증상	① 비위(脾胃)의 운화기능 감퇴 → 복창만(腹脹滿), 동통(疼痛) =》 색인색용법(塞因塞用法) ② 음이 양을 수렴(收斂) 못하여 양기가 밖으로 이탈 → 가실(假實)증상: 정신흥분(精神興奮), 면홍(面紅), 번조(煩燥)) ③ 그러나 그 본은 정허(正虛)이므로 허상(虛象)이 나타남. 맥상이 허약 무력, 설질(舌質)의 반눈(胖嫩), 광박(光剝)

므로 맥상이 허약 무력하고, 설질은 반눈(胖嫩)[26], 광박(光剝)[27]의 증상이 나타난다.

(2) 진실가허(眞實假虛)

병기(病機)의 본질은 실(實)이나 임상에서 허(虛)한 가상이 나타나는 것을 가리킨다.

가허(假虛)현상이 나타나는 주원인은 대부분 열이 장 또는 위에서 결합하였거나, 담음(痰飮)이 내부를 막거나 습열이 내부에 쌓여 적취(積聚)가 형성되는 것 등으로 인해 실사(實邪)가 결집하고 경락을 가로막아 기혈이 원활하게 외부로 도달하지 못한 까닭이다.

양기(陽氣)가 외표(外表)에 도달하지 못하면 사지(四肢)가 찬 증상이 나타나고, 기혈이 내부에 울결하면 의기소침하고 말을 많이 하려고 하지 않으며 전신이 권태로운 등의 가허(假虛)증상이 나타난다. 하지만 그 본질이 사실(邪實)이므로 반드시 사기(邪氣)가 실한 증후가 수반된다. 예를 들면 맥상(脈象)이 활삭유력(滑數有力)하고 설태가 누렇고 거친 등의 증상 나타난다. 그러므로『경악전서(景岳全書)』에서 "크게 실(實)한 병에는 도리어 허증(虛症)과 유사한 증상이 나타난다."고 한 것이다.

진실가허(眞實假虛) - 대실유리상(大實有羸狀)

의미	병기(病機)본질 실(實) ↔ 임상상(臨床上)은 허(虛)로 표현되는 가허(假虛)
원인	실사(實邪)의 결취(結聚) ① 열결장위(熱結腸胃) ② 담식옹체(痰食壅滯) ③ 습열내온(濕熱內蘊) ④ 대적대취(大積大聚)
증상	울체된 사기가 경락을 막고, 기혈이 밖으로 창달(暢達)하지 못하여 발병함 ① 양기(陽氣)가 표(表)로 외달(外達)못하면 → 지냉(肢冷) ② 기혈(氣血)이 안에서 울취(鬱聚)되면 → 정신위미(精神萎靡) 불욕다언(不欲多言) 지체권태(肢體倦怠) ③ 그 본(本)은 사실(邪實)이므로 사실(邪實)의 증상도 발현 → 맥상(脈象)의 활삭유력(滑數有力), 설태(舌苔)의 황조(黃糙)

26) 반눈: 혀가 붓고 혀에 줄 또는 줄무늬가 생긴 것으로 습담(濕痰)이나 양허(陽虛)에 나타나는 증상

27) 광박 : 설태가 벗겨져 번들거리는 증상

2. 사정성쇠의 변화 및 귀결

1) 정기가 성하면 사기(邪氣)가 물러간다[正勝邪退 정승사퇴]

사기(邪氣)와 정기(正氣)의 성쇠변화에서 정기가 회복되어 사기와 투쟁에서 이기면 사기가 점차 쇠퇴하여 질병이 호전되거나 완쾌된다.

환자의 정기가 비교적 왕성하고 저항력이 비교적 강하거나 혹은 제때에 치료를 받아 사기가 억제되고 약해지거나 소실되면, 인체의 장부 · 경락 등 조직의 병리적 손상이 점차 회복되고 정(精) · 기(氣) · 혈(血) · 진액(津液)의 소모도 점차 회복되어 인체의 음양은 새로운 기초에서 다시 상대적 평형을 얻게 되므로 질병은 호전되거나 점차적으로 완쾌되는 것이다.

육음(六淫)에 의해 일어나는 외감질병에서 만약 인체의 정기(正氣)가 허약하지 않다면 저항력이 비교적 강하므로 병증의 악화를 억제할 수 있다. 뿐만 아니라 병리변화를 인체의 표면과 경락에 국한시킬 수 있다. 그리고 인체 저항력이 작용하여 사기(邪氣)가 제거되면, 영위(營衛)가 협조하여 질병을 온전히 낫게 한다.

2) 사기(邪氣)가 성하면 정기(正氣)가 쇠약해진다[邪勝正衰 사승정쇠]

사기(邪氣)와 정기(正氣)의 성쇠변화에서 사기가 극히 성하면 정기가 점차 쇠퇴하여 질병이 악화되거나 심지어 사망에 이르게 된다.

인체의 정기(正氣)가 허약하거나 혹은 사기(邪氣)가 강성하면 저항력이 점차 약화되어 사기의 발병작용 및 질병악화를 억제하지 못한다. 그렇게 되면 인체가 받은 병리적 손상은 점점 커지므로 병증은 점점 심해진다.

만약 정기(正氣)가 쇠갈되고 사기(邪氣)만 보다 강성해지면 기혈(氣血), 장부(臟腑), 경락(經絡) 등의 생리기능이 쇠약해지고, 음양이 서로 결별해 버리면 인체의 생명 활동은 멈추고 사망한다. 예를 들어 외감열병(外感熱病)에서 나타나는 망음(亡陰)과 망양(亡陽) 등의 증후가 곧 이러한 병기(病機)변화의 전형적인 표현이다.

제3절 음양실조(陰陽失調)

인체 내에서 음과 양이 서로 평형을 유지할 때 정상적인 생명활동을 유지할 수 있다. 평형이 무너지면 질병이 발생한다.

음양실조(陰陽失調)란 인체 음양의 평형 협조 상태가 어떤 요인으로 인해 파괴되고, 음양의 편성(偏盛) 또는 편쇠(偏衰)가 되어 양(陽)이 음(陰)을 억제하지 못하거나 음(陰)이 양(陽)을 억제하지 못하는 병리상태를 가리킨다.

음양이 평형을 잃으면 한쪽이 다른 쪽을 제압하지 못하기 때문에 한(寒) 또는 열(熱)이나 허(虛) 또는 실(實)의 병리 변화가 나타난다.

음양성쇠의 규칙은 음이 성하면 내한(內寒), 음이 허하면 내열(內熱), 양이 성하면 외열(外熱), 양이 허하면 외한(外寒)이 된다.

질병이 발생하여 진행되는 과정에 내재된 병리변화는 모두 음양실조의 이론으로 개괄되는 것이 음양학설이다. 음양실조는 장부(臟腑), 경락(經絡), 기혈(氣血), 영위(營衛) 등의 상호 관계의 실조(失調)와 표리출입(表裏出入)과 상하승강(上下昇降) 등 기기(氣機)의 비정상 상태를 개괄한 것이다.

육음(六淫), 칠정(七情), 음식, 피로 등 각종 병인은 반드시 인체 내 음양실조(陰陽失調)의 병기변화를 통하여야만 발생할 수 있다. 음(陰)과 양(陽)은 상호제약하고 상호전화하는 즉, 대립하면서 통일되는 관계이며, 이것으로 동태(動態)의 평형을 유지하는데 이것은 정상적인 생명활동을 진행할 수 있는 기본조건이다.

음양실조의 병리변화에 대한 주요 표현으로는 음양편성, 음양편쇠, 음양호손(陰陽互損), 음양격거(陰陽格拒), 음양망실(陰陽亡失) 등 몇 가지를 들 수 있다.

1. 음양편성(陰陽偏盛)

음양편성(陰陽偏盛)은 주로 '사기(邪氣)가 왕성하면 실하다'라는 실증(實證)을 가리킨다. 음(陰)과 양(陽)은 서로 제약하므로 일반적으로 양이 성해지면 음이 쇠퇴하고 음이 성해지면 양이 쇠퇴한다. 따라서 양이 편성(偏盛)하면 반드시 음이 손상되어 음액부족을 초래하고, 음이 편성(偏盛)하면 반드시 양기 쇠약을 초래한다. 그러므로 소문(素問)에서 "음기가 지나치게 성하면 양기가 손상되어 병들고 양기가 지나치게 성하면 음기가 손상되어 병이 발생한다."고 하여 음 혹은 양이 편성하는 상황 하에서 그 병기(病機)의 발전은 필연적임을 밝히고 있다.

1) 음편성(陰偏盛)

음의 편성(偏盛)은 한(寒)·습(濕)과 같은 음사(陰邪)에 침범되거나 차가운 것을 너무 많이 먹어 중초(中焦)를 응체(凝滯)시키고 양이 음을 억제하지 못해 음한(陰寒)이 생성되기 때문이다. 음이 성하면 기능장애나 기능 감퇴로 열(熱)의 생성이 모자라며 대사물질이 체내에 쌓이는 병리상태로 손발이 차고 추워하고 혀가 희어지는 증상이 나타난다. 음이 성하고 양이 아직 허하지 않은 실한증(實寒證)이다. 그런데 음한(陰寒)이 오래가면 양기를 손상시켜 인체의 생리기능이 떨어지므로 음이 성하면 양병이 생긴다고 하는 것이다.

음편성(陰偏盛)

의미	성(盛)한 음사(陰邪)가 인체 내 음(陰)과 합해져서 음(陰)이 편성(偏盛)
양상	음(陰)은 주정(主靜), 주내수(主內收)하여 한(寒)이 됨 → 한실증(寒實證) 기능활동/대사(代謝) 저하, 열량부족, 병리적(病理的) 대사산물(代謝産物)의 적취(積聚) → 음성(陰盛)이 양허(陽虛)를 야기 : 음성양허(陰盛陽虛)
원인	① 음한(陰寒)한 사(邪)에 외감(外感) ② 과식생냉(過食生冷)으로 음한내성(陰寒內盛)하여 인체 양기(陽氣) 억누름 ③ 소체양허(素體陽虛)로 양부제음(陽不制陰)하여 음한내성(陰寒內盛) 허실협잡(虛實夾雜)
증상	근맥구급(筋脈拘急), 기혈운행불창(氣血運行不暢), 진액정체(津液停滯)로 담습내생(痰濕內生),사지궐냉(四肢厥冷), 복냉통(腹冷痛), 하리청희(下利淸稀)

2) 양편성(陽偏盛)

양의 편성(偏盛)은 온(溫)·열(熱)과 같은 양사(陽邪)에 침범되거나, 음사(陰邪)에 침범되었으나 양으로 전변(轉變)되어 열이 되거나, 정서의 자극으로 화(火)가 생기거나, 기체(氣滯), 어혈(瘀血), 식체(食滯) 등이 모여 열로 변해서 발생된다. 양이 성하면 기능이 항진되고 열량이 넘치는 상태로 고열(高熱), 면홍(面紅), 눈이 붉어지는 증상이 나타난다. 양이 성하고 음은 아직 허하지 않은 실열(實熱)증이다. 그런데 양열(陽熱)이 오래가면 음액(陰液)을 손상시켜 음정(陰精)이 고갈되므로 양(陽)이 성하면 음병(陰病)이 생긴다고 한다.

양편성(陽偏盛)

의미	성(盛)한 양사(陽邪)가 인체내 양(陽)과 합해져서 양기편성
양상	양(陽)은 주동주승(主動主昇)하여 열(熱)이 됨 → 실열증(實熱證) 기능활동/대사(代謝) 항진(亢進), 반응성증가, 열량(熱量)과다 → 양성(陽盛)이 음허(陰虛)를 야기: 양성음허(陽盛陰虛)
원인	① 온열양사(溫熱陽邪)의 인체침입 ② 음한사(陰寒邪)가 입리종양화열(入裏從陽化熱) ③ 정지내상(情志內傷) ④ 오지과극화화(五志過極化火) ⑤ 울이화열(鬱而化熱) → 기체(氣滯), 혈어(血瘀), 식적(食積)등
증상	장열(壯熱), 번갈(煩渴), 면홍(面紅), 뇨적(尿赤), 변건(便乾), 태황(苔黃), 맥삭(脈數)

음양의 편성에 따라 나타나는 한열증

양편성 병인

① 온열(溫熱)의 침범에 의한 열증

② 음사(陰邪)에 침범되었으나 음사가 양(陽)으로 전변(轉變)된 열증

③ 정지(精志) 손상으로 장부에 영향을 미쳐 나타나는 열증

④ 기체(氣滯), 식적(食積), 혈어(血瘀) 등에 의해 나타나는 열증

양편성 병기 양기(陽氣)의 편성(偏盛)에 의해 생기는 생체기능의 이상 항진과 함께 열증이 발생한다.

양편성 증상 장열(壯熱), 안색의 홍조, 목적(目赤)

음편성 병인

① 한습(寒濕)의 침습에 의한 한증

② 차가운 음식을 과도하게 섭취해 중초가 음한(陰寒)한 사기(邪氣)를 형성하여 나타나는 한증

음편성 병기 음기(陰氣)의 편성(偏盛)으로 인해 생체기능의 저하와 함께 한증이 나타난다.

음편성 증상 오한, 수족냉증, 설색담(舌色淡), 안색이 창백하다

2. 음양편쇠(陰陽偏衰)

음양편쇠(陰陽偏衰)는 음 혹은 양이 허약하여 일어나는 음양실조이다. 주로 '정기(正氣)를 빼앗기면 허(虛)로 된다.'는 병리변화로서 정(精), 기(氣), 혈(血), 진액(津液) 등 여러 가지 물질의 부족과 그 기능이 허약해짐을 가리키며 동시에 장부, 경락 등 조직의 생리기능 실조 혹은 감퇴를 포괄한다.

음이 허하면 양이 항진되어 열증(熱症)이 나타나고 양이 허하면 음이 성하여 한증(寒症)이 나타난다. 양의 편성(偏盛)으로 일어나는 실열증(實熱證)과 음의 편성(偏盛)으로 일어나는 실한증(實寒證)과는 구별되어야 한다.

1) 음편쇠(陰偏衰) · 음허(陰虛)

음편쇠(陰偏衰)는 음이 허한 것으로 인체의 정(精)·혈(血)·진액(津液) 등의 음액(陰液)이 손상되고 이들을 영양하고 안정시키는 작용이 감퇴한 것을 말한다. 일반적으로 음편쇠(陰偏衰)의 특징의 대부분 음액부족과 음이 양을 억제하지 못하고 양이 상대적으로 성해지는 허열증(虛熱證)으로 나타난다.

음편쇠(陰偏衰)는 양사(陽邪)가 음을 손상시키거나, 정서 자극으로 화가 생겨 음(陰)을 손상시키거나, 오랜 병으로 음액(陰液)이 손상되어 발생한다.

음허(陰虛)는 오장(五臟)에 모두 발생할 수 있으나 주로 폐(肺), 간(肝), 신(腎)의 음허(陰虛)가 생긴다. 일반적으로 폐(肺) · 신(腎)의 음허나 간(肝) · 신(腎)의 음허가 흔히 나타나는데, 다른 장부의 음허(陰虛)도 오래되면 모두 폐(肺) · 신(腎) 또는 간(肝) · 신(腎)을 손상시킨다. 신(腎)의 음은 음액의 근본이므로 신(腎)의 음허(陰虛)는 무엇보다 주의를 기울여야 한다.

음이 허하면 음액이 부족하여 양기(陽氣)를 억제하지 못해 양기가 상대적으로 항진되어 음허내열(陰虛內熱), 음허화왕(陰虛火旺), 음허양항(陰虛陽亢) 등의 병리현상이 나타난다.

음허내열(陰虛內熱)은 온몸에 허열이 생겨 가슴이 답답하고, 손발바닥이 뜨겁고[五心煩熱], 조열(潮熱)이 나고 여위며, 도한(盜汗)이 있고, 입이 마르고, 혀가 붉어지면서 맥이 가늘고 빠른 증상이 나타난다.

음허화왕(陰虛火旺)은 목이 마르면서 아프고, 잇몸이 붓고 아프며, 뺨이 붉어지고, 각혈 또는 가래에 피가 섞이는 증상이 나타난다.

음허양항(陰虛陽亢)은 양기(陽氣)가 지나치게 위로 치올라 어지럽고 귀에 소리가 나며 사지가 저리고 근육이 떨리는 증상이 나타난다.

음편쇠(陰偏衰)

의미	음허(陰虛)로 음액(陰液=精血津液)이 휴손소모(虧損消耗) → 음액(陰液)의 자양(滋養)·녕정(寧靜)작용 감퇴
양상	음액(陰液)의 자양(滋養)/녕정(寧靜)작용 감퇴 → 양기(陽氣)가 상대적 항성(亢盛) → 허열증(虛熱證)
원인	① 열사치성(熱邪熾盛)하여 상진모액(傷津耗液) ② 오지과극화(五志過極化))하여 상음(傷陰) ③ 구병(久病)으로 음액(陰液)을 모상(耗傷) ※음허(陰虛): 폐간신(肺肝腎)의 음허위주(陰虛爲主) → 장부음허(臟腑陰虛)가 오래 낫지 않으면 결국 간신(肝腎) 음허(陰虛)와 폐신음허(肺腎陰虛) 발생 → 신음(腎陰)부족은 음편쇠(陰偏衰)의 중요요인
증상	① 음허내열(陰虛內熱=全身性虛熱) : 오심번열(五心煩熱), 골증조열(骨蒸潮熱), 소수(消瘦), 도한(盜汗), 구건(口乾), 설홍(舌紅), 맥세삭(脈細數) ② 음허화왕(陰虛火旺-국부울발(局部鬱發), 상요두면(上擾頭面)) : 인건동통(咽乾疼痛), 아은종통(牙齦腫痛), 권홍승화(顴紅昇火), 해혈(咳血), 담중대혈(痰中帶血) ③ 음허양항(陰虛陽亢=양기승등태과(陽氣昇騰太過)) :현훈이명(眩暈耳鳴), 지마(肢痲), 육순(肉瞤)

2) 양편쇠(陽偏衰)·양허(陽虛)

양편쇠(陽偏衰)는 양이 허한 것으로 인체의 양기(陽氣)가 허약해져서 기능이 감퇴되거나 쇠약해지고 반응이 저하되며 대사 활동이 감퇴하고 열량이 부족해지는 병리상태를 말한다. 양편쇠(陽偏衰)의 특징은 대부분 양이 허(虛)함으로 인해 음을 제약하지 못하며 음이 상대적으로 항성하기 때문에 허한증(虛寒證)이 나타나는 것이다. 양편쇠(陽偏衰)는 선천적으로 물려받은 양기 부족, 보양 부족, 지나친 피로에 의한 손상, 오랜 병으로 인한 양기 손상 등으로 발생한다.

양기(陽氣) 부족은 주로 비(脾)와 신(腎)의 양허(陽虛)가 주요 원인이다. 그 가운데 특히 신양허쇠(腎陽虛衰)가 가장 중요한데 이는 신(腎)의 양은 모든 양기의 근본이기 때문이다. 양기가 허하면 음을 억제하지 못하고 온화(溫化)기능이 약해져 장부, 경락 등의 기능이 감퇴되며 혈과 진액의 운행이 늦어지므로 수액대사장애가 생겨 체내에 음한(陰寒)이 성해진다.

양이 허한 한증(寒症)일 때는 얼굴색이 희멀겋고 추워하며 손발이 차고 혀가 희고 맥이 늦어지는 한증(寒症)이 나타난다. 동시에 허리를 구부리고 눕기를 좋아하고 피로해 하며, 소변이 맑고 길며, 소화가 되지 않은 대변[下利淸穀 하리청곡]을 보는 등의 허증(虛症)도 나타난다.

양허(陽虛)로 기화(氣化)기능이 무력해져 양이 음을 생성시키지 못해 수액의 대사기능이 감퇴되면 체내에 수습(水濕)이 정체되는데, 비신(脾腎)의 양허(陽虛)로 수종(水腫)이 생기고 손발이 차고 추워하며 허리와 무릎이 시큰하고 차며 배가 붓고 설사하는 증상이 나타난다.

이것은 양허(陽虛)에 의해 음이 상대적으로 성해진 것이므로 허한증(虛寒證)이다. 그러므로 양이 허해서 발생하는 '한'[陽虛則寒 양허즉한]과 음이 성해서 발생하는 '한'[陰盛則寒 음성즉한]은 구별하여야 한다. 즉 양허즉한(陽虛則寒)은 양허(陽虛)로 인해 한(寒)이 발생하는 것으로 허(虛)가 주요한 것이고, 음성즉한(陰盛則寒)은 한(寒)이 주요한 것으로 허증(虛症)이 명확하지 않다.

양편쇠(陽偏衰)

의미	양허(陽虛)로 양기허손(陽氣虛損) → 양기(陽氣)의 기능감퇴/쇠약 → 인체의 반응성 저하, 대사(代謝)감퇴, 열량부족
양상	양허(陽虛)로 음(陰)을 제약(制約) 못해 음(陰)이 상대적(相對的)으로 항성(亢盛) → 허한증(虛寒證)
원인	① 선천품부부족(先天稟賦不足) ② 후천음식실양(後天飮食失養) ③ 노권내상(勞倦內傷) ④ 구병(久病)에 의한 양기(陽氣)손상 ※ 양기부족(陽氣不足):비신양허(脾腎양虛)위주, 신양(腎陽, 命門火)부족이 가장 중요
증상	① 한상(寒象): 면색황백(面色㿠白), 외한지냉(畏寒肢冷), 설담맥지(舌淡脈遲) ② 허상(虛象): 권와신피(踡臥神疲), 소변청장(小便淸長), 하리청곡(下利淸穀) ③ 양허기화무력(陽虛氣化無力)하여 양부화음(陽不化陰) : 수습정체(水濕停滯) 병변 → 형한지냉(形寒肢冷), 요슬산냉(腰膝酸冷), 복창변당(腹脹便溏 : 비신양기(脾腎陽氣)부족으로 음기(陰氣)가 편성(偏盛)되어 일어나는 허한증(虛寒證)

음양의 편쇠(偏衰)에 의해 발생하는 한열증(寒熱證)

음편쇠 병인

① 양열사기의 기세로 음정(陰精)의 소모

② 오지(五志)의 치우침이 극에 달해 화(火)를 형성해 음을 손상

③ 병이 오래되어 음정(陰精)이 소모

음편쇠 병기 음정(陰精)의 부족으로 양기(陽氣)가 상대적으로 우위를 점해 생체 기능의 항진과 함께 열증을 동반한다.

음편쇠 병기의 특성 음액이 부족해 양기를 제약하지 못해 양기가 위로 떠오르거나 허화(虛火)를 형성한다.

음편쇠 주증상 골증조열(骨蒸潮熱), 오심번열(五心煩熱), 도한(盜汗), 맥상세삭무력(脈象細數無力)

양편쇠 병인

① 선천명문(先天命門)의 화기부족(火氣不足)

② 후천적인 음식부절제, 권노상(倦勞傷)에 의한 양기(陽氣)손상

③ 지병에 의한 양기 손상

양편쇠 병기 양기의 부족으로 인해 생체 각 기능의 감퇴와 함께 음한증(陰寒證)을 동반한다.

양편쇠 병기의 특성 양기가 음기를 제약하지 못하여 음기의 만연

양편쇠 주증상 안색이 창백하고 추위를 많이 타고 소화되지 않은 변을 보고 맥상지완(脈象遲緩)

3. 음양호손(陰陽互損)

음양호손(陰陽互損)은 음 혹은 양의 어느 한 쪽이 손상되어 병변이 발전, 상대방에 지장을 주어 음양양허(陰陽兩虛)가 생기는 병리 변화이다. 음허(陰虛)의 기초에서 양허(陽虛)가 발생하는 것을 음손급양(陰損及陽)이라 하고, 양허(陽虛)의 기초에서 음허(陰虛)가 발생하는 것을 양손급음(陽損及陰)이라고 한다.

신(腎) 속의 정기(正氣)에는 진음(眞陰)과 진양(眞陽)이 있어 인체 음양의 근본이 된다. 따라서 일반적으로 음허(陰虛) 또는 양허(陽虛)를 막론하고 모두 신(腎)의 정기 및 신(腎) 자체의 음양이 실조된 정황 하에서만 음손급양(陰損及陽) 및 양손급음(陽損及陰)의 음양호손(陰陽互損)의 병리변화가 나타난다.

1) 음손급양(陰損及陽)

음손급양(陰損及陽)은 음(陰)의 손상이 양(陽)에 미친다는 뜻이다.

음액(陰液)인 정(精), 혈(血), 진액(津液)이 손상되어 양기(陽氣)의 생성이 부족하거나, 양기가 상대할 곳이 없어 소모되는 것으로 음허(陰虛)에 의해 양도 허해지는 병리 상태이다. 임상에서 흔히 나타나는 간양상항(肝陽上亢)의 주요병기는 신(腎)의 음인 수(水)가 모자라 목(木)을 자양하지 못하여 간(肝)이 항진된 것이다. 이러한 상황이 계속되면 신장의 정기를 소모시키므로 신(腎)의 양이 손상받아 신양(腎陽)의 부족이 생겨 추워지고 사지가 싸늘하며 얼굴색이 희멀겋고 맥이 약한 양허(陽虛)의 증상이 나타난다. 이것이 곧 음손급양(陰損及陽)으로 최종 단계에서 음양양허(陰陽兩虛)의 병증으로 발전한 것이다.

음손급양(陰損及陽)

의미	음액(陰液 = 정혈진액(精血津液))의 휴손(虧損) → 양기(陽氣)의 생화(生化) 부족이나 양기(陽氣)가 의지할 곳이 없어 모산(耗散)되는 상태가 됨. 즉, 음허(陰虛)로부터 시작하여 음허위주(陰虛爲主)의 음양양허(陰陽兩虛)로 발전함.
증례	간양상항(肝陽上亢) → 신수부족(腎水不足)하여 수불함목(水不涵木) 유발 =》 병변발전 : 신중정기(腎中精氣) 모손(耗損) →신음허(腎陰虛)→ 신양허(腎陽虛) 계속해서 외한(畏寒), 지냉(肢冷), 맥침세(脈沈細), 설질담(舌質淡) 등 증상(症狀)이 출현

2) 양손급음(陽損及陰)

양손급음(陽損及陰)은 양의 손상은 음에 미친다는 뜻이다.

양기(陽氣)가 손상되어 음이 양의 도움을 오랫동안 받지 못하면 음액(陰液)이 부족해지는 것으로 양허(陽虛)에 의해 음도 허해지는 병리상태이다. 임상에서 흔히 보이는 수종(水腫) 증상의 주요 병기는 양기부족으로 인해 기화작용이 실조되어 수액대사에 장애가 발생하고 진액이 정체함으로 인해 수습(水濕)이 인체 내부에서 생겨나 피부로 넘친 것이다.

이것이 계속 발전하면 음(陰)이 부족함으로 인해 양(陽)이 생성되지 못하고 나날이 소모되어 형체가 날로 수척해지고, 번조(煩燥)하여 화기(火氣)가 치솟으며, 심하면 계종(瘈瘲)[28] 등의 음허(陰虛) 증상이 나타난다. 이것이 곧 양허의 기초위에서 음액(陰液)을 손상시키는 것, 양손급음(陽損及陰)으로 최종 단계에서 음양양허(陰陽兩虛)의 병증으로 발전한다.

양손급음(陽損及陰)

의미	양기(陽氣)의 허손(虛損) → 양부족(陽不足)으로 음(陰)의 생화(生化)불능 → 오래되면 음액(陰液)의 생화(生化)부족 즉 양허(陽虛)로부터 음허(陰虛)를 야기하여, 양허위주(陽虛爲主)의 음양양허(陰陽兩虛)로 발전함.
증례	수종(水腫) : 양기부족(陽氣不足)하여 기화실사(氣化失司) 수액대사 장애 → 진액(津液)정체로 수습내생(水濕內生) → 기부(肌膚)로 넘침 =》 병변발전(病變發展) : 음(陰)이 양(陽)을 생화(生化)못하고 휴손(虧損) 계속 : 형체소수(形體消瘦), 번조승화(煩燥升火)하며 심하면 계종(瘈瘲) 등 음허(陰虛)증상으로 발전.

28) 계종[瘈瘲] : 힘줄이 당기거나 늘어져서 팔다리가 움츠러졌다 늘어졌다를 반복하는 증상. 추축(抽搐)

4. 음양격거(陰陽格拒)

음양격거는 음양실조의 병리변화에서 비교적 특수한 병리 변화이다.

음양이 서로 거부하여 외부로 밀어내는 격거(格拒)의 병기(病機)는 주로 어떠한 원인에 의해 음이나 양의 편성이 극에 이르면 다른 쪽은 극도로 허약해져서 쌍방 간의 성쇠가 뚜렷하게 나뉜다. 성(盛)한 쪽이 안에 있으면서 다른 쪽을 밖으로 밀어냄으로서 음양 간의 관계가 깨어져서 진한가열(眞寒假熱)이나 진열가한(眞熱假寒) 등의 복잡한 병리 현상이 나타난다.

1) 음성격양(陰盛格陽)

음(陰)이 성하면 양(陽)을 격거(格拒)한다. 음한(陰寒)의 병사가 체내에서 극도로 발전되어 양기(陽氣)를 밖으로 내몰아 상호 배척하고 격거(格拒)하는 병리상태이다.

몸 안에 음한(陰寒)이 성하여 몸 겉으로 양열(陽熱)을 밀어내는 음성격양(陰盛格陽)은 몸에 열감(熱感)이 있으나 이불을 덮으려 하고 물을 마시려고 하지 않고 더운 음식을 좋아하고 불안하여 손발을 가만히 두지 못하며 의식은 분명하고 맥은 크지만 힘이 없는 가열(假熱) 증상이 나타난다.

병리변화의 본질은 음한극성(陰寒極盛)이고 열(熱)은 가상이므로 임상에서는 이것을 진한가열(眞寒假熱)이라 부른다.

음성격양(陰盛格陽=진한가열증(眞寒假熱症))

의미	음한사(陰寒邪)가 안에서 극성(極盛) → 양기(陽氣)를 핍박하여 밖으로 부월(浮越)시킴 (상호배척)
양상	질병의 본질은 음한내성(陰寒內盛)이나 표(表)로 밀려난 양(陽)에 의하여 열상(熱象), 면홍번열(面紅煩熱), 욕거의피(欲去衣被), 구갈(口渴), 광조불안(狂躁不安)
비고	대양(戴陽): 음성우하(陰盛于下) 허양부월(虛陽浮越) - 면홍여장(面紅如妝). 양허음성(陽虛陰盛)으로 음양간(陰陽間)의 관계가 유계(維系)되지 못한 표현임

2) 양성격음(陽盛格陰)

양(陽)이 성하면 음(陰)을 격거(格拒)한다. 열사(熱邪)가 내성(內盛)하여 깊이 체내에 잠복, 울결하고 있어 인체의 외부에 도달할 수 없고, 음이 체외에 격리되어 있는 병리상태를 가리킨다.

몸 안에 양열(陽熱)이 성하여 몸 겉으로 음한(陰寒)을 밀어내는 양성격음(陽盛格陰)은 팔다리가 싸늘하고 맥이 가라앉으며 가슴에 번열(煩熱)이 나고 뼈가 화끈 달아오르는 느낌이 있으며 몸은 차지만 이불을 덮으려 하지 않는 가한(假寒) 증상이 나타난다. 열병(熱病)의 극성기에 흔히 보인다. 병리변화의 본질은 이(裏)에서 열이 성하여 음을 외부로 밀어내는 현상이므로 진열가한(眞熱假寒)이라고 한다.

양성격음(陽盛格陰=진열가한증(眞熱假寒症)

의미	열사(熱邪)가 내성(內盛)하여 속으로 깊이 들어가 양기(陽氣)가 안에서 울체되어 막힘에, 음(陰)을 표(表)로 격(格)한 병리상태
양상	열병(熱病)의 열성(熱盛)이 극에 달했을 때, 표(表)로 밀려난 음(陰)에 의하여 열극이한(熱極以寒)의 한상(寒象) 사지궐병(四肢厥病), 맥상침복(脈象沈伏)
비고	이런 종류의 사지궐냉(四肢厥冷)은 양궐(陽厥) 또는 열궐(熱厥)이라 함

5. 음양망실(陰陽亡失)

음양망실이란, 인체의 음액(陰液)이나 양기(陽氣)가 크게 손실되어 생명이 위급해지는 병리상태를 말한다.

1) 망양(亡陽)

사기(邪氣)가 강하여 정기(正氣)가 대항할 수 없어 양기(陽氣)가 크게 손상되거나, 평소에 양이 허하고 정기가 모자라며 너무 피로하거나 땀을 많이 흘려 양이 진액을 따라 몸 밖으로 빠져나가거나, 오랜 병으로 양기가 지나치게 소모된 상태이다.

구슬 같은 땀방울이 몹시 나오고 추워서 몸을 움츠리며 팔다리가 싸늘하고 정신이 흐려지며 얼굴이 창백해지고 숨결이 약하여 갈증은 없으나 때로 더운물을 마시려 하고 심하면 입술이 청자색을 띠고 맥은 약하거나 빠르면서 힘이 없는 증상이 나타난다.

망양(亡陽)

의미	양기(陽氣)발생이 갑자기 탈실(脫失)하여 급격한 전신기능 쇠갈(衰竭)한 병리상태에 이름 → 사경(死境)에 이름.
원인	① 외사과성(外邪過盛) 정부적사(正不敵邪)로 양기(陽氣) 대량 탈실(脫失) ② 소체양허(素體陽虛) 정기부족(正氣不足)한데 피로과도(疲勞過度) 등 ③ 한법과용(汗法過用)으로 양수진설(陽隨津泄)하여 양기외탈(陽氣外脫)한 경우 ④ 만성 소모성질병의 망양(亡陽)은 양기(陽氣)의 엄중한 모손(耗損)으로 인한 허양외월(虛陽外越)의 소치(所致)
증상	대한임리(大汗淋漓), 한희이량(汗稀而凉), 기부수족역냉(肌膚手足逆冷), 정신피비(精神疲憊), 정신담막(精神淡漠), 심하면 혼미(昏迷), 맥미욕절(脈微欲絶)

2) 망음(亡陰)

망음(亡陰)은 열사(熱邪)가 왕성하거나 체내에 오래 정체되어 진액이 소모되므로 발생한다. 몸이 야위고 살갗에 주름이 생기고 눈이 우묵하게 꺼져 들어가며 정신이 흐려지고 때로 헛소리를 하며 번조(煩燥)하고 불안해한다. 또한 땀은 나지만 살갗이 마르고 갈증이 나서 찬물을 마시려고 하며 숨결이 거칠고 손발이 달아오르고 입술과 혀가 마르고 붉어지며 맥은 가늘고 빠르거나 힘이 없는 증상이 나타난다. 음과 양은 서로 의존하므로 음기(陰氣)가 망실(亡失)하면 양기(陽氣)도 의지할 바가 없어 외부로 떠오르므로 음이 망실된 후에 신속하게 망양(亡陽)이 야기되어 음양이 결별되고 정기(正氣)가 끊어져 생명 역시 끝난다.

망음(亡陰)

의미	음액(陰液)이 대량 소모되거나 탈실(脫失)되어 전신기능이 심하게 쇠갈(衰竭)된 병리상태.
원인	① 열사(熱邪) 치성(熾盛)이나 사열(邪熱) 오래되어 음액(陰液)을 태워버린 경우 ② 만성(慢性) 소모성(消耗性) 질병으로 음액(陰液)이 소모, 고갈된 경우
증상	한출부지(汗出不止), 한열이점(汗熱而粘), 수족온(手足溫), 천갈번조(喘渴煩燥), 심하면 혼미섬망(昏迷譫妄), 맥삭무력(脈數無力), 설광강무태(舌光絳無苔)

제4절 기혈실조(氣血失調)

기혈실조(氣血失調)는 기(氣) 혹은 혈(血)의 손상과 생리기능의 이상 및 기혈 간 상호의존하고 이용하는 기능이 파괴된 병리변화를 가리킨다. 인체의 기와 혈은 전신을 순환하며 장부와 경락 등 모든 조직 · 기관이 생리활동을 하는데 소요되는 물질적 기초이다. 만일 기혈이 정상적이지 못하면 필연적으로 인체의 각종 생리기능에 지장을 주고 질병이 생기게 된다. 소문(素問)에서는 "기혈이 조화롭지 않으면 온갖 병이 곧 변화하고 발생한다."고 하였다.

동시에 기(氣)와 혈은 장부기능 활동의 산물이므로 장부에 병리변화가 발생하면 장부의 기혈실조를 일으킬 뿐만 아니라 전신의 기혈에도 지장을 주어 기와 혈의 병리변화가 생기게 된다. 때문에 기혈이 실조되는 병기(病機)는 사정성쇠(邪正盛衰), 음양실조(陰陽失調)와 마찬가지로 장부, 경락 등 각종 병리변화의 기초가 될 뿐 아니라 각종 이상 질병의 병기(病機)를 분석하고 연구하는 기초로도 되고 있다.

기(氣)는 경맥을 운행하는 영기(營氣)와 경맥 밖을 운행하는 위기(衛氣)의 둘로 나눌 수 있다. 그 운행이 실조(失調)되면 영기의 운행에 울체(鬱滯)와 정지(停止), 위기(衛氣)의 운행에 울체(鬱滯)가 생긴다. 또한 기는 상하승강(上下昇降), 내외출입(內外出入)을 하고 있으나, 이 상태(狀態)가 실조(失調)되는 병태(病態)도 있다.

이렇게 기가 정체되는 데는 한사(寒邪) · 습사(濕邪) 등 외사(外邪)의 침습(侵襲)으로 인한 경락의 삽체(澀滯), 음식물 섭취의 부조화, 담(痰)과 혈(血) 등에 의한 경락 유주(流注)의 저해(沮害), 타박(打撲) · 염좌(捻挫)로 인한 손상 등이 원인이다.

① 영기(營氣) 운행의 실조(失調)에 의한 병증

영기(營氣) 운행의 실조로 경락(經絡)의 흐름이 저해되면, 관련 장부가 정상으로 기능하지 못하게 된다. 외사(外邪)의 침습에 따라 경락의 운행이 저해되면, 관련된 조직과 기관의 기능에 장애가 나타난다. 특히 한사(寒邪)로 인한 경우에는 통증이 발생하기 쉽고, 또한 습사(濕邪)로 인한 경우에는 저리거나 마비(痲痺) 등의 증상이 발생하기 쉽다.

② 위기(衛氣) 운행의 실조(失調)에 의한 병증

위기(衛氣)의 공급이 지나치면, 체표에서의 발한(發汗)이 억제되어, 발열과 번민(煩悶) 등의 증상이 생긴다. 반대로 위기의 공급이 부족하면 자한(自汗)과 도한(盜汗) 등 땀이 과도하게 되어 체력소모를 초래한다. 위기는 체표(體表)에서 외사(外邪)의 침습을 방어하는 역할을 맡고 있으므로, 이 기능이 저하되면 외사성(外邪性) 질환에 걸리기 쉽게 된다. 또한 체표(體表)에서의 수분대사(水分代謝)가 저하되면, 부종(浮腫)이 생긴다.

③ 기(氣)의 승강출입(昇降出入) 실조에 의한 병증

본래 인체의 장부, 경락 등의 조직기관은 모두 기(氣)의 승강출입(昇降出入)이란 운동, 즉 기기(氣機)에 의하여 그 평형상태를 유지하고 있다. 따라서 승강출입의 실조는 오장육부, 표리내외(表裏內外), 조직기관(組織器官) 등에 많은 병증(病症)을 일으킨다.

예를 들면 폐(肺)의 선발(宣發)과 숙강작업(肅降作業)이 실조되어, 진액(津液)과 기혈(氣血)을 원활하게 수송할 수 없게 되면, 진액(津液)의 정체와 기혈(氣血)의 정체가 생겨 흉민(胸悶), 해수(咳嗽), 담(痰)이 많아지는 등의 증상이 나타난다.

비(脾)의 승청작용(昇淸作用)이 실조되면 설사(泄瀉), 식욕부진(食慾不振), 내장하수(內臟下垂) 등이 생긴다. 또한 위(胃)의 강탁작용(降濁作用)이 나빠지게 되면 트림이 나고, 위에 신물이 고여서 속이 쓰리며, 가슴 속이 불쾌하면서 울렁거리고 토할 듯한 오심(惡心), 구토(嘔吐) 등의 증상이 나타난다.

기의 승강(昇降)이 실조되어 장부의 기가 상역(上逆)하는 병태(病態)를 기역(氣逆)이라 한다.

1. 기(氣)의 병리와 병증

인체의 탄생에서 성장과 발육, 각 장부와 경락 등의 생리활동, 혈(血)과 진액(津液)의 생성과 운행 등은 모두 기의 생리활동에 의존하고 있다. 기의 변조(變調)는 기의 생성부족과 소모과다, 어떤 종(種)의 기의 기능감퇴, 기의 정체(停滯), 기(氣)의 승강출입(昇降出入)의 실조(失調)로 분류된다.

1) 기허(氣虛)

기허(氣虛)는 원기(元氣) · 종기(宗氣) · 위기(衛氣)의 허약 및 기(氣)의 추동(推動) · 온후(溫煦) · 고섭(固攝) · 기화(氣化) 기능의 감퇴에 의해 생기는 기능 활동의 저하 혹은 쇠퇴와 저항력 저하 등의 쇠약현상을 포괄한다.

기허(氣虛)는 대부분 선천적인 품부(稟賦)가 부족하거나, 후천적인 영양이 결핍되었거나, 과도한 노동으로 인해 기가 손상되거나, 오랜 병이 회복되지 않거나, 폐(肺), 비(脾), 신(腎) 등의 장부기능이 감퇴되어 기의 생성이 부족해지는 등의 원인으로 인해 발생한다.

기(氣)는 혈과 진액을 생성·운행·고섭(固攝)하는 작용을 하므로 기가 허하면 반드시 혈(血)과 진액(津液)의 생성이 부족해지고 운행이 완만해지는 등의 병변이 발생한다.

기허(氣虛)의 병리는 전신 각부에 파급되어 반영된다. 예를 들어 기가 허하여 위기(衛氣)가 외부를 보호하지 못하면 인체의 표면이 견고하지 못하므로 땀이 쉽게 나서 감기에 걸리기 쉽다. 또한 기가 허하면, 사지와 근육을 유양하지 못하므로 전신이 권태롭고 무력하며, 청양(淸陽)의 기가 위로 오르지 못하므로 청규(淸竅)가 영양을 얻지 못해 정신이 흐리멍텅하고 어지럽고 귀에서 소리가 나며, 혈(血)을 거느리지 못하므로 혈(血)이 맥외(脈外)로 넘쳐 나와 출혈의 증상이 나타나고, 기화기능이 제대로 발휘되지 못하므로 수액이 전화(傳化)되지 못하여 수액이 체내에 머물러 담(淡), 음(飮), 수습(水濕) 등을 발생시킨다.

전반적으로 기허(氣虛)는 장부의 기능을 쇠퇴시켜 여러 가지 허약한 증상들을 발생시킨다.

기허(氣虛)

의미	원기(元氣) 종기(宗氣) 위기(衛氣)의 허손(虛損)을 총괄하는 의미. 기(氣)의 추동 온후 방어 고섭작용을 감퇴시켜 인체기능활동과 항병능력(抗病能力) 저하
원인	① 선천품부부족(先天禀賦不足) ② 후천실양(後天失養) ③ 노상과도(勞傷過度) 노즉기모(勞卽氣耗) ④ 구병불복(久病不復) ⑤ 폐비신(肺脾腎) 등 장부(臟腑)기능 감퇴(減退) ⑥ 기(氣)의 생화(生化)부족
증상	① 위외(衛外)무력, 기표불고(肌表不固)하여 한출(汗出) ② 사지기육(四肢肌肉) 실양(失養)으로 전신 권태핍력(倦怠乏力) ③ 청양불승(淸陽不昇) 청규실양(淸竅失養)으로 정신위돈(精神萎頓), 두혼이명(頭昏耳鳴) ④ 혈행추동(血行推動) 무력 : 맥상(脈象)이 허약무력(虛弱無力), 미세(微細) ⑤ 수액대사(水液代謝) 실조(失調) → 수액불화(水液不化), 수포상애(輸布障碍)로 담음(痰飮) 형성, 심하면 수사범람(水邪泛濫)으로 수종(水腫) ⑥ 장부기능(臟腑機能) 감퇴→장부(臟腑)의 허약증상

2) 기기실조(氣機失調)

기기(氣機)는 기(氣)의 운동이다. 기기실조(氣機失調)란 기의 승강(昇降)·출입(出入)·운행(運行)이 실조된 것이다. 즉 질병의 발전과정에서 발병요인의 작용으로 장부·경락에 있는 기의 승강출입(昇降出入)이 원활하지 못한 것이다.

승강출입(昇降出入)은 기의 기본적인 운동 형식으로 장부·경락 등의 생리활동은 기의 승강출입(昇降出入)에 의지하므로 기의 승강출입에 이상이 발생하면 반드시 장부기능에 영향을 미치며, 인체의 눈·귀·코·입 및 정신 의식 등의 활동은 모두 승강출입이 원활한 것으로부터 비롯된다. 따라서 인체의 호흡·시각·후각·정신의식 등은 모두 인체 장부경락 기기의 승강출입이 정상인지 아닌지의 여부를 반영한다.

기(氣)의 승강출입(昇降出入) 기능이 실조되면 오장육부, 표리내외, 사지, 구규(九竅)에 병리 현상이 나타나게 된다.

기기실조(氣機失調)의 병기(病機)에는 기체(氣滯)·기역(氣逆)·기함(氣陷)·기폐(氣閉)·기탈(氣脫) 등이 있다.

(1) 기체(氣滯)

기체란 기기(氣機)가 울결되고 막혀 기의 운행이 순조롭지 않은 병리상태를 말한다. 주로 칠정(七情)이 체내에 울결되거나 혹은 한랭(寒冷)한 자극 혹은 담습(痰濕), 식적(食積), 어혈(瘀血)로 기의 운행과 혈의 흐름에 영향을 미쳐 국부나 전신의 기가 원활하게 소통하지 못하므로 장부와 경락의 기능에 장애가 발생하는 것이다.

예를 들어 기체(氣滯)가 인체의 국부에 발생하면 국부창만(局部脹滿)이나 동통(疼痛)이 발생한다. 만일 기체가 혈액운행에 지장을 주면 어혈(瘀血)이 발생하고 진액의 순환에 영향을 미치면 수습(水濕)·담음(痰飮) 등의 병리산물이 형성된다.

기체(氣滯)는 또한 각종 장부기능을 실조시키는데 그 중에서도 주로 폐(肺)·간(肝)·비(脾)·위(胃)에 영향을 미친다.

폐기가 막혀서 선발(宣發)·숙강(肅降)하지 못하면 흉협만민(胸脇滿悶), 흉배동통(胸背疼痛)·해수(咳嗽)·담(痰)이 많아지는 증상 등이 나타난다.

간기(肝氣)가 울결되어 소설(疏泄) 기능에 이상이 생기면 협복창민동통(脇腹脹悶疼痛), 월경부조(月經不調), 통경(痛經) 등의 증상이 나타난다.

비위(脾胃)의 기가 체(滯)하여 승강운동(升降運動)이 원활하지 못하면 복부만민창통(腹部滿悶脹痛), 트림, 토산(吐酸), 변비 등의 증상이 나타난다.

기체(氣滯)

의미	기(氣)의 운행불창(運行不暢)에 의한 병리상태(=기기울체(氣機鬱滯))
원인	칠정내울(七情內鬱), 한냉(寒冷)자극, 담습(痰濕), 식적(食積), 어혈(瘀血) 등에 의한 조체(阻滯)
증상	①인체 국부에 창(脹), 만(滿), 동통(疼痛) ②혈액운행(血液運行)에 영향→혈어(血瘀)야기 ③진액대사(津液代謝)에 영향→수습(水濕)/담음(痰飮) 등 형성 ④장부기능실조: 폐기옹체(肺氣壅滯), 간울기체(肝鬱氣滯), 비위기체(脾胃氣滯)

(2) 기역(氣逆)

기역(氣逆)이란 기의 상승이 과도하거나 하강이 제대로 되지 못해 장부의 기가 거꾸로 흐르는 병리상태를 가리킨다. 대부분 정지(情志)가 손상되거나 음식, 한온(寒溫)이 적절하지 못하거나 담탁(痰濁)이 가로막는 등으로 인해 발생한다.

기역(氣逆)은 폐(肺)·위(胃)·간(肝)등의 장부에서 흔히 나타난다.

예를 들어 기(氣)가 폐(肺)에서 상역(上逆)하면 폐(肺)의 숙강(肅降)기능이 소실됨으로 기침과 숨이 차는 증상이 나타난다. 기가 위(胃)에서 상역(上逆)하면 위의 하강기능이 실조되어 즉, 위기(胃氣)가 상역하여 오심·구토·딸꾹질·트림 등의 증상이 발생한다.

기(氣)가 간(肝)에서 상역하면 간기(肝氣)가 상역(上逆)하여 머리가 아프고 터질 듯하며 흉협부가 창만하고 화를 잘 내는 등의 증상이 발생한다. 때문에 간기상역(肝氣上逆)인 때에는 혈이 기를 따라 올라가므로, 각혈(咯血)과 토혈(吐血)이 나타날 뿐만 아니라 심지어 청규(淸竅)가 막혀 혼궐(昏厥)증상이 발생한다.

기역(氣逆)

<table>
<tr><td colspan="2">의미</td><td colspan="2">기(氣)의 상승태과(上升太過) 하강불급(下降不及)에 의해 장부(臟腑)의 기(氣)가 역상(逆上). 대체로 실증(實證)</td></tr>
<tr><td colspan="2">원인</td><td colspan="2">정지소상(情志所傷), 음식한열부적(飮食寒熱不適), 담탁옹조(痰濁壅阻) 등</td></tr>
<tr><td rowspan="5">증상</td><td rowspan="3">실증
實證</td><td>폐기역
肺氣逆</td><td>폐실숙강(肺失肅降),폐기상역(肺氣上逆) → 해역(咳逆), 기천(氣喘)</td></tr>
<tr><td>위기역
胃氣逆</td><td>위실화강(胃失和降),위기상역(胃氣上逆) →오심(惡心), 구토(嘔吐), 애역(呃逆), 애기(噯氣)</td></tr>
<tr><td>간기상역
肝氣上逆</td><td>간기상역(肝氣上逆) → 두통이창(頭痛而脹), 흉협창만(胸脇脹滿), 이노(易怒)
간장혈(肝藏血)하므로 정지(情志)자극 대노(大怒)에 의해 간기역상(肝氣逆上) → 혈수기역(血隨氣逆) 각혈(咯血) 토혈(吐血), 심하면 옹알청규(壅遏淸竅)하여 혼궐(昏厥)
돌연(突然)한 경공(驚恐)등 자극 시 → 간신지기(肝腎之氣)나 수한지기(水寒之氣)가 충맥(衝脈)을 따라 상역(上逆)
→ 분돈기(奔豚氣) 병증</td></tr>
<tr><td rowspan="2">허증
虛證</td><td>폐기상역
肺氣上逆</td><td>① 폐기허(肺氣虛)로 숙강(肅降)작용 무력시(無力時) → 폐기상역 초래
② 신기허(腎氣虛)로 섭납무력(攝納無力) 시 → 폐기상역(肺氣上逆) 초래</td></tr>
<tr><td>위기상역
胃氣上逆</td><td>위기(胃氣)가 허(虛)하여 화강실직(和降失職)</td></tr>
</table>

(3) 기함(氣陷)

기함(氣陷)은 기허(氣虛) 병기의 일종으로 기가 무력하여 올려 받들지 못하는 것이 주요한 특징인 병리상태이다. 인체에서 내장이 상대적으로 고정된 위치를 유지하는 것은 기의 정상적 승강출입(昇降出入) 운동에 의존되는 것이다. 따라서 기가 허하여 상승작용이 무력하면 장기를 들어올리는 힘이 약해져 장부조직의 위치가 아래로 이동하는 등의 변화가 일어난다.

기함은 대부분 기허(氣虛)에서 발전된 것이다. 만약 체질이 허약하거나, 오랜 병으로 인해 비기(脾氣)가 손상되어 청양(淸陽)한 기가 상승하지 못하고 중기(中氣)가 하함(下陷)하면 위하수(胃下垂)·자궁하수(子宮下垂)·탈항(脫肛) 등의 병증이 발생한다.

기함(氣陷)

의미	기(氣)의 승거무력(昇擧無力) 또는 하강능력(下降能力) 태과(太過). 대부분 기허(氣虛)에서 유발됨.
원인	① 소체허약(素體虛弱) ② 오랜 병(病)으로 손상 시 ③ 비기(脾氣)가 허손부족시(虛損不足時), 청양불승(淸陽不昇)하고 중기하함(中氣下陷)
증상	① 장기하수(臟器下垂): 위하수(胃下垂), 신(腎) 하수, 자궁탈수(子宮脫垂), 탈항(脫肛) ② 요복창만중추(腰腹脹滿重墜), 변의빈빈(便意頻頻) ③ 기단핍력(氣短乏力), 어성저미(語聲低微), 맥세무력(脈細無力)

(4) 기폐(氣閉)와 기탈(氣脫)

기폐(氣閉)와 기탈(氣脫)은 모두 기(氣)의 출입이 이상하게 되거나 혹은 막히거나 빠져나가는 중한 병리상태로, 대부분 혼궐(昏厥) 혹은 망탈(亡脫) 등 중증(重症)으로 표현된다.

기폐(氣閉)

대부분 탁사(濁邪)가 외부를 막거나, 기가 지나치게 울결되어 중초(中焦)를 가로막아 사지가 차가워지고, 청규(淸竅)를 가로막아 혼미하여 사람을 알아보지 못하는 증상이 발생하는 것을 가리킨다.

기폐(氣閉)

의미	기(氣)의 외출(外出)이 막힘 → 구규(九竅)가 막힘
원인	탁사(濁邪)의 외조(外阻), 기울(氣鬱)의 과극(過極)으로 기울우내(氣鬱于內), 조갈우중(阻竭于中), 청규몽폐(淸竅蒙蔽)
증상	① 폐궐(閉厥) : 사지궐냉(四肢厥冷)이나 혼미불성인사(昏迷不省人事) ② 촉모예탁불결지기(觸冒穢濁不潔之氣)로 인한 폐궐(閉厥) ③ 돌연한 정신손상(精神損傷)으로 인한 기궐(氣厥) ④ 외감발열(外感發熱) 과정 중 생기는 열폐(熱閉) ⑤ 극렬한 동통(疼痛) 자극으로 인한 통궐(痛厥)

기탈(氣脫)

정기(正氣)가 사기(邪氣)에 대항할 수 없거나 혹은 정기(正氣)가 갑자기 손상되거나 혹은 정기(正氣)가 지속적으로 쇠약해져 기(氣)가 내부를 지키지 못하고 외부로 흩어지거나 혹은 대출혈(大出血)·대한(大汗) 등으로 인해 기(氣)가 혈(血)이나 진액을 따라 빠져나가면 정기(正氣)도 이를 따라 외부로 빠져나가므로 인해 인체의 기능활동이 갑자기 쇠약해지는 병리상태를 말한다. 따라서 기탈(氣脫)은 임상에서 나타나는 각종 허탈(虛脫)증상의 주요 원인으로 볼 수 있으며, 대부분 질병이 위중한 단계에서 발생한다. 만약 적기에 치료하지 않아 기탈(氣脫)이 회복되지 않으면 음양(陰陽)이 결별되어 사망에 이른다.

기탈(氣脫)

의미	기실내수(氣失內守) 산탈우외(散脫于外) 기허(氣虛)가 극심하여 기갈(氣竭), 기절(氣絶)이 임박한 상태
원인	① 정부적사(正不敵邪),정기취상(正氣驟傷),정기(正氣)쇠약. ② 대출혈(大出血),대한출(大汗出)로 기수혈탈(氣隨血脫), 기수진설(氣隨津泄),정기외산허탈(正氣外散虛脫)
증상	① 몸의 활동이 갑자기 쇠약하게 됨 ② 각종 허탈(虛脫)의 주요원인 ③ 질병발전상 위험단계이며 음양이결(陰陽離決)되어 사망(死亡)에 이름.

2. 혈(血)의 병리와 병증

혈(血)은 주로 영기(營氣)와 진액(津液)으로 되어 있으므로, 혈의 과부족(過不足)과 운행상태는 영기와 진액에 의해 좌우된다. 혈의 변조(變調)는 오장 중에서 혈맥을 주관하고 있는 심(心)과 관계되어 있고, 소설(疏泄)하는 작용과 혈의 저장을 주관하는 간(肝), 통혈작용(統血作用)을 주관하고 있는 비(脾)와 관계되어 있다.

혈(血)의 운행은 기의 추동작용(推動作用)에 의존하고 있으므로, 그 실조는 기의 병리와 관계가 밀접하다. 또한 오장 중에서 심(心)은 그 박동으로 혈액을 운행시키고 있고, 폐(肺)는 호흡작용에 의하여 혈액을 전신으로 수송하는 일에 관여한다. 간(肝)의 소설작용(疏泄作用)도 또한 혈액의 운행을 촉진하고 있다. 더욱이 비(脾)의 통혈작용(統血作用)은 혈액이 혈관에서 누출(漏出)되지 않도록 보호하는 역할을 담당하고 있다. 따라서 이들 심(心) 폐(肺) 간(肝) 비(脾)의 기능이 실조하면, 혈의 운행에 영향을 미친다.

혈의 실조(失調)

혈의 실조는 첫째, 혈액의 생산 부족이나 과도한 손실, 또는 혈의 유양기능(濡養機能) 감퇴로 발생하는 혈허(血虛)와 둘째, 혈의 운행이 실조되거나 완만해지거나 역란(逆亂)하거나 흐름이 얕고 빠름으로 인해 발생하는 혈허(血虛)·혈열(血熱) 및 출혈(出血) 등의 병리변화를 포함한다.

1) 혈허(血虛)

혈허(血虛)는 주로 혈액이 부족하거나 혈의 유양기능(濡養機能)의 감퇴로서 장부와 백맥(百脈)에 영양을 주지 못하여 생기는 병리상태를 가리킨다. 대부분 과다한 실혈(失血)로 인해 새로운 혈이 이를 보충하지 못하거나, 비위(脾胃)가 허약하여 음식의 영양이 부족하거나, 병이 오랫동안 낫지 않아 만성소모가 생기는 때에 발생한다.

전신의 장부와 경락 등 조직기관은 모두 혈의 영양을 받고 있으므로 혈허일 때에는 전신 혹은 국부가 영양실조상태로써 기능활동이 점차 쇠퇴한다. 즉 혈허로써 근육과 피부 및 조갑(爪甲)이 영양을 받지 못하면 얼굴이 창백하고 입술과 혀와 조갑이 담백색을 띠며, 머리와 눈이 영양을 받지 못하면 어지럽고 눈앞이 아찔하고, 양쪽 눈이 건조하고 따끔거리는 증상이 나타난다. 심(心)이 영양을 받지 못하면 심신이 편안하지 않아 심계(心悸)·정충(怔忡) 등의 증상이 나타나고, 간(肝)이 영양을 받지 못하면 시력이 감퇴되고, 근(筋)이 영양을 받지 못하면 사지 관절이 제대로 굴신(屈伸)하지 못하고, 락맥(絡脈)이 영양을 받지 못하면 사지·근육·피부가 저리고 무딘 증상이 발생한다.

혈허(血虛)

원인	① 실혈과다(失血過多)나 신혈(新血) 보충부족 ② 비위허약(脾胃虛弱) 영양부족(營養不足)으로 혈액생산능력 감퇴 ③ 구병불복(久病不復)으로 만성손모(慢性損耗)하여 혈액암모(血液暗耗)
증상	① 혈허(血虛)→기부조갑(肌膚爪甲)이 실양(失養) → 면색창백(面色蒼白), 순설조갑색담(脣舌爪甲色淡). ② 혈허(血虛)→두목(頭目)이 실양(失養) → 두훈목명(頭暈目冥), 안흑(眼黑), 양목건삽(兩目乾澁) ③ 혈불양심(血不養心)→심신불녕(心神不寧)이 되어 심계정충(心悸怔忡) ④ 혈불양간(血不養肝)→시력감퇴 ⑤ 혈불양근(血不養筋) → 지절굴신불리(肢節屈伸不利) ⑥ 혈불양락맥(血不養絡脈) →지체기부마목(肢體肌膚痲木)

혈허(血虛)의 출현 부위에 따른 임상소견

두부(頭部) 머리와 눈이 어지럽고 현기증이 남. 안색 창백. 입술과 혀의 색이 담백.

심(心) 심신이 쉬 피로하게 느껴짐. 건망증. 불면. 심계정충(心悸怔忡)

간(肝) 손톱색이 흐리고 윤기가 없음. 심하면 형태변형이 오기도 한다. 사지의 굴신 운동에 장애가 옴. 눈이 뻑뻑하고 시력감퇴. 충맥·임맥에 영향을 주어 월경이 느려지거나 생리 혈이 감소하고 색이 흐림. 월경곤란.

경맥(經脈) 근육이 당기고 수족이 저림. 관절운동에 장애

2) 혈어(血瘀)

혈어(血瘀)는 혈액의 순환이 늦어지고 막히거나 정상적으로 유통되지 않고, 혈(血)이 엉기는 것을 가리킨다. 대부분 기기(氣機)가 울결(鬱結)·정체(停滯)되어 혈액운행이 막히거나, 기허로 인해 혈액운행이 무력하여 이런 증상이 생긴다. 또 담탁(痰濁)이 맥도(脈道)를 막아 혈액운행이 원활하지 않거나, 한사(寒邪)로 혈(血)이 응고되거나, 열사(熱邪)가 혈(血)에 들어가 진액을 졸여 어결(瘀結)될 때도 혈어가 된다. 경맥을 벗어난 혈(血)이나 어혈(瘀血)이 혈맥을 가로막을 때도 혈어가 발생한다.

혈어(血瘀)가 장부·경락 등의 국부를 가로막아 정체(停滯)되면 맥락이 소통되지 않아 동통(疼痛)이 발생한다. 이 경우 통증부위가 일정하며 한기나 온기를 만나도 통증이 줄어들지 않으며, 심하면 징(癥)이라는 종괴(腫塊)를 형성한다. 또한 얼굴이 검어지고 피부가 거칠어져 두터운 각질이 생기고 밤색을 띠며 입술이 검붉은 색을 띠거나 점상출혈(點狀出血) 및 반상출혈(斑狀出血)·실핏줄이 나타나는 등의 증상이 발생한다.

혈어(血瘀)

원인	혈액순환이 지완(遲緩), 울체(鬱滯)로 유통(流通) 불창(不暢) 심하면 혈액이 응결되어 어혈(瘀血)=혈어(血瘀)의 병리산물(病理產物)를 형성. ① 기기(氣機)가 울체(鬱滯)되어 혈행장애 ② 기허(氣虛)로 혈행무력(血行無力) ③ 한사(寒邪)가 혈(血)에 침입→혈한(血寒)으로 응체 ④ 열사(熱邪)가 혈(血)에 침입→진액(津液)을 작(灼)하여 어혈(瘀血)형성 ⑤ 이경지혈(離經之血) ⑥ 담탁(痰濁)이 맥도(脈道)를 조체(阻滯)
증상	① 혈어(血瘀)가 장부경락(臟腑經絡) 조체(阻滯) → 동통(疼痛) : 통유정처(痛有定處), 득한온이불감(得寒溫而不減) 심하면 종괴(腫塊) 형성, '징(癥)' 이라 함 ② 면목려흑(面目黧黑), 기부갑착(肌膚甲錯), 순설자암(脣舌紫暗), 어점(瘀點), 어반(瘀斑), 홍루(紅縷)

3) 혈열(血熱)

혈열은 혈(血)에 열(熱)이 있어 혈행이 빨라지면서 맥도(脈道)가 확장되고 심하면 출혈되는 병리상태를 말한다. 혈열은 열사(熱邪)가 혈분(血分)에 침입되어 발생한다. 즉 외감한 온열사기(溫熱邪氣)나 한사(寒邪)가 속[裏 리]으로 들어가 혈분에 영향을 미치는 것 등은 모두 혈열을 일으킬 수 있다.

예를 들면 간기(肝氣)가 울결되어 오래되면 열로 전화하여 내부의 화(火)가 치성(熾盛)하고 혈분(血分)에 쌓이므로 혈열(血熱) 증후가 발생한다.

혈은 온기(溫氣)를 만나면 운행한다. 혈분에 열이 있으면 혈액순환 순행이 빨라지고 맥락을 손상 시켜 혈을 억압하여 제멋대로 흐르게 하고, 진액을 졸이며 음(飮)과 혈(血)을 손상시킨다. 그러므로 가슴이 답답하고 초조하여 발광하거나, 뉵혈(衄血)·토혈(吐血)·요혈(尿血)이 발생하고, 월경이 앞당겨 오고 양이 많으며, 설질(舌質)이 진홍색을 띠고, 맥이 가늘고 빠른 등의 증상이 나타난다.

혈열(血熱)

원인	혈분(血分)에 열(熱)이 있거나 혈액운행(血液運行)의 가속(加速)을 말하며, 심하면 혈액(血液)이 망행(妄行)하여 출혈(出血)함. ① 외감(外感) 온열사(溫熱邪)/한사(寒邪)가 체내(體內)에서 화열(化熱) → 상혈(傷血) ② 온열병(溫熱病)의 영분증(營分證)과 혈분증(血分證)에서 상견(常見) ③ 정지울결(情志鬱結), 오지과극(五志過極), 울구화화(鬱久化火)가 상급혈분(傷及血分) ④ 간울기체(肝鬱氣滯), 울구화화(鬱久化火), 내화치성(內火熾盛), 울적혈분(鬱積血分)
증상	혈분유열(血分有熱)하여 전작진액(煎灼津液) ① 혈열적(血熱的)인 이상(異常)표현의 특징은 이미 열상(熱象)이 있고 모혈상음(耗血傷陰)하여, 동혈출혈(動血出血)함이 특징임. ② 신열(身熱)은 밤에 심함 ③ 구건불욕음(口乾不欲飮), 심번혹조요발왕(心煩或躁擾發旺), 뉵혈(衄血), 토혈(吐血), 요혈(尿血), 월경제전(月經提前)=선기(先期), 월경과다, 설질홍강(舌質紅絳), 맥세삭(脈細數)

3. 기혈(氣血) 상호의존과 상호이용(相互利用)의 기능 실조

기(氣)는 양에 속하고 혈은 음에 속하므로 양자의 관계는 음양이 서로 따르고 상호의존하며 상호 이용하는 관계이다. 기는 혈에 대하여 온후(溫煦)·추동(推動)·화생(化生)·통섭(統攝)하는 작용이 있고, 혈은 기에 대하여 유양(濡養)하는 작용 등이 있다.

그러므로 기가 허약하거나 승강출입(昇降出入)에 이상이 있으면 반드시 혈에 영향을 준다. 즉 기가 허하면, 혈을 생산하지 못하므로 혈이 허해지고, 혈액을 추동·온후하는 기능이 약해지므로 혈의 운행이 원활하지 못하게 된다. 또 기(氣)의 통섭(統攝)기능이 실조되어 혈이 외부로 넘쳐 출혈하고, 기가 정체되어 혈이 어조(瘀阻)된다. 혈은 기를 따라 상역(上逆)하거나 하함(下陷)하는데 기기(氣機)가 역란(逆亂)하여 심하면 토혈(吐血)·뉵혈(衄血) 증상이 나타나고, 하함(下陷)하여 혈변(血便)·붕루(崩漏) 증상이 발생한다.

마찬가지로 혈이 모자라거나 기능이 실조되어도 반드시 기에 영향을 준다. 즉 혈이 부족하면 기가 의지할 곳이 없고 영양을 받지 못하므로 혈을 따라 허해지고, 혈이 빠져나가면 기도 반드시 외부로 흩어지고 빠져나가며, 혈이 어조(瘀阻)되면 기 역시 이를 따라 울결되어 원활하게 소통되지 않는다.

기혈(氣血)의 호근호용(互根互用) 기능이 실조되면 주로 기체혈어(氣滯血瘀)·기불섭혈(氣不攝血)·기수혈탈(氣隨血脫)·기혈양허(氣血兩虛) 등의 기혈실조로 경맥(經脈)을 유양(濡養)하지 못하는 등의 증상이 나타난다.

1) 기체혈어(氣滯血瘀)

기체혈어(氣滯血瘀)는 기체(氣滯)와 혈어(血瘀)가 동시에 존재하는 것이다. 기(氣)의 운행이 정체되어 원활하지 못하므로 인해 혈액순환에 장애를 일으키고, 이어서 혈어(血瘀)의 병리상태가 발생하는 것을 가리킨다. 대부분 정지내상(情志內傷)이나 욕구불만으로 인해 기기(氣機)가 정체되어 혈어(血瘀)가 발생한 것이다. 그 외에 섬좌외상(閃挫外傷)인 때에도 기혈의 운행이 순조롭지 못하므로 기체혈어(氣滯血瘀)가 생긴다.

기체혈어(氣滯血瘀) 병변과 간(肝)의 생리기능 실조는 밀접한 관계가 있다. 간

기체혈어(氣滯血瘀)

원인	① 기(氣)의 운행이 불창(不暢)하여 혈액순환장애(血液循環障碍)가 오래될 때 혈어(血瘀) 형성 ② 정지내상(情志內傷)이나 억울(抑鬱)로 기기조체(氣機阻滯)되었을 때 혈어(血瘀) 형성 ③ 섬좌외상(閃挫外傷)등의 소인(素因)이 기혈(氣血)에 미치어 기체(氣滯)와 혈어(血瘀)가 동시에 형성	
증상	간실소설 肝失疏泄	① 간기울결(肝氣鬱結)시 소설작용(疏泄作用)을 잃어 기기울체(氣機鬱滯)됨 → 간경맥(肝經脈)은 양협(兩脇)에 분포하므로 흉협창만(胸脇脹滿),동통 ② 기체즉혈체(氣滯卽血滯) 혹은 경맥어조불통(經脈瘀阻不通) →동통(疼痛), 어반(瘀斑), 하취(瘕聚), 징적(癥積)
	심주혈실조 心主血失調	심(心)은 혈맥을 주(主)하고 혈행(血行)을 주(主)하는데 실조되면 혈어(血瘀)를 낳이 볼 수 있고 기체(氣滯)의 병증(病證)을 야기

(肝)은 소설(疏泄)을 주관하고 혈(血)을 저장하는데, 만약 간기(肝氣)가 울결되어 원활하지 못하고 소설(疏泄)기능이 실조되면 기기(氣機)가 울결·정체된다. 간맥(肝脈)이 양협부에 분포하므로 흉협부가 창만하고 아픈 증상이 발생한다.

이 밖에도 심(心)은 혈맥(血脈)을 주관하여 혈을 운행시키므로 심(心)의 생리기능이 실조되면 혈도 정체되며, 혹은 경맥이 막혀 통하지 않거나 응결되어 덩어리를 형성하므로 창만(脹滿)·동통·반상출혈 및 적취(積聚)·징가(癥瘕)[29] 등의 증상이 나타난다.

29) 인체 내부에서 덩어리가 발생하는 병증

2) 기불섭혈(氣不攝血)

기불섭혈(氣不攝血)은 주로 기허(氣虛)로 혈액을 통섭(統攝)하지 못해 혈이 경맥을 순행하지 못하고 경맥 밖으로 넘쳐 각종 혈의 손실을 초래하는 병리현상을 가리킨다. 비(脾)는 혈(血)을 통섭(統攝)하는 기능이 있는데 기불섭혈(氣不攝血)은 오랜 병으로 인해 비기(脾氣)가 손상되어 허약해지고 중기(中氣)가 부족해진 것과 관계가 있다. 기허(氣虛)로서 통섭(統攝)기능을 잃게 되면 혈액이 경맥을 떠나 맥 외로 넘쳐 나고 피부에 스며들어 피하출혈 혹은 자반(紫斑) 등이 나타난다. 만약 기허(氣虛)로써 하함(下陷)이 나타난다면 혈액이 아래로 넘쳐 나는데 이것을 혈수기함(血隨氣陷)이라고 부른다. 혈수기함(血隨氣陷)인 때에는 혈액이 하부로 넘쳐 나므로 혈변(血便)·뇨혈(尿血) 및 부녀의 월경량이 많거나 심지어 붕루(崩漏)가 나타난다.

기불섭혈(氣不攝血)

원인	① 기허부족(氣虛不足)으로 고섭(固攝)기능 감퇴 → 혈(血)이 맥외(脈外)로 달아나 각종 실혈(失血)증상 ② 주로 구병(久病)과 더불어 비(脾)를 상(傷)하였거나 비기허손(脾氣虛損)이나 중기부족(中氣不足) 때문임. ③ 기허하함(氣虛下陷) 때문에 血이 하일(下溢)하는 것은 혈수기함(血隨氣陷)이라 함.
증상	① 혈수기함(血隨氣陷)은 통섭(統攝)이 무권(無權)하여 혈(血)이 하부(下部)로 넘침 → 변혈뇨혈(便血尿血), 부녀(婦女)의 붕루(崩漏) ② 기허(氣虛)로 통섭(統攝)이 무권(無權)하면 혈(血)이 경수(經隧)를 떠나 맥외(脈外)로 넘쳐 기부(肌膚)에 스며들면 → 피하출혈(皮下出血) 또는 자반(紫斑)

3) 기수혈탈(氣隨血脫)

기수혈탈(氣隨血脫)은 대출혈과 동시에 기(氣)가 혈액을 따라 유실되므로 허탈(虛脫)의 위중한 증상이 나타나는 것을 말한다. 외상에 의한 출혈, 부녀자들의 붕루(崩漏)에 의한 대량 출혈과 산후 대출혈 등의 원인에 의하여 일어난다.

혈(血)은 기(氣)를 싣고 운행하므로 혈이 빠져나가면 기 역시 혈을 따라 빠져나간다. 기가 빠져나가면 양기(陽氣)가 망실(亡失)되어 피부 표면을 온후(溫煦)·고섭(固攝)하지 못하므로 식은땀이 줄줄 흐르게 되고 양기(陽氣)가 허약하여 사지 말단에 도달하지 못하므로 사지가 차가워지는 증상이 나타난다. 또한 기(氣)와 혈(血)이 모두 빠져나가면 머리와 눈을 유양(濡養)하지 못하므로 청규(淸竅)가 영양을 잃어 현기증이 발생하고, 혈맥이 기혈(氣血)의 유양(濡養)과 추동(推動)을 받지 못하므로 맥은 파를 누르는 것처럼 속이 빈 것 같은 규맥(芤脈)이 나타나거나 침세미약(沈細微弱)한 맥(脈)이 나타난다.

기수혈탈(氣隨血脫)

원인	혈(血)은 기(氣)를 싣고 다니는데 대출혈(大出血) 때는 기(氣)도 혈(血)과 더불어 흩어진다.
증상	① 기탈즉양망(氣脫卽陽亡)하여 기표(肌表)를 온후(溫煦) 고섭(固攝)불능 → 냉한임리(冷汗淋漓) ② 양기(陽氣)가 허쇠(虛衰)하여 사지말단(四肢末端)에 불달(不達) → 사지궐냉(四肢厥冷) ③ 기혈양탈(氣血兩脫)하니 두목(頭目)과 청규(淸竅)가 실양(失養) → 훈궐(暈厥) ④ 혈맥(血脈)이 기혈(氣血)의 충영(充盈)과 고동(鼓動)을 상실(喪失) → 규맥(芤脈) 또는 침세이미(沈細而微)

4) 기혈양허(氣血兩虛)

기혈양허는 기허와 혈허가 동시에 존재하는 병리 상태를 가리킨다. 대부분 오랜 병을 치료하지 못해 기혈이 모두 상하거나, 먼저 혈이 손상되므로 인해 기가 이를 따라 쇠약해지거나, 먼저 기가 손상되므로 인해 혈이 생산되지 못하고 점차 결핍되는 등의 요인으로 기혈양허(氣血兩虛) 병증이 발생한다. 심비양허(心脾兩虛)가 이에 속한다.

임상에서는 얼굴색이 담백하거나 윤기 없는 황색이고 기(氣)가 미약하여 말하기 싫어하며 피로하고 무기력하며 몸이 야위고 약하며 건조하고 사지가 저리고 마비되며, 심계(心悸)·불면(不眠) 등의 기혈부족 증상이 동시에 나타난다.

기혈양허(氣血兩虛)

원인	구병모상(久病耗傷)이나, 실혈(失血)이 있어서 기(氣)도 따라서 쇠하거나, 먼저 기(氣)가 허(虛)하여 혈(血)을 생화(生化)못하면 기혈양허(氣血兩虛)가 됨.
증상	면색담백(面色淡白), 위황(萎黃), 소기나언(少氣懶言), 피핍무력(疲乏無力), 형체수겁(形體瘦怯), 심계실면(心悸失眠), 기부건조(肌膚乾燥), 지체마목(肢體痲木)

5) 기혈실화(氣血失和) 불영경맥(不榮經脈)

기혈의 조화가 무너져 경맥을 유양하지 못하는 증상이다. 기혈이 경맥을 유양(濡養)하지 못하는 것은 주로 기와 혈이 모두 허하거나 기혈이 조화를 잃어 기혈간의 상호 이용하고 의존하는 기능이 약해지기 때문이다. 이때 경맥·근맥·피부를 유양(濡養)하는 작용이 감소되어 사지·근육 등의 운동에 장애를 일으키거나 감각 이상을 일으키는 병리 상태가 나타난다. 예를 들면 사지가 저리고 무감각하거나 민첩하게 움직이지 못하게 되거나, 심하면 사지를 쓰지 못하거나 피부가 가렵고, 건조하고 깔깔한 증상이 나타난다.

기혈실화(氣血失和) 불영경맥(不榮經脈)

원인	기혈양허(氣血兩虛)로 기혈간(氣血間) 호근호용기능(互根互用機能)이 조화를 잃어 →경맥(經脈)/근육(筋肉)/기부(肌膚)의 유양(濡養)에 영향 → 지체근육(肢體筋肉)등의 운동실상(運動失常) 또는 감각이상(感覺異常)
증상	① 기체마목불인(肌體痲木不仁) ② 운동실영(運動失靈), 심하면 불용(不用) ③ 피부소양(皮膚搔痒), ④ 기부건조(肌膚乾燥), 심하면 기부갑착(肌膚甲錯)

제5절 진액대사실조(津液代謝失調)

진액대사는 진액이 부단히 생성·수송분포·배설하는 과정을 가리킨다. 진액대사는 기(氣)의 승강출입(昇降出入) 운동 및 기화(氣化) 작용과 분리할 수 없다. 기의 승강출입운동이 실조되면 반드시 진액대사의 이상을 초래한다. 반대로 진액대사의 이상 역시 기의 승강출입 실조와 기화기능의 장애를 초래한다.

일반적으로 폐의 선발(宣發)·숙강(肅降), 비(脾)의 운화(運化)·수포, 신(腎)의 기화작용은 진액대사의 중요한 일환(一環)이다. 그 중에서도 특히 신(腎)의 기화작용은 진액대사를 주재한다.

진액대사가 실조되는 데는 여러 가지 원인이 있으나 진액대사 자체로 말하면 주로 두 가지로 나눌 수 있는데 첫째 진액의 생성부족이나 과다한 소모로 진액부족을 초래한 것, 둘째 진액의 운행·수포·배설에 장애가 발생함으로 인해 체내의 진액이 정체하여 습(濕)·담(痰)·음(飮)·수(水) 등의 병리산물을 형성한 것 등이다.

1. 진액부족(津液不足)

진액부족은 체내의 진액이 양적으로 감소함으로 인해 안으로는 장부, 밖으로는 피부·구규(九竅) 등이 충분한 자윤(滋潤)과 영양을 받지 못하여 건조 현상이 발생하는 것을 말한다. 진액부족을 초래하는 주요 원인은 조(燥) · 열(熱)의 사기(邪氣) 혹은 장부의 화(火) 및 과도한 오지(五志)가 열로 전화하여 진액을 손상하거나, 또는 오랜 병이나 정혈(精血) 부족으로 인해 진액이 마르거나, 또는 조열(燥熱)하는 약물을 과용하여 음액이 손상되었기 때문이다.

진(津)과 액(液)은 그 성질과 형태. 분포 및 생리기능 등의 측면에서 일정한 차이가 있다.

진(津)은 비교적 묽고 맑으며 유동성이 비교적 좋으며, 안으로는 혈맥을 충만케 하고 장부를 윤택하게 하며 밖으로는 피모(皮毛)와 구규(九竅)에 도달하는데, 쉽게 손상되고 쉽게 보충된다. 즉 무더운 여름에 땀이 많이 나고 혹은 고열로써 목이 마르고 기후가 건조한 계절에는 입, 코, 피부가 건조해지고 대토(大吐)·대사(大瀉)·다뇨(多尿)일 때 나타나는 증상으로 눈이 쑥 들어가거나 피부의 탄력성이 소실되거나 심지어 경련을 일으키는 등은 모두 진(津)의 손상과 관련한 주요 임상 표현이다.

반면 액(液)은 비교적 걸쭉하고 유동성이 적으며, 장부를 영양하고 골수·뇌수·척수를 충양(充養)하며 관절의 활동을 원활하게 하는데, 일반적으로 잘 소모되지 않고 소모된 후에는 신속하게 보충되지 않는다. 즉 열병 후기나 오랜 병으로 정혈이 부족해져 설질이 붉고 설태가 없으며 형체가 수척한 증상 등이 발생하는 것은 모두 액(液)이 결핍되어 나타나는 증상이다.

진액부족(津液不足)

의미	체내 진액량(津液量)의 감소로 안으로는 장부(臟腑), 밖으로는 피부(皮膚),공규(孔竅)에 진액결핍 → 유윤자양(濡潤滋養)기능 저하로 건조실윤(乾燥失潤) 야기	
원인	① 조열지사(燥熱之邪), 장부지화(臟腑之火), 오지과극화화(五志過極化火) → 작상진액(灼傷津液) ② 구병(久病)→정혈(精血)부족으로 진액고학(津液枯涸) ③ 조열(燥熱)한 약제(藥劑)를 과용(過用)하여 음액(陰液)을 손상한 경우	
증상	상진(傷津)	염하다한(炎夏多汗), 고열시(高熱時)의 구갈인음(口渴引飮), 건기(乾期)에 흔한 구(口)/비(鼻)/피부(皮膚) 건조
	탈액(脫液) 액고(液枯)	열병(熱病)후기, 구병정혈부족(久病精血不足) 등으로 설질광홍무태(舌質光紅無苔), 형체수삭(形體瘦削)

2. 진액의 수포(輸布)와 배설(排泄) 장애

진액의 수송분포와 배설은 진액대사에서 중요한 두 과정이다. 이 두 가지 기능 장애는 그 원인은 다르나 그 결과는 모두 진액이 체내에 머무르게 하여 습(濕)·담(痰)·음(飮)·수(水) 등의 병리산물을 형성한다.

1) 진액의 수포장애

진액의 수송분포 장애는 진액이 정상적으로 전신에 수송 분포되지 못하므로 인해 진액의 순환이 느려지거나 진액이 국부에 정체되어 습(濕)이 내부에서 발생하고, 혹은 담(痰)이 형성되거나 음(飮)이 모여들거나 수기(水氣)가 넘쳐 수종이 발생하는 것을 가리킨다.

진액의 정상적인 수포는 기(氣)의 정상적인 승강출입(昇降出入) 운동과 기화기능에 의지하며, 폐(肺)·비(脾)·간(肝)·신(腎)·삼초(三焦) 등 장부의 정상적인 생리 기능에 의지한다.

진액의 수포(輸布) 장애

의미	전신(全身)에 정상수포(輸布) 안되고 완약(緩弱)하게 흐르거나 국부(局部)에 정체(停滯)하여 습종내생(濕從內生), 담음(痰飮), 수범(水泛)하여 종(腫)이 되는 것	
기의 기능 실조	기체(氣滯)	진액(津液)이 체류(滯留)
	기허(氣虛)/기화(氣化)기능(機能) 감퇴	기불행진(氣不行津), 기불화진(氣不化津) 야기 → 환류완만(還流緩慢), 심하면 정체(停滯)하여 담음(痰飮)형성
장부의 기능 실조	폐(肺)의 선발(宣發)/숙강(肅降) 실조	외(外)로 피모(皮毛)까지, 하(下)로 방광(膀胱)까지 수포(輸布)안되고 폐(肺)에 담(痰), 심하면 수종(水腫)
	비(脾)의 운화기능(運化機能) 실조	진액(津液)흐름이 감약(減弱)하여 담습내생(痰濕內生)
	간(肝)의 소설기능(疏泄機能) 실조	기기(氣機)가 불창(不暢)하고 기체(氣滯)하면 진액정체(津液停滯)
	신(腎)의 증등기화(蒸騰氣化) 실조	기불화진(氣不化津) 못해 진액정체(津液停滯)
	삼초(三焦)의 수도불리(水道不利)	진액(津液)의 환류(還流)/ 기(氣)의 기화(氣化)기능에 영향

예를 들어 폐(肺)의 선발(宣發)·숙강(肅降) 기능이 실조되면 진액이 외부의 피모(皮毛)와 하부의 방광에 수송 분포되지 못하므로 폐(肺)에는 담(痰)이 모이고 심하면 수종이 발생한다.

비(脾)의 운화기능이 실조되면 진액의 순환속도가 늦어지므로 담습(痰濕)이 내부에 생긴다. 비(脾)의 운화기능 장애는 진액의 수포장애를 일으키는 중요한 요인이다. 그러므로 내경에서는 "습(濕)으로 인한 각종 부종(浮腫)·창만(脹滿)해지는 증상은 모두 비(脾)와 관련이 있다."고 하였다. 간(肝)의 소설기능이 실조되면 기기(氣機)가 원활하지 않고 그러므로 기가 정체되면 진액도 정체된다. 신(腎)의 기화기능이 실조되면 진액을 기로 전화하지 못하므로 진액이 정체된다. 삼초의 수도(水道)가 불리하면 진액의 환류에 직접적으로 영향을 미칠 뿐 만 아니라 기의 기화기능에도 영향을 미친다.

2) 진액의 배설장애

진액의 배설장애는 주로 진액이 땀과 소변으로 전화되는 기능이 감소됨으로 인해 수액이 상하피부로 스며들어 수종이 형성되는 것을 가리킨다. 진액이 땀으로 변하는 것은 폐(肺)의 선발기능에 속하고, 소변으로 변하는 것은 신의 기화(氣化)기능에 속한다. 그러므로 폐와 신의 생리기능이 소실되면 수습(水濕)이 넘쳐 수종(水腫)증상이 나타나는 것이다. 그 중에서도 신(腎)의 기화기능이 더 중요하다.

폐의 선발기능이 실조되면 피부가 막혀 땀은 나지 않지만 진액대사의 산물은 여전히 신(腎)의 기화(氣化)작용을 통해 소변으로 배출된다. 반대로 신(腎)의 기화기능이 감퇴되어 소변의 생성과 배출에 장애가 일어나면 반드시 수액이 넘쳐 수종이 발생한다.

진액의 배설(排泄)장애

의미	진액(津液)이 전화(轉化)하여 한액(汗液)과 요액(尿液)이 되는 기능이 감퇴되고 수액(水液)이 체류하거나 상하(上下)로 기부(肌膚)에 넘쳐서 수종(水腫)이 되는 것
원인과 증상	① 폐선발(肺宣發)기능은 진액화위한액(津液化爲汗液), 신(腎)의 증등기화기능(蒸騰氣化機能)은 진액화위뇨액(津液化爲尿液) ② 폐의 선발기능 실상(失常) → 주리폐색(腠理閉塞)으로 무한(無汗) ③ 신(腎)의 증등기화(蒸騰氣化) 기능 감퇴→요액(尿液)의 생성/배설 장애로 수종(水腫) 발생.

3. 진액과 기혈의 기능실조

진액의 생성, 수송 분포와 배설은 장부(臟腑)의 기화(氣化)와 기의 승강출입(昇降出入)운동에 의존하고 기가 체내에서 존재·운동·변화하는 것은 혈과 진액을 통해 가능하다. 또한 혈과 진액은 근원이 같고 기능이 유사하며 상호 전화하므로 양자의 관계는 매우 밀접하다. 진액과 기혈의 기능실조는 여러 가지 병리 변화를 일으킬 수 있다.

1) 수정기조(水停氣阻)

수액이 정체하여 기기를 가로막는 병리 상태를 말한다. 수액이 비정상적으로 정체하면 기(氣)의 기화(氣化)기능 및 그 승강출입(昇降出入) 운동에 영향을 미쳐 기화(氣化)가 실조된다. 기의 승강출입(昇降出入) 운동의 장애로 수액이 정체하면 기도 정체한다.

예를 들어 수음(水飮)이 폐(肺)의 기능을 저해하면 폐(肺)의 선발·숙강기능이 실조되어 폐기(肺氣)가 정체되므로 흉부가 답답하고 기침이 나고 숨이 차 바로 눕지 못하는 등의 증상이 나타난다.

수기(水氣)가 심(心)에 침입하여 심기(心氣)와 심양(心陽)이 가로막히면 가슴이 두근거리면서 불안하고 답답하고 아픈 등의 증상이 나타난다.

수정기조(水停氣阻)

<table>
<tr><td>원인</td><td colspan="2">① 수액정체(水液停滯)가 기기조체(氣機阻滯)의 병리상태 야기 → 진액의 생성/수포/배설은 기(氣)의 기화(氣化)기능과 그 승강출입((升降出入)=기기(氣機))에 의존하나 수액(水液) 이 비정상적으로 정체(停滯)되면, 기화실상(氣化失常), 기기조체(氣機阻滯)를 야기하여 수정즉기조(水停則氣阻) 유발</td></tr>
<tr><td rowspan="4">증상
병리</td><td>수음조폐(水飮阻肺)</td><td>폐(肺)가 선발숙강(宣發肅降) 실조(失調)→폐기옹체(肺氣壅滯)→흉만해수(胸滿咳嗽), 천촉불능평와(喘促不能平臥)</td></tr>
<tr><td>수기능심(水氣凌心)</td><td>심기(心氣)와 심양(心陽)을 막아서 → 심계(心悸),심황(心慌) 심하면 흉민심통(胸悶心痛)</td></tr>
<tr><td>수음(水飮)
중초(中焦)
정체(停滯)</td><td>조알비위기기(阻遏脾胃氣機) → 청기불승(淸氣不升), 탁기불강(濁氣不降) → 두혼곤권(頭昏困倦), 완복창만(脘腹脹滿), 납식매체(納食呆滯), 심하면 오심(惡心), 구토(嘔吐), 복창(腹脹), 복사(腹瀉)</td></tr>
<tr><td>수음조체(水飮阻滯)
경맥(經脈)</td><td>경맥(經脈)의 기기(氣機)가 불창(不暢) → 지체곤권(肢體困倦), 침중(沈重)</td></tr>
</table>

수음(水飮)이 중초(中焦)에 정체하여 비(脾)·위(胃)의 기기(氣機)를 가로막으면 청기(淸氣)는 상승하지 못하고 탁기(濁氣)는 하강하지 못하여 머리가 어지럽고 피곤하며 완복부가 창만(脹滿)하고 먹은 것이 소화되지 않고 체하며 오심·구토·복부창만(腹復部脹滿) 등의 증상이 나타난다.

마지막으로 수음(水飮)이 경맥에서 막혀 경맥의 기기가 원활하지 못하면 사지가 노곤하고 몸이 무거운 증상 등이 나타난다.

2) 기수액탈(氣隨液脫)

진액이 대량으로 소모됨으로 인해 기가 의지할 바를 잃고 진액을 따라 갑자기 빠져나가는 위중한 상태를 가리킨다. 대부분 고열·대한(大汗), 혹은 심한 토사(吐瀉)로 인해 야기된다. 기수액탈(氣隨液脫)의 임상표현은 땀이 나고 토하고 설사가 생기는 것 외에 숨이 차고 피로하고 말소리가 낮고 심지어 수족이 싸늘한 증상이 나타난다.

기수진탈(氣隨津脫) = 기수액탈(氣隨液脫)

원인	고열(高熱), 대한(大汗), 심한 토사(吐瀉)로 진액(津液)이 대량손실 → 기(氣)가 그 의지할 곳을 잃어 외설(外泄)되어 양기(陽氣) 폭탈(暴脫)하게 됨.
증상 병리	기수진액모상이탈실(氣隨津液耗傷而脫失) “발한다(發汗多) 약중발한자(若重發汗者) 망기양(亡其陽)” <상한론(傷寒論)>

3) 진고혈조(津枯血燥)

주로 진액이 결핍되어 혈맥 속의 진액이 마른 것으로서 “혈조(血燥)”라고 한다. 진액은 혈액의 중요한 구성 성분이며 진(津)과 혈(血)은 모두 수곡정미(水穀精微)에서 비롯된다. 대부분 대열(大熱)로 인해 진액이 손상되거나, 음허노열(陰虛勞熱)

진고혈조(津枯血燥)

원인	대열상진(大熱傷津), 소상작액(燒傷灼液)하거나 음허노열(陰虛勞熱) → 진고혈조(津枯血燥)
증상 병리	심번(心煩), 비인건조(鼻咽乾燥), 오심번열(五心煩熱), 형체소수(形體消瘦), 소변단소(小便短少), 설홍소진(舌紅少津), 맥세삭(脈細數)

등으로 인해 발생한다. 가슴이 답답하고(心煩) 코와 인후가 건조하며, 오심(五心)에서 열이 나고 형체가 수척하며 소변량이 적고 설질(舌質)이 붉으면서 윤기가 없으며 맥이 가는 등의 증상이 나타난다.

4) 진휴혈어(津虧血瘀)

진액이 결핍되어 혈액순환이 순조롭지 못한 병리 상태를 가리킨다.

진액의 충족은 혈맥의 충만함과 원활한 운행을 유지하는데 중요하다. 만약 고열·화상·토사(吐瀉)·대한(大汗) 등의 원인으로 진액이 대량 소모되면 진액이 결핍되고 혈량이 부족하여 혈액순환이 원활하지 못하므로 혈어(血瘀) 병변이 발생한다.

임상 표현으로는 설질(舌質)이 진홍색을 띠거나 점상출혈(點狀出血)·반상출혈(斑狀出血)이 나타난다. 『독의수필(讀醫隨筆)』[30]에서 "대저 혈(血)은 배와 같고 진액은 물과 같다. …… 진액이 화(火)에 의해 졸여지면 혈의 운행이 갈수록 정체된다."고 하였다. 이것은 바로 진액의 결핍이 혈어(血瘀)를 야기하는 원인임을 설명한 것이다.

진휴혈어(津虧血瘀)

원인	고열(高熱) 소상(燒傷) 토사(吐瀉) 대한출(大汗出)로 진액이 대량소모 → 진액(津液)이 손실되어 혈량부족(血量不足)이 되고 혈액순환이 울체불창(鬱滯不暢)하여 발생
증상병리	① 혈어(血瘀)의 병변(病變) ② 진액(津液)이 부족한데서 설질홍강(舌質紅絳) 또는 어점(瘀點), 어반(瘀斑) 등이 나타나고 심하면 반진노출(斑疹露出)

30) 중국 청나라 주학해(周學海)가 1891년에 편찬한 전 6권짜리 의서.

제6절 내생오사(內生五邪)의 병기

내생오기(內生五氣)는 간속풍(肝屬風), 신속한(腎屬寒), 비속습(脾屬濕), 폐속조(肺屬燥), 심속화(心屬火)라는 오장(五臟)이 갖고 있는 오기(五氣)의 속성(屬性)으로 화풍(化風), 화한(化寒), 화습(化濕), 화조(化燥), 화화(化火)의 다섯 가지 기화(氣化)가 일어남을 말한다. 『소문(素問)·음양응상대론(陰陽應象大論)』에는 "인체에는 오장(五臟)이 있어서 오기(五氣)를 화생(化生)한다.[人有五臟化五氣 인유오장화오기]" 라고 하였다.

만일 오장기능의 활동이 정상적이지 못하면 내생오기(內生五氣)가 병기변화(病機變化)로 나타나 외감육음(外感六淫)의 사기(邪氣)로 인한 병증과 유사한 내생오기(內生五氣)로 인한 병이 안에서부터 생긴다. 이를 내풍(內風) · 내한(內寒) · 내습(內濕) · 내조(內燥) · 내화(內火)라고 한다.

인체에 질병이 발생한 이후 그 병기변화 또한 기화(氣化)의 변화과정을 거치는데 이러한 병리기화(病理氣化)는 발병인자(發病因子), 내외환경(內外環境) 및 체질 등에 영향을 받으므로 다분히 복잡한 양상을 띠게 된다.

내생오사(內生五邪)와 육음외사(六淫外邪)는 근본적으로 차이가 있다. 내생오사(內生五邪)는 순전히 병리과정(病理過程)이거나 혹은 병리산물(病理産物)을 뜻하는데 비하여 육음외사(六淫外邪)는 순전히 병인(病因)의 범주에 속한다. 병증(病證)의 표현 역시 차이가 있다. 외풍(外風)으로 인한 발병은 오한발열(惡寒發熱)의 표증(表證)이 나타나지만, 내풍(內風)은 떨림[掉搖 도요]이나 늘어났다 오그라들었다 하는 추축(抽搐) 등의 증상으로 나타난다. 내풍은 풍(風)이 동(動)을 주관하는 성질(性質)인 이증(裏證)을 보이는 것이다. 그 외에도 육음외사(六淫外邪)는 밖에서부터 들어오지만 내생오사(內生五邪)는 병(病)이 안에서부터 생긴다.

1. 내생오기(內生五氣) 병기 유형

1) 내풍(內風)

(1) 내풍병기(內風病機)의 형성

내풍(內風)은 풍기내동(風氣內動)이라고도 한다. 내풍(內風)과 간(肝)은 밀접한 관계를 지니고 있으므로 간풍내동(肝風內動)이라고도 칭하며 간풍(肝風)이라고 약칭(略稱)하기도 한다. 체내의 양기(陽氣)가 과도하게 항진되어 거꾸로 치솟아 도요(掉搖 떨림), 현훈(眩暈 어지럼), 진전(震顫 흔들림), 추축(抽搐)[31] 등의 증상(症狀)이 나타나는 병기상태(病機狀態)이다.

『소문(素問)·지진요대론(至眞要大論)』에서는 "여러 가지 풍으로 떨리고 어지러운 것은 대개 간에 속하는 병이다.[諸風掉眩 皆屬于肝 제풍도현 개속우간]"이라고 하였다.

간풍내동(肝風內動)의 원인은 여러 가지이다. 일반적으로 열사(熱邪)가 매우 성(盛)하여 간경을 달구고 열(熱)이 극에 달함으로 인해 풍(風)이 발생하거나, 음(陰)이 허(虛)하고 양(陽)이 항성함으로 인해 풍양(風陽)이 상부를 요동하여 간양(肝陽)이 풍(風)으로 변하거나, 음(陰)이 손상되거나 혈(血)이 부족하여 근맥(筋脈)을 유양(濡養)하지 못하므로 인해 허풍(虛風)이 내부에서 동(動)하는 등의 원인으로 발생한다. 이런 각종 원인으로 인하여 간음(肝陰)이 부족(不足)해 지거나, 간혈(肝血)이 줄어드는 휴허(虧虛)가 되거나, 혹은 간(肝)이 소설(疏泄)기능을 잃는 등의 양상이 야기될 수 있다.

『임증지남의안(臨證指南醫案)』[32]에 "내풍(內風)은 신체 속의 양기(陽氣)의 변동이다.[內風乃身中陽氣之變動 내풍내신중양기지변동]"이라 하였다.

이렇게 되면 기기(氣機)가 역란(逆亂)하거나 혹은 열이 음진(陰津)을 상하게 하

---

31) 추축(抽搐) : 팔다리의 근육이 줄어들기도 하고 늘어나기도 하며 계속 움직이는 병증. 줄여 축(搐)이라 한다. 계종(瘈瘲)의 별칭. 『상한명리론(傷寒明理論)』 제3권에 "팔다리의 근육이 늘어나기도 하고 줄어들기도 하며, 계속하여 움직이는 것을 계종이라고 하는데, 일반적으로 축(搐)이라 하는 것이 이것이다.(或縮或伸, 動而不止者, 名曰瘈瘲, 俗謂之搐者是也.)"라고 하였다

32) 1766년에 중국 청나라 엽계(葉桂)가 편찬하고 엽계의 제자 화수운(華岫雲) 등이 수집, 정리하여 간행된 의서.

고, 열이 간경(肝經)을 손상시켜 근(筋)이나 눈[目]에 영양(營養)을 보내지 못하게 되어 내풍증(內風證)이 발생하게 된다.

(2) 내풍병기(內風病機)의 유형

① 열극생풍(熱極生風)

열심동풍(熱甚動風)이라고도 한다. 열사(熱邪)가 왕성하여 간풍을 일으키는 증후이다. 열사가 지나치게 성하여 진액을 졸이고 영혈(營血)에 영향을 미쳐 간경(肝經)을 달구면 근맥을 자양하지 못하고 양열(陽熱)이 지나치게 성해져 풍으로 변한다.

외감(外感)된 온열(溫熱)이 기분(氣分)에서 영혈(營血)에 영향을 미쳐 간음(肝陰)을 손상시키면 근막(筋膜)이 영양을 상실하므로 포급(抱急 땅기고 뒤틀림)하고 수축하게 되어 열극생풍(熱極生風)의 병변이 형성된다.

열극생풍(熱極生風)은 열성병(熱性病)의 극성기(極盛期)에 많이 발생한다.

열사(熱邪)가 심해 피부에 나타난다. 열(熱)이 심포락(心包絡)을 침범하여 심신(心神)이 혼란되므로 정신이 똑똑하지 못하고 미친 듯이 초조해 한다. 또 열이 간경을 침범하고 진액을 소모시켜 간풍(肝風)을 일으키므로 추축(抽搐)·각궁반장(角弓反張)[33]이 나타나고, 눈동자를 위로 치뜨는 목정상번(目睛上飜) 등의 증상이 나타난다.

열사(熱邪)가 체내 영혈(營血)을 침습하므로 혀는 붉거나 심홍색을 띤다. 현삭맥(弦數脈)을 나타내는데 이는 간경(肝經)에 화열(火熱)이 있음을 알수 있게 해준다.

『소문(素問)·지진요대론(至眞要大論)』에 "갑자기 신체가 강직케 되는 경우는 대개 風에 속한다.[諸暴强直 皆屬于風 제폭강직 개속우풍]"이라 한 내용(內容)이 이에 해당(該當)하는 것으로 볼 수 있다.

---

33) 각궁반장(角弓反張) : 후궁반장(後弓反張)이라고도 함. 『제병원후론(諸病源候論)·풍병제후(風病諸候)』에서 "풍사가 인체에 침입하면 요배부(腰背部)가 뒤로 젖혀져 구부리지도 펴지도 못하는데, 이는 사기가 여러 양경맥에 침입한 까닭이다."라고 하였다. 항배부(項背部)가 뻣뻣하면서 몸이 활처럼 뒤로 젖혀짐으로 인해 붙여진 이름이다.

열극생풍(熱極生風) = 열심동풍(熱甚動風)

원인	열성병(熱性病)에서 열극성시(熱極盛時) 열사치성(熱邪熾盛)하여 진액전작(津液煎灼)하고, 간경번작(肝經燔灼)으로 근맥실양(筋脈失養)하여 양열항성화풍(陽熱亢盛化風)-풍승즉동(風勝卽動)'
병기	열사치성(熱邪熾盛) → 진액전작(津液煎灼) → 영혈(營血)을 상(傷)하게 하고, 간경(肝經)을 번작(燔灼)하여 근맥(筋脈)에 유양(濡養) 저해 및 양열(陽熱)이 항성(亢盛)하여 풍(風)이 됨.
증상	경궐(痙厥), 추축(抽搐), 경항강직(頸項强直), 각궁반장(角弓反張), 목정상번(目睛上飜), 고열(高熱), 신혼(神昏), 섬어(譫語)

② 간양화풍(肝陽化風)

간양화풍(肝陽化風)은 주로 정지(情志)가 상(傷)하여 발병한다.

본래 간양(肝陽)이 상항(上亢)한 데다 간음(肝陰)이 줄어들면 신음(腎陰)에 까지 영향(影響)을 미치게 되어 간(肝)·신(腎)의 음(陰)이 동시에 모자라게 된다. 이렇게 되면 신수(腎水)가 간목(肝木)을 적셔 주지 못하는 수불함목(水不涵木)이 되므로 음허양항(陰虛陽亢)하게 된다.

만일 자극(刺戟)을 받아 크게 흔들리거나 과도하게 일을 하면 다시 간신(肝腎)을 상(傷)하게 된다. 이렇게 되면 음이 양을 통제하지 못하여 양이 무절제하게 항성(亢盛)되어 위로 떠올라 동(動)하므로 간풍(肝風)을 생기게 한다. 본래 음이 허하여 간양(肝陽)이 쉽게 항성(亢盛)하는 데다가 정지(情志)의 자극을 받거나 피로가 극에 달하게 되면 화(火)로 변하여 풍(風)을 만든다는 말이다. 그래서 풍이 화(火)를 북돋아 상염(上炎)하게 하고 이에 기혈(氣血)이 따라 상역(上逆)하므로 상성하허(上盛下虛)의 병리가 형성된다.

그 병리변화는 대부분 풍(風)이 상초에서 동(動)하고, 음(陰)이 하초에서 손상되며, 혈(血)이 기(氣)를 따라 역상하고, 풍양(風陽)이 담(痰)을 겸하는 네 방면과 관계가 있다.

풍(風)이 상초(上焦)에서 동(動)하면 상초(上焦)가 성해지므로 대부분 머리가 아프고 현기증이 나서 눕고 싶어지며, 사지가 마비되고 근육에 경련이 일어나며, 수족에 연동이 생기고, 말을 잘 못하게 되는 증을 볼 수 있다. 음(陰)이 하초(下焦)에서 손상되면 하초가 허해지므로 걸음이 불안하고 휘청거리는 증이 나타난다.

풍양(風陽)이 항성해서 양(陽)의 상승이 지나쳐 혈과 기가 상초(上焦)로 함께 올라가거나, 혹은 간풍(肝風)이 비(脾)를 범하여 습담(濕痰)이 성해져 청규(淸竅)를 동요시키고 경락을 뚫고 들어간다. 이렇게 되면 구안와사(口眼喎斜), 반신불수(半身不遂)가 되거나 혀가 뻣뻣하고 굳어져서 말을 잘 하지 못하는 증상 등이 나타난다.

간양화풍(肝陽化風)

원인	정지내상(情志內傷), 조로과도(操勞過度), 간신음(肝腎陰)을 과도모상(過度耗傷) → 음허양항(陰虛陽亢) → 풍(風)을 유발
병기	수불함목(水不涵木)하여 부양(浮陽)이 잠(潛)하지 못하기 때문 → 장기화(長期化)되면 양(陽)은 더욱 부상(浮上)하고 음(陰)은 더욱 휴손(虧損)됨 →음불제양(陰不制陽) →간(肝)의 양기(陽氣)가 승동무제(升動無制) →양화(陽化)하여 풍(風)이 됨
증상	근척육순(筋惕肉瞤), 지마진전(肢痲震顫), 현훈욕부(眩暈欲仆), 구안와사(口眼蝸斜), 반신불수(半身不遂), 심하면 혈수기역(血隨氣逆)하여 졸연부도(卒然仆倒), 폐궐(閉厥), 탈궐(脫厥)

③ 음허풍동(陰虛風動)

음허풍동(陰虛風動)은 주로 열성병(熱性病)의 후기(後期)에 흔히 나타난다. 열(熱)이 진액(津液)을 상(傷)하므로 인하여 음진(陰津)이 모자라거나 혹은 오랜 병으로 상하여 음액(陰液)이 크게 부족한 때문이다.

그 주요 병기(病機)는 음액이 고갈되어 근맥을 유양(濡養)하지 못하는 것이다. 근맥의 유양(濡養)이 실조되면 땅기고 뒤틀리고 경련이 생겨 요동하는 내풍(內風)

음허풍동(陰虛風動)

원인	음(陰)이 휴손(虧損)되어 화풍(化風), 열병(熱病)후기/구병(久病)으로 음액휴손(陰液虧損) 주로 발현
병기	음액고갈(陰液枯渴)로 근맥(筋脈)을 유양(濡養)하지 못하여 내풍(內風)발생 즉 허풍내동(虛風內動)
증상	근련육순(筋攣肉┌), 수족연동(手足蠕動), 음액부족(陰液不足)에 의한 허열내생(虛熱內生)

의 증상이 발생한다. 그래서 근맥이 오그라들고 살결이 떨리는 근련육순(筋攣肉瞤), 손발을 떠는 수족연동(手足蠕動), 머리를 흔들고 혀끝을 떠는 두요설전(頭搖舌顫) 등의 증상이 나타난다.

④ 혈허생풍(血虛生風)

혈허생풍(血虛生風)은 급성 또는 만성의 대량출혈이나, 오랜 병으로 인한 혈허증(血虛證)에서 흔히 볼 수 있다. 간혈(肝血)이 모자라 근맥(筋脈)을 영양하지 못해 허풍(虛風)이 생기게 된다.

증상으로는 사지(四肢)가 저리면서 무감각한 지체마목불인(肢體麻木不仁), 근육이 요동하는 근육도동(筋肉跳動) 혹은 추동(抽動), 수족경련(手足痙攣)이나 굴신불리(屈伸不利) 등의 증상이 나타난다.

혈허생풍(血虛生風)

원인	혈허(血虛)하여 근맥실양(筋脈失養)하여 허풍(虛風)이 내동(內動) 생혈(生血)부족, 실혈(失血)과다, 구병(久病)으로 간혈(肝血) 부족 시
병기	혈허(血虛) → 근맥을 불영양(不營養), 혈(血)이 영락(營絡)하지 못하여 허풍내동(虛風內動)
증상	지체마목불인(肢體麻木不仁), 근육도동(筋肉跳動), 심하면 수족구련(手足拘攣),굴신불리(屈伸不利)

이 외에도 혈조생풍(血燥生風)이 있는데 오랜 병으로 혈을 많이 소모하였거나, 늙어서 정혈(精血)이 모자라거나, 장기간의 영양결핍으로 인한 생혈부족(生血不足), 혹은 어혈(瘀血)이 조체(阻滯)되면 혈이 줄어들고 진(津)이 적어지게 된다. 혈이 부족하면 맥(脈)을 자양(滋養)하지 못하고, 진(津)이 적어지면 부(膚)를 윤택하게 하지 못한다. 그러므로 기부(肌膚)가 실양(失養)하고 영위(營衛)가 실조(失調)된다.

증상(症狀)으로 피부(皮膚)가 건조(乾燥)하고, 참기 어려울 정도로 가렵거나 피부가 트고, 영혈(營血)의 부족으로 살갗이 말라 거칠어지고 각질이 떨어지는 증상 등이 나타난다. 혈조생풍(血燥生風)은 역시 혈허(血虛)로 인하여 생기는 것이다.

내풍증(內風症)의 병인병기(病因病機) 및 증상(症狀)

유형(類型)	병인병기(病因病機)	임상증상(臨床症狀)
열극생풍	사열치성(邪熱熾盛), 전작진액(煎灼津液), 상급영혈(傷及營血), 번작간경열극생풍(燔灼肝經熱極生風)	고열신혼(高熱神昏), 추축(抽搐), 심즉경항강직(甚則頸項强直), 각궁반장(角弓反張)
간양화풍	간신음휴(肝腎陰虧), 수불함목(水不涵木), 간양승동무제(肝陽升動無制), 양항화풍(陽亢化風)	현훈(眩暈), 진전(震顫), 구안와사(口眼喎斜), 심즉부도(甚則仆倒), 반신불수(半身不遂)
음허풍동	열병상음(熱病傷陰), 구병모음(久病耗陰), 근맥실우유양(筋脈失于濡養), 음허풍동(陰虛風動)	근련육순(筋攣肉瞤), 수족연동(手足蠕動), 반견음허내열(伴見陰虛內熱) 증상(症狀)
혈허생풍	생혈불족(生血不足), 실혈과다(失血過多), 구병모상영혈(久病耗傷營血), 간혈부족(肝血不足), 근맥실양(筋脈失養), 혈불영락(血不榮絡), 혈허생풍(血虛生風)	지마육순(肢麻肉瞤), 수족구련불신(手足拘攣不伸), 반견(伴見), 현훈안흑(眩暈眼黑), 순담면백(脣淡面白) 등 혈허증상(血虛症狀)

2) 내한(內寒)

(1) 내한병기(內寒病機)의 형성

내한(內寒)은 한종중생(寒從中生)이라고도 한다. 인체의 양기(陽氣)가 허쇠함으로 인해 온후(溫煦)·기화(氣火)기능이 감퇴되어 내부에서 한(寒)이 발생하거나 음한(陰寒)의 사기(邪氣)가 만연한 병리상태를 말한다.

내한(內寒)의 형성과 장부(臟腑)의 생리기능 쇠퇴는 밀접한 관계가 있다. 특히 심(心), 폐(肺), 비(脾), 신(腎) 등의 양허(陽虛)는 내한(內寒)을 형성하는 주요 원인이 된다.

비(脾)는 후천의 근본이자 기혈생화(氣血生化)의 원천이므로 비양(脾陽)은 사지(四肢)에 도달하여 온후(溫煦) 작용을 일으킨다. 신양(腎陽)은 모든 양의 근본으로 전신의 장부 조직을 온후(溫煦)함과 아울러 인체 기화(氣化)의 원천이나. 그러므로 비신(脾腎)의 양기(陽氣)가 허약하면 온후(溫煦)·기화(氣化)기능이 실조되어 쉽게 내한(內寒)이 발생한다. 그 중에서도 특히 신양허쇠(腎陽虛衰)가 중요하다. 그러므로 『소문(素問)·지진요대론(至眞要大論)』에서 "한(寒)으로 인한 각종 수축(收縮)과 포급(拘急-땅기고 뒤틀림) 증상은 모두 신(腎)에 속한다.[諸寒收引 皆屬于腎 제한수인개속우신]"고 하였다.

한종중생(寒從中生)

의미	양기(陽氣) 허쇠(虛衰)로 온후(溫煦) 기화(氣化)기능이 감퇴되어 한(寒)이 내생(內生)하거나 음한(陰寒)의 사(邪)가 내성(內盛) 함
원인	① 비양(脾陽)부족 : 비(脾)는 후천지본(後天之本)으로서 기혈화생(氣血化生)지원(之源)이 되며 비양(脾陽)은 사지(四肢), 기육(肌肉)까지 도달하여 온후(溫煦)작용을 함. ② 신양(腎陽) 부족 : 신양(腎陽)은 모든 양(陽)의 근본으로 전신장부조직을 온후(溫厚)하며 인체 증등기화(蒸騰氣化)의 근원임. [諸寒收引皆屬于腎 제한수인개속우신]
병기	① 양허음성(陽虛陰盛) → 온후(溫煦) 추동(推動)기능 상실 → 기능활동(機能活動)감퇴로 음한(陰寒)이 내생(內生)함. → 외한지냉(畏寒肢冷), 면색창백(面色蒼白), 권와희난(踡臥喜暖), 복사변당(腹瀉便溏), 설윤불갈(舌潤不渴) ② 양기(陽氣)부족 → 기화기능(氣化機能) 감퇴 → 음식을 수곡정미(水穀精微)로 변화불가 → 수액(水液)이 온화(溫化)를 얻지 못하여 → 음한성(陰寒性) 병리산물(水濕),(痰飮)이 적취(積聚)/정체(停滯) → 요빈청장(尿頻淸長), 체타담연희박청냉(涕唾痰涎稀薄淸冷), 대변설사(大便泄瀉), 수종(水腫) 등 '제병수액(諸病水液) 징철청냉(澄澈淸冷) 개속우한(皆屬于寒)'

심(心)은 혈맥(血脈)을 주관하고 그 성(性)은 화(火)에 속하며, 폐(肺)는 호흡(呼吸)을 주관하고 종기(宗氣)를 형성한다. 만약 심폐기허(心肺氣虛)하면 가슴의 양이 부진(不振)하고, 종기(宗氣)가 이르지 못하여 장부(臟腑)를 따뜻하게 하지 못하므로 내한(內寒)이 점차 생기게 된다.

① 장부(臟腑)의 내한(內寒) 병변

심양(心陽)이 허하면 심협부가 몹시 답답하거나 비트는 것처럼 아프고 안색과 입술이 푸른색을 띠는 등의 증상이 나타난다.

비양(脾陽)이 허하면 묽은 변으로 설사한다. 신양(腎陽)이 허하면 허리와 무릎이 차고 아프며 소변량이 많으며, 남자의 경우는 발기부전[陽萎 양위]이 발생하고 여자는 자궁이 냉하여 임신하기 어렵다.

② 내한(內寒)과 외한(外寒)의 차이점 및 연관성

차이점 내한(內寒)의 임상 특징은 주로 허(虛)하면서 한(寒)이 있는 증상, 즉 허(虛)가 위주이고, 외한(外寒)의 임상 특징은 주로 한(寒)이 위주이며, 또한 대부분 풍(風)·습(濕) 등의 사기(邪氣)를 수반하거나 한사(寒邪)가 양기(陽氣)를 손상함으로 인해 허상을 겸하기도 하는 등 한(寒) 위주이다.

연관성 한사(寒邪)가 인체에 침범하여 양기(陽氣)를 손상시키면 결국 양허(陽虛)를 초래하며, 양기(陽氣)가 평소에 허한 체질 또한 외사(外邪)에 대항하는 능력이 약하므로 쉽게 한사(寒邪)를 외감하여 발병하거나, 혹은 한사(寒邪)가 장부에 직중(直中)하므로 내한(內寒)을 야기하여 발병한다.

(2) 내한병기(內寒病機)의 유형

내한(內寒)은 양기(陽氣)가 쇠미(衰微)하고 음한(陰寒)이 상대적으로 성(盛)한 것이다. 내한(內寒)의 병기변화는 양허음성(陽虛陰盛)하여 온후기능(溫煦機能)이 저하한 것과 양허기쇠(陽虛氣衰)하여 기화기능(氣化機能)이 감퇴한 것의 두 종류로 나눌 수 있다.

① 양허음성(陽虛陰盛)

양이 허하면 음이 성하고 음이 성하면 내한(內寒)이 발생한다.

양기(陽氣)가 허하면 온후(溫煦)기능이 실조되어 장부조직을 온후·추동(推動)하지 못한다. 주로 신양(腎陽)의 부족과 비양(脾陽)의 허쇠(虛衰) 혹은 심양(心陽)의 쇠미(衰微)로 생긴다. 한(寒)은 수인(收引)케 하는 성질이 있어 혈맥을 수축케 하고 혈행(血行)을 느리게 한다. 그러므로 면색창백(面色蒼白), 형한지냉(形寒肢冷), 근맥구급(筋脈拘急), 지절동통(肢節疼痛) 등의 증상이 나타난다.

내부에 음한(陰寒)이 생기므로 찬 것을 두려워하고 사지가 차며 안색이 창백하고 웅크리고 누우며 따뜻한 것을 좋아한다. 묽은 변을 설사하며 설질(舌質)이 촉촉하고 갈증이 나지 않는 등의 온후(溫煦) 부족 증상이 나타난다. 그 중에서도 특히 찬 것을 싫어하고 따뜻한 것을 좋아하는 증상이 특징적이다.

② 양허기쇠(陽虛氣衰)

양기가 허약하면 기화기능이 감퇴되어 내부에 음한(陰寒)이 성해진다.

인체의 대사는 양기(陽氣)의 기화기능에 의존하므로 기화기능이 감소되면 수곡(水穀)이 정미(精微)물질로 변하지 못하고 수액이 따뜻해지지 않게 된다. 주로 비신(脾腎)의 양(陽)이 허(虛)하면 증화기능(蒸化機能)이 실조(失調)되어 진(津)이 기(氣)로 화(化)하지 못하고 축적(蓄積)되므로 생기는 현상이다.

그래서 수습(水濕) 담음(痰飮) 등의 음한(陰寒)성 병리산물이 쌓이거나 정체하며 내부에 음한(陰寒)의 사기(邪氣)가 성하게 된다.

소변이 잦고 소변량이 증가하며 콧물·침·담(痰)·연(涎) 등이 묽고 차거나, 설사를 하거나 수종이 생기는 등의 증상이 나타난다.

『소문(素問)·지진요대론(至眞要大論)』에 "몸의 수액(水液)이 청냉(淸冷)한 경우는 대개 한(寒)에 속한다."라 한 내용이 이에 해당한다.

③ 진한가열(眞寒假熱)의 병리상태

양허내한(陽虛內寒)이 일정한 단계로 발전하면 진한가열(眞寒假熱)의 병리상태가 나타난다. 예를 들면 안색은 오히려 홍조를 띠나 머리에 땀이 나고 맥이 허대(虛大)하거나 매끄럽고 빠른 등의 증상이 나타난다. 이것은 병변의 본질과 임상 증상이 일치하지 않는 비정상적인 현상으로, 원양(元陽)이 쇠약해짐으로 인해 내부에 음한(陰寒)이 성하여 양을 외부로 밀어내므로 가상의 열이 나타난 것, 즉 진한가열(眞寒假熱)이다.

3) 내습(內濕)

(1) 내습병기(內濕病機)의 형성(形成)

내습(內濕)은 습탁내생(濕濁內生)이라고도 한다. 비(脾)의 수곡(水穀)과 수액(水液)을 운화(運化)하는 기능 및 진액(津液)을 수포(輸布)하는 기능이 비정상적으로 되어 수습(水濕)·담탁(痰濁)이 축적(蓄積)되고 정체(停滯)하는 병기변화를 내습이라고 한다.

대개 내습(內濕)은 비허(脾虛)로 발생하므로 비허생습(脾虛生濕)이라고도 한다.

본래 비만한 체질인데 인체의 양기가 부족하여 담탁(痰濁)이 성하거나, 또는 찬 것이나 날 것이나 달고 기름진 음식물을 지나치게 많이 섭취하거나, 오랜 병 등으로 인해 비기(脾氣)가 손상(損傷)되면 진액(津液)의 운행을 제대로 할 수 없게 된다.

진액수포대사(津液輸布代謝)에 장애(障碍)가 발생하여 체내의 수(水)와 진(津)이 불화(不化)하면 정(停 머무름)하여 습(濕)이 되고, 취(聚 모임)하여 음(飮)이 되며, 응(凝 엉김)하여 담(痰)이 되고, 적(積 쌓임)하여 수(水)가 된다.

이렇게 되어 비양(脾陽)이 부진하거나 비기(脾氣)가 허약해져 운화기능이 감퇴되면 진액의 수송과 대사에 장애가 발생하여 수액이 쌓이므로 내습(內濕)이 발생한다.

『소문(素問)·지진요대론(至眞要大論)』에서는 "습기(濕氣), 수종(水腫), 창만(脹

내습병기

의미	비(脾)의 운화기능(運化機能) 및 진액수포기능(津液輸布機能)의 감퇴로 수곡(水穀)이 정미(精微)로 화(化)하지 못하고 수습담탁(水濕痰濁)을 화생(化生)함 → '비허생습(脾虛生濕)'
원인 및 병기	양기(陽氣)부족으로 담습(痰濕)이 과성(過盛)하여 생김 ① 자식생냉(恣食生冷) 과식비감(過食肥甘) → 비위내상(脾胃內傷) → 비양부진(脾陽不振) 비기허손(脾氣虛損) → 불능위위행기진액(不能爲胃行其津液) ② 비기허(脾氣虛)로 운화기능(運化機能)을 잃으면 습탁(濕濁) 내곤(內困) : 진액(津液)을 불행(不行)하게 하며, 진액수포대사(津液輸布代謝)에 장애 → 수액불화(水液不化) → 취이성습(聚而成濕), 정이성담(停而成痰), 유이위음(留而爲飮), 적이성수(積而成水). "제습종만개속우비(諸濕腫滿皆屬于脾)"

滿) 등의 증상은 대개 비(脾)에 속한다.[諸濕腫滿 皆屬于脾 제습종만 개속우비]”라고 하였다.

비(脾)의 운화기능은 신양(腎陽)의 온후(溫煦)·기화(氣化)작용과 관계가 있다. 그러므로 내부에서 발생한 습탁(濕濁)은 비양(脾陽)과 비기(脾氣) 허약으로 진액을 운화하지 못해 형성된 병리산물이지만, 또한 신양허쇠(腎陽虛衰)와도 밀접한 관계가 있다. 신(腎)은 수액을 주관하고, 신양(腎陽)은 모든 양기(陽氣)의 근본이므로 신양(腎陽)이 허약할 때도 반드시 비(脾)의 운화기능에 영향을 미쳐 내부에서 습탁(濕濁)이 발생한다.

이와 반대로 습(濕)은 음사(陰邪)이므로 습(濕)이 편성하면 양기(陽氣)가 손상되므로 습탁(濕濁)이 오랫동안 인체를 손상하면 반드시 비양(脾陽)과 신양(腎陽)에 영향을 미쳐 양허(陽虛)로 인하여 습(濕)이 성(盛)한 증상을 초래한다.

(2) 내습병기(內濕病機)의 유형(類型)

내습(內濕)이 형성된 후에는 습(濕)의 음한(陰寒)한 성질에 의하여 쉽게 양기(陽氣)가 손상되므로 병기변화(病機變化)는 습성(濕盛)과 양쇠(陽衰)의 두 종류로 나타난다.

증상은 형한외한(形寒畏寒), 담연희박(痰涎稀薄), 소변청냉(小便淸冷), 설담태활(舌淡苔滑), 맥유지완(脈濡遲緩) 등이다.

습(濕)은 무겁고 탁하며 달라붙는 성질이 있어 쉽게 기기(氣機)를 가로막는다. 이는 내습(內濕)의 주요 병기변화이다. 따라서 내습(內濕)이 형성된 후 습사(濕邪)가 조체(阻滯)한 부위가 같지 않아서 다른 병증이 나타난다.

습사(濕邪)가 경락기부(經絡肌膚)에 조체(阻滯)되면 위양(衛陽)의 통행이 방해를 받아 지체(肢體)가 저리거나, 사지(四肢)가 무거우며, 굴신(屈伸)이 원활하지 않는 증상 등이 나타난다.

습(濕)이 상초(上焦)에 정체하면 폐기(肺氣)를 펼치지 못하므로 가슴이 답답해지면서 기침이 난다.

습(濕)이 중초(中焦)를 가로막으면 비기(脾氣)는 오르지 못하고, 위기(胃氣)는 내려가지 못해 완복부가 그득하고 식욕이 부진하며 입이 끈적거리거나 혹은 입이 달다.

습(濕)이 하초(下焦)에 정체하면 신양(腎陽)이 불화(不化)하고 수도(水道)가 옹색(壅塞)하므로 배가 붓고 설사가 나며 소변이 원활치 않다.

습(濕)이 피부와 근육사이로 넘치면 수종이 발생한다. 복창변당(腹脹便溏), 소변불리(小便不利) 등의 증상이 나타난다.

습탁(濕濁)이 인체의 어느 부위에 정체하였더라도, 여전히 습(濕)은 중초(中焦)의 비위(脾胃)를 조체(阻滯)하는 것을 위주로 한다. 내습(內濕)은 인체의 어느 부위에나 조체(阻滯)될 수 있으나 특히 중초(中焦)에 조체되는 경우가 가장 많으므로 습곤비기(濕困脾氣)가 내습(內濕)의 중요한 병기(病機)가 된다.

습사(濕邪)를 외감한 것과 습탁(濕濁)이 내생한 것은 그 발생 과정은 다르나 서로 영향을 미친다. 습사(濕邪)가 외부에서 침입하면 쉽게 비(脾)를 손상시켜 비(脾)의 운화기능이 실조되어 습탁(濕濁)이 내부에 쌓인다. 내부에 습(濕)이 성(盛)한 체질 또한 습사(濕邪)를 쉽게 감수(感受)하여 발병한다.

또한 수습(水濕)이 기주(肌腠)나 피부에 넘치거나 혹은 수(水)가 하지로 흐르면

습열(濕熱)의 전변병증(傳變病症)

변증류별 辨症類別	공유증상 (共有症狀)	임상증상(臨床症狀)	치료원칙 (治療原則)
유련기분 (留戀氣分) 유련삼초 (留戀三焦)	흉민(胸悶) 납매(納呆) 범악(泛惡) 구니(口膩) 복창(腹脹) 설태니(舌苔膩) 전신곤권(全身困倦)	발열(發熱) 갈불욕음(渴不欲飮) 소변단적(小便短赤) 설태황니(舌苔黃膩) 등 열상(熱象)	청화습열 (淸化濕熱)
조체비위 (阻滯脾胃)		비위증후돌출(脾胃症候突出) 설태황니(舌苔黃膩) 혹은 황후니(黃厚膩), 유발열불퇴(有發熱不退)	신개고설 (辛開苦泄)
온결간담 (蘊結肝膽)		황달(黃疸), 구고(口苦), 흉협창통(胸脇脹痛), 혹은 반견완복통(或伴見脘腹痛), 맥현삭(脈弦數), 설태니(舌苔膩) 혹은 황니(黃膩)	소설간담습열 疏泄肝膽濕熱
하주대장 (下注大腸)		복사(腹瀉)가 주요 특징임. 사하물(瀉下物)에 예취(穢臭 냄새 심함)	청열리습 (淸熱利濕) 해독(解毒)
하주방광 (下注膀胱)		요빈(尿頻), 요급(尿急), 요통(尿痛), 소변혼탁(小便混濁)	청열리수 (淸熱利水) 통림(通淋)

수종(水腫)이 발생한다.

이 외에도 습(濕)이 체내에 정체하여 오래도록 울체(鬱滯)되면 종양(從陽)하여 열로 화(化)할 수 있으니 습(濕)이 중초(中焦)에 조체(阻滯)하면 습사(濕邪)가 열로 화(化)하여 습열(濕熱)의 증상이 나타날 수 있다.

4) 내조(內燥)

(1) 내조병기(內燥病機)의 형성(形成)

내조(內燥)란 진상화조(津傷化燥)라고도 한다. 내조(內燥)는 인체의 진액(津液)이 부족하여 안으로는 장부 조직에 물을 대지 못하고, 밖으로는 피부와 땀구멍을 적시지 못하므로 메마르고 거친 병리상태가 되는 것을 가리킨다.

『소문(素問)·음양응상대론(陰陽應象大論)』에서 "조기(燥氣)가 편승(偏勝)하면 건(乾)이다.[燥勝則乾 조승즉건]"이라 한 내용은 이를 언급한 내용으로 볼 수 있다.

내조(內燥)는 대부분 열성병(熱性病)으로 열사(熱邪)가 음액(陰液)을 고갈시키거나, 습사(濕邪)가 조체(阻滯)되어 수진(水津)이 생기지 않게 되거나, 습사(濕邪)가 열(熱)로 되어 조(燥)로 전화해 생긴다. 한(汗 땀), 토(吐 게우기), 설사 등으로 진액(津液)이 지나치게 빠져나가거나, 혈액을 잃고 정액(精液)이 빠져나가 음액(陰液)이 생기지 못하게 되는 등의 원인에 의하여도 내조(內燥)가 형성된다.

내조병증(內燥病證)

변증류별	공유증상	주요임상특징	치료원칙
상진 傷津	구건(口乾) 순조(脣燥) 설건소진 (舌乾少津) 혹은 대변건결 (大便乾結) 등이 나타남	고열(高熱), 한출과다(汗出過多) 등 원인 많음. 설태건조(舌苔乾燥) 설질다편홍(舌質多偏紅)	생진청열 (生津淸熱)
상음 傷陰		열병후기(熱病後期) 전신정황흔차(全身情況很差) 등에서 많음. 설질광홍소태(舌質光紅少苔), 맥세삭(脈細數)	자양음액 (滋養陰液)
혈조 血燥		노년(老年) 장기적 영양장애(營養障碍) 및 오랜 병(病), 어혈내결(瘀血內結) 등이 원인. 전신의 소수(消瘦 수척함), 피부건조소양(皮膚乾燥瘙痒), 조갑(爪甲)의 변박변취(變薄變脆), 대변건결(大便乾結), 설광(舌光) 등이 나타남	양혈윤조 (養血潤燥)

① 내조(內燥)와 관련된 장부

내조(內燥) 병변은 여러 장부조직에서 발생하나, 주로 폐(肺)·위(胃) 및 대장(大腸)과 밀접한 관계가 있다.

폐(肺)는 조금(燥金)의 장(臟)으로 기(氣)를 주관하고 전신에 진액을 운반한다. 폐기(肺氣)가 허약하여 진액을 정상적으로 운반하지 못하거나, 폐(肺) 자체에 진액이 부족하여 피모(皮毛)로 운반하지 못하거나, 외사(外邪)가 이(裏)에 침입하여 열(熱)로 변하거나 담열(痰熱)이 오랫동안 폐(肺)에 머무는 것 등은 모두 폐(肺)의 진액을 손상시켜 내조(內燥)를 일으킨다. 폐에 내조의 병변이 있으면 콧속이 마르고[鼻乾], 입술이 마르며[脣乾], 담이 없고 마른기침이 나며, 피부가 건조하고, 심하면 폐(肺)가 건조함으로 인해 폐락(肺絡)이 손상되어 담(痰)에 피가 섞여 나오거나, 각혈 등의 증상이 나타난다.

위(胃)는 습(濕)한 것을 좋아하고, 건조한 것을 싫어한다. 위(胃)는 양명조토(陽明燥土)[34]로서 조(燥)를 주관하므로 쉽게 건조해지므로 습한 것을 좋아하고 건조한 것을 싫어하는 까닭에 진액으로 끊임없이 자윤(滋潤)해야만 정상적인 수납(受納)·부숙(腐熟)·통강(通降)기능을 유지할 수 있다.

대장(大腸)은 조금(燥金)의 부(腑)로 진액을 주관한다. 진액의 부족으로 장을 습윤시키지 못하거나, 장에 실열(實熱)이 울결되면 쉽게 진액을 손상시킴으로 인해 변비가 발생한다. 또한 늙어서 정기가 부족하거나, 산후에 혈이 부족하거나, 오랜 병으로 정혈(精血)이 부족해도 반드시 장액이 말라 변비가 생기는데, 이를 장조(腸燥)라 한다.

신(腎)은 전신의 기화(氣化)를 주관하고, 신음은 오장음액(五臟陰液)의 근원이다.

진액이 손상되어 조(燥)로 변하고 이것이 오래되면 반드시 신(腎)에 영향을 미친다. 신정(腎精)이 손상되고 신음(腎陰)이 부족하여도 폐(肺)·위(胃)와 장(腸) 등에 영향을 미쳐 내조(內燥)를 일으킨다. 진액(津液)과 혈은 근원이 같으므로 진액이

34) 양명조토(陽明燥土) : "조토"(燥土)라고도 한다. 위의 음양오행 속성 및 생리 · 병리적인 특징을 가리킨다. 비위(脾胃)는 다같이 오행의 토(土)에 속하지만 위는 부(腑)로서 양(陽)에 속하며, 수곡(水穀)의 수납을 주관하는데, 병리적으로는 쉽게 건조해지고 충실(充實)해지므로 "조토(燥土)"라고 한다.

마르면 혈이 부족해지고, 혈이 부족하여도 또한 진액을 마르게 하므로 조증(燥證)을 치료할 때는 먼저 혈을 치료해야 한다.

② 내조(內燥)의 증상

내조(內燥)는 진액을 말리므로 증상은 윤택함을 잃는 것으로 나타난다.

예를 들면 몸이 야위고 피부가 건조하여 윤택함이 없어지고 피부 비듬이 떨어지면서 심지어는 갈라진다. 입과 목구멍은 건조하고 입술이 타며 혀에 진액이 없고, 붉으며 갈라진다. 또 코 안이 건조하고 눈이 따끔거리며, 손톱과 발톱이 부러지고, 대변이 건조하여 잘 나오지 않는다. 소변량은 적고 붉으며 잘 나오지 않고, 마른기침을 하되 담(痰)은 적거나 담(痰)에 피가 섞여 나오는 등의 증상이 나타난다.

내조(內燥) 병변은 음(陰)이 허하고 진액이 부족하면 허열(虛熱)이 내부에서 발생하고 허화(虛火)가 내부에서 타오르므로 내조(內燥)는 항상 임상에서 허열(虛熱)과 허화(虛火)를 수반한다.

(2) 내조병기(內燥病機)의 유형(類型)

내조(內燥)의 기본병기는 진액(津液)이 모자란 것으로 모자라는 정도 및 조열(燥熱)의 생성 유무에 따라 진휴(津虧)하여 조(燥)가 되는 것과 음휴조열(陰虧燥熱)의 두 종류(種類)로 나눌 수 있다.

① 진휴(津虧)

이는 진액(津液)의 휴손(虧損)으로 인하여 장부조직기관이 건조(乾燥)하고 껄끄러운 증후가 나타나는 것으로 주로 폐, 위, 대장 및 간과 밀접한 관련이 있다.

만약 폐기허(肺氣虛)로 인하여 폐진(肺津)이 선발부포(宣發敷布)하지 못하면 건해소담(乾咳少痰), 피모건조(皮毛乾燥) 등의 증상이 나타난다. 위진(胃津)이 부족하면 배가 고픈데도 먹고 싶지 않는 상태가 되고, 입과 혀가 건조하게 되는 등의 증상이 나타난다. 또한 장액(腸液)이 모자라면 대변이 건조하고, 변비 등의 증상이 나타난다. 간음(肝陰)이 휴허(虧虛)하면 안목(眼目)에 자양(滋養)을 하지 못하므로 양쪽 눈이 건삽(乾澁 마르고 껄끄러움)하고, 시력감퇴 등의 증상이 나타난다. 이러한 여러 증상들은 모두 진액(津液)이 휴허(虧虛)하여 윤택기능(潤澤機能)을 실조한 때문이다.

『소문(素問) 현기원병식(玄機原病式)』에서는 "껄끄럽고 마르고 광택이 없고, 메말라 거칠어지거나 트는 증상은 모두 조(燥)에 속한다. [諸澁枯涸 乾勁皴揭 皆屬于燥 제삽고학 건경준게 개속우조]"라 하였다.

② 음휴조열(陰虧燥熱)

진(津)이 상하면 음(陰)에도 영향을 미쳐 음허양항(陰虛陽亢)하므로 조열(燥熱)로 되는데 이는 진액손상(津液損傷)이 진일보 발전한 결과이다.

만일 열성병(熱性病) 후기에 열이 진액을 태워 음이 상하여 조(燥)로 화(化)하게 되면 신열(身熱)이 물러가지 않고, 손발바닥이 화끈거린다. 설홍소진(舌紅少津), 맥세삭(脈細數) 등의 증상이 나타난다.

폐조(肺燥)가 오래도록 낫지 않아 진(津)과 음(陰)을 상하고 음휴조성(陰虧燥盛)하면 조열(燥熱)이 화(火)로 되어 마른 기침이 극심하고, 심하면 가래에 피가 섞여 나오고, 심번(心煩)으로 잠을 자지 못한다. 혀는 붉은 설홍(舌紅), 맥은 삭(數)이다.

위음(胃陰)이 줄어들어 조열(燥熱)이 되면 가슴이 답답하고 입안이 마르며 갈증이 나는 번갈(煩渴)이 생기는데, 혀는 진홍색 설광무태(舌光無苔) 등의 증상(症狀)이 나타난다.

이 외에도 습(濕)이 조체(阻滯)하면 역시 조(燥)를 형성할 수 있는데, 내습(內濕)이 과중하면 청양(淸陽)이 방해를 받아 기(氣)가 진(津)으로 화(化)하지 못하여 진액(津液) 부족의 내조증(內燥證)을 형성한다.

예를 들어 폐(肺)와 위(胃)의 담음(痰飮)은 기기(氣機)를 조체(阻滯)하여 진액(津液)이 상승하지 못하게 하므로 입은 마른데 물은 마시고 싶지 않는 구건불욕음(口乾不欲飮) 등의 증상(症狀)이 나타난다. 수종고창(水腫臌脹)은 수(水)가 진(津)으로 화(化)하지 못하므로 기부(肌膚)를 윤(潤)하지 못하여 피부가 건조하게 되고, 소변이 줄어들며, 대변이 건조한 증상 등이 나타난다.

5) 내화(內火)

(1) 내화병기(內火病機)의 형성(形成)

내화(內火)는 화열내생(火熱內生)이라고도 한다. 이는 질병 과정 중에 양이 성하여 기능이 항진되거나, 혹은 음이 허하고 양이 항성(亢盛)한 음허양항(陰虛陽亢)으로 인해 열이 생기는 병기상태이다. 기혈이 울결·정체하거나, 병사(病邪)가 울결함으로 인해 화열(火熱)이 내부를 요동하여 기능이 항진되는 경우도 포함된다.

병증으로는 내화(內火)와 내열(內熱)이 있다.

화(火)와 열(熱)은 모두 양에 속하고, '화(火)는 열이 극에 달한 것이고, 열은 화(火)가 성해지는 과정이다'라고 한다. 따라서 화(火)와 열은 병기(病機)와 임상 증상이 기본적으로 일치한다.

내화(內火)와 내열(內熱) 형성의 근본원인은 양이 성하여 남아도는 것과 양이 항성(亢盛)하여 열이 생기는 경우다. 외계(外界)의 사기(邪氣)가 인체 장부에 침입하여 양의 열기를 성하게 하면 실열(實熱)이 형성된다. 질병으로 인해 음액(陰液)이 줄어들면 음이 부족하고 양이 항성하여 허열(虛熱)이 내생(內生)하게 된다.

내열(內熱)의 생성은 체질과 일정한 관계가 있으니 만일 체내의 양기(陽氣)가 본래 성하면 사기(邪氣)를 감수(感受)한 후에 양기가 남아돌아 항성(亢盛)하여 실열(實熱)을 형성하게 된다. 만약 인체가 본래 음허(陰虛)하면 발병 후에 음이 허하고 양이 항성하므로 허열(虛熱)이 생긴다.

내화(內火)· 내열(內熱)

유형	병인병기(病因病機)	임상표현(臨床表現)
내화(內火) 내열(內熱)	양기과성화화(陽氣過盛化火) 사울구(邪鬱久) 종양이(從陽而) 화열화화(化熱化火) 오지과극화화(五志過極化火) 다속실화(多屬實火).	면홍목적(面紅目赤), 심번(心煩), 구갈(口渴), 요적(尿赤), 변결(便結), 설홍태황(舌紅苔黃), 맥삭(脈數) 등 심(心), 폐(肺), 간(肝), 담(膽), 위(胃) 실열증후(實熱證候)
	다유정혈휴모(多由精血虧耗) 음허양항(陰虛陽亢) 인이허열(因而虛熱) 허화내생(虛火內生)	오심번열(五心煩熱) 혹은 골증조열(骨蒸潮熱) 실면(失眠) 도한(盜汗), 설눈홍소태(舌嫩紅少苔), 맥세삭(脈細數) 허화상염지아통(虛火上炎之牙痛), 인통(咽痛), 권홍승화(顴紅升火)

(2) 내화병기(內火病機)의 유형(類型)

내화(內火)와 내열(內熱)은 성질이 비록 같지만 병증의 표현은 같지 않다.

내열(內熱)은 인체를 침입한 외사(外邪)가 울적(鬱積)하여 열(熱)로 화(化)한 것이지만 내화(內火)는 오로지 체내에서 생기는 것으로 외사(外邪)로 발생하는 것은 아니다. "화는 열이 심해진 것이고, 열은 차츰 화로 발전하는 것이다.[火爲熱之甚 熱爲火之漸 화위열지심 열위화지점]"이란 말이 있는데 이는 변증론치에서 중요한 의미가 있다.

내화(內火)와 내열(內熱)은 주로 양성내열(陽盛內熱), 사울화화(邪鬱化火), 오지화화(五志化火) 및 음허내열(陰虛內熱) 등 네 가지로 분류할 수 있다.

① 양성내열(陽盛內熱)

양기(陽氣)가 항성유여(亢盛有餘)하고, 기능이 항진(亢進)된 경우를 양성내열(陽盛內熱) 또는 장화(壯火)라 한다. 내열장화(內熱壯火)는 인체의 정기(正氣)를 대량으로 소모시킨다.『소문(素問)·음양응상대론(陰陽應象大論)』에는 "장화(壯火)는 기(氣)를 먹어 버린다.[壯火食氣 장화식기]"라 하였다.

양기(陽氣)가 지극히 성하면 열(熱)로 전화한다. 인체의 양기가 성하여 남아돌면 기능이 항진하고, 열(熱)이 극에 달하면 화(火)로 변한다. 인체의 정상적인 양기는 신(神)을 영양하고 근을 부드럽게 하며, 장부조직을 온후(溫煦)하고 생리기능활동을 추동하고 촉진하는 작용이 있다. 그러나 양기(陽氣)가 항성하여 기능활동이 지나치게 항진되면 인체의 대사가 항진하고 기(氣)·혈(血)·진액(津液)·정(精) 등이 대량으로 소모되므로, 이 때 양기(陽氣)는 그 정상적인 생리작용을 상실하고 병변을 형성한다.

내열장화(內熱壯火)에는 두 종류의 서로 다른 병기변화가 있다. 하나는 외사(外邪)가 이(裏)로 들어와 열(熱)로 화(化)하면 양열(陽熱)이 온통 가득차서 내외(內外)가 모두 열(熱)한 경우다. 그러므로 이때는 발열한출(發熱汗出), 구갈인음(口渴引飮), 면홍(面紅), 맥홍삭(脈洪數) 등의 증상(症狀)이 나타난다.

다른 하나는 사열(邪熱)이 음(陰)을 상하여 진액이 부족하므로 밤에 발열이 심해지고, 목은 마른데 물은 많이 마시지 않는 구갈불다음(口渴不多飮), 소변이 짧고 작은 소변단소(小便短少) 등의 증상이 나타난다.

② 사울화화(邪鬱化火)

사기(邪氣)가 울결하면 화(火)로 전화한다 외감육음(外感六淫)인 풍한조습(風寒燥濕) 등의 사기(邪氣)가 이(裏)로 들어와 울결되고, 양기(陽氣)를 따라 열(熱)이나 화(火)로 화(化)한다. 이것은 기가 울결(鬱結), 열(熱)이 발생하여 화(火)로 변하고, 이로 인해 실열(實熱)이 내부에 울결되는 것을 말한다.

병증은 두 종류로 나눌 수 있으니 하나는 외감육음(外感六淫)이 인체에 침입하여 발병하는 과정에 울체(鬱滯)되고 오래되어 열(熱)과 화(火)로 화(化)하는 것이다. 한사(寒邪)가 울결되어 열(熱)로 화(化)한 것, 습사(濕邪)가 울결되어 화(火)로 화(化)한 것 등이 그것이다.

다른 하나는 체내의 병리산물인 습담·어혈 등 체내의 병리적 대사산물과 식적(食積)·충적(蟲積) 등이 울결되어 화(火)로 화(化)한 것이다.

③ 오지화화(五志化火)

오지(五志)가 과도하면 화(火)로 전화한다. 이를 오지지화(五志之火)라고도 한다. 정지(情志)가 자극을 받아 크게 흔들리면 기기울체(氣機鬱滯)를 야기한다. 기울(氣鬱)이 오래되면 열(熱)로 화(化)하여 내열(內熱)이나 내화(內火)를 형성한다.

대개 정신·정지(情志)의 자극이 인체의 음양·기혈과 장부의 생리적 평형에 영향을 미쳐 기기(氣機)가 울결되고, 이것이 오랫동안 지속되어 열로 전화함으로 인해 화열(火熱)이 내부에서 발생한 것을 가리킨다.

예를 들어 정지(情志)가 원활하게 소통되지 않으면 간(肝)의 소설기능(疏泄機能)이 실조되어 기기(氣機)가 울결(鬱結)하고 기(氣)가 울(鬱)하여 화(火)로 화(化)하게 된다. 그래서 심번급조(心煩急躁), 면홍목적(面紅目赤), 두통현훈(頭痛眩暈) 등의 간화(肝火) 증상이 나타난다.

④ 음허내열(陰虛內熱)

정혈(精血)이 줄거나 혹은 음액(陰液)이 크게 상하면 음허(陰虛)로 양(陽)이 항성되어 허열(虛熱)이 내생(內生)한다. 그래서 손발바닥이 화끈거리고, 골증조열(骨蒸潮熱), 권홍(顴紅), 도한(盜汗), 설홍(舌紅), 맥세삭(脈細數) 등의 증상이 나타나게 된다.

만일 음허(陰虛)로 내열(內熱)이 생기면 음허화왕(陰虛火旺)의 병리상태가 된다.

음허화왕(陰虛火旺)은 허화(虛火)에 속한다. 대개 정(精)과 혈(血)이 부족하고 음액이 크게 손상되어 양기(陽氣)가 항성하고, 이로 인해 허열(虛熱)이 발생하고 허화(虛火)가 내생하는 것을 가리킨다.

일반적으로 음허내열(陰虛內熱)은 전신성의 허성(虛性) 기능항진으로 인한 허열(虛熱) 증후에서 많이 보이나 음허화왕(陰虛火旺)은 그 화열(火熱) 증후가 종종 인체의 어떤 부위에 집중적으로 나타난다. 예를 들어 음허화왕(陰虛火旺)으로 인한 인통(咽痛)·치통(齒痛)·골증(骨蒸)·권홍(顴紅) 등의 증상은 허화(虛火)가 상염(上炎)하기 때문이다.

내부에 화열(火熱)이 발생하는 것은 허·실 두 가지 측면으로 나눌 수 있다.

허화(虛火)는 대개 음혈(陰血)이 부족해 양(陽)을 끌어내리지 못함으로 화(火)가 상염(上炎)한데서 비롯된다. 병세가 비교적 완만하고 병정이 비교적 길며, 증상으로는 오심번열(五心煩熱), 오후에 광대뼈 부위가 붉어지고, 잠을 이루지 못하며, 도한(盜汗)이 나고, 입과 목구멍이 건조하며, 현기증이 나고, 귀에서 소리가 나며, 설질(舌質)이 붉고 설태(舌苔)가 적으며, 맥이 가늘고 빠르다.

실화(實火)는 대개 양기(陽氣)가 남아돌거나 사기(邪氣)가 울결되어 화(火)로 변하는 것 등에서 비롯된다. 병세가 급격하고 병정(病程) 역시 비교적 짧다. 증상으로는 고열이 나면서 얼굴이 붉어지고 갈증으로 인해 찬 것을 마시려 하며 소변이 황적색을 띠고 대변이 건조하며, 구설(口舌)이 짓물러 창(瘡)이 발생하거나 설질(舌質)이 붉고 눈이 충혈되며, 심하면 정신이 혼미하고 미친 듯이 날뛰며 설태(舌苔)가 누렇고 건조하며 홍삭맥(洪數脈)이 나타난다.

실화(實火)와 허화(虛火)는 그 발생 기전은 다르나 상호전화 과정에서 서로 영향을 미친다. 즉, 실화는 음(陰)과 진액(津液)을 소모하여 음허화왕(陰虛火旺)을 야기하고 허화 또는 허실협잡증(虛實夾雜證)을 초래한다.

2. 내생오사(內生五邪)와 외감육음(外感六淫)의 관계

내생오사(內生五邪)와 외감육음(外感六淫)은 모두 풍(風), 한(寒), 습(濕), 조(燥), 화(火)의 동일한 개념을 사용하지만 근본적으로 서로 구별된다. 즉, 내생오사(內生五邪)는 병리변화(病理變化)이지만 외감육음(外感六淫)은 발병원인(發病原因)이다. 내사(內邪)와 외사(外邪)와는 밀접한 관계가 있어 육음사기(六淫邪氣)가 질병을 유발할 때 내생오사(內生五邪)에서도 일부 증후가 같이 나타날 수는 있다. 예를 들어 풍사(風邪)의 발병 특징 중에 풍(風)은 동(動)을 주관하는 성질이 있어 추축(抽搐), 경궐(痙厥)[35], 경항강직(頸項强直), 각궁반장(角弓反張), 반신불수(半身不遂) 등이 나타나는데 이는 내풍(內風)에서도 나타난다.

1) 내풍(內風)과 외풍(外風)

(1) 병기변화

내풍병기(內風病機)는 내장에서 발생하는데, 간(肝)에서 나타난다. 간음(肝陰)의 휴손(虧損), 간양(肝陽)의 화풍(化風), 혹은 장부(臟腑)의 음양기혈(陰陽氣血) 실조가 간(肝)에 파급되고 신(腎)까지 손상한다. 그래서 간신(肝腎)이 음허(陰虛)로 되어 물이 나무를 적시지 못하는 수불함목(水不涵木) 상태에서 간목(肝木)이 풍(風)을 생기게 한다. 따라서 내풍(內風)과 간(肝)과는 밀접한 관계가 있으며 대부분 간음(肝陰)의 휴손(虧損)으로 인하여 내풍(內風)이 발생하는 경우가 많다.

외풍(外風)은 외부의 풍사(風邪)가 인체의 기표(肌表)를 침습하는 것이다. 그 병기변화는 주로 기주피모(肌腠皮毛), 사지관절(四肢關節)에 있으며 주로 영위(營衛)를 상하게 하고 폐장(肺臟)과 밀접한 관계가 있다.

(2) 병증표현(病症表現)

내풍(內風)과 외풍(外風)으로 인하여 발현되는 병증은 같지 않다. 내풍병증(內風病證)은 주로 내부에서 발생하며 풍(風)이 동(動)을 주관하는 성질을 지니고 있어 어지러워 엎어지는 현훈욕부(眩暈欲仆), 사지 저리고 살이 떨리는 지마육전(肢麻肉顫), 갑자기 정신을 잃고 넘어지는 돌연혼도(突然昏倒), 놀라서 넘어져 뻣뻣해지

35) 경궐(痙厥) : 갑자기 몹시 놀라서 정신을 잃고 넘어지며 몸이 싸늘해지는 것. 소아 경풍(驚風)증상의 하나

는 경궐강직(痙厥强直), 근육경련이나 추축(抽搐), 각궁반장(角弓反張) 등이 나타난다. 하지만 풍사(風邪)로 인한 표증(表證)은 나타나지 않는다.

외풍(外風)이 침습하면 주로 표증(表證)이 되므로 발열오한(發熱惡寒) 혹은 오풍(惡風), 자한(自汗), 맥부완(脈浮緩) 등이 나타난다. 만약 표사(表邪)가 이(裏)로 들어가 열(熱)로 화(化)하면 열(熱)이 극(極)하여 풍(風)을 생기게 하므로 이때에는 내풍증(內風證)이 나타나게 된다.

내외풍증(內外風證)은 발병이 비록 같지 않더라도 밀접한 관계가 있으니 예를 들어 외풍(外風)이 표(表)를 침습하여 영위(營衛)를 손상하고 기혈(氣血)을 모손(耗損)시키면 내풍(內風)이 쉽게 일어날 수 있으며 혈(血)이 말라 피부가 가렵거나 혹은 기육(肌肉)이 저절로 떨리는 증상 등이 나타난다.

2) 내한(內寒)과 외한(外寒)

(1) 병기변화(病機變化)

내한(內寒)은 장부기능이 쇠약하여 발생하는 것으로 내장(內臟)의 양(陽)이 허(虛)하면 온후작용(溫煦作用)이 실조되므로 한종중생(寒從中生)한다. 병기변화는 심비(心脾)의 양허(陽虛)가 위주로 된다.

외한(外寒)은 한사(寒邪)의 침입으로 발병하여 표(表)를 상하게 하거나 혹은 바로 이(裏)로 들어간다. 표(表)를 상하는 것은 한사(寒邪)가 기표(肌表)를 속박(束縛)하여 위양(衛陽)이 울체(鬱滯)된 것으로 병변은 표(表)에 있으며 상한(傷寒)이라 칭한다. 이(裏)로 바로 들어간 것은 외계의 한사(寒邪)가 직접 이(裏)로 들어간 것으로 비위(脾胃)의 양(陽)을 상하게 한 것이므로 병변(病變)은 이(裏)에 있으며 중한(中寒)이라고 한다.

(2) 병증표현(病證表現)

내한(內寒)과 외한(外寒)은 비록 병기가 서로 다르지만 병증(病證)의 표현에 있어 서로 같은 것과 다른 점이 있다. 같은 점은 한(寒)은 음사(陰邪)로 모두 양(陽)을 상(傷)하게 한다는 것이며, 다른 점은 외한(外寒)은 위양(衛陽)을 상하게 하는 것이 주(主)이며 내한(內寒)은 중초비위(中焦脾胃)의 양(陽), 즉 중양(中陽)을 상(傷)하게 하는 것이 주(主)가 된다. 외한(外寒)이 곧바로 가운데로 들어가는 경우도 역시 중양(中陽)을 상하게 한다.

내한(內寒)은 허(虛)로 인하여 한(寒)이 된 것이므로 주로 허증(虛證)이고, 외한(外寒)은 한사(寒邪)가 밖에서 침입한 것으로 먼저 오한발열(惡寒發熱), 머리와 몸의 동통(疼痛)과 같은 실증(實證)으로 표증(表證)이 나타난다. 만일 외한(外寒)이 바로 가운데로 직접 들어가면 이한실증(裏寒實證)이 되므로 외한(外寒)에서는 허증은 많지 않다.

내한(內寒)과 외한(外寒)은 발병 및 병기변화에 있어 매우 밀접한 관계가 있다. 일반적으로 내한이 존재하면 쉽게 외한을 감(感)하게 되고, 오장(五臟)이 양허(陽虛)하면 표양(表陽) 역시 단단하지 못하므로 쉽게 외한(外寒)을 감(感)하게 되며, 비위(脾胃)의 양(陽)이 허(虛)하면 쉽게 외한(外寒)이 중(中)을 상(傷)하게 한다. 또한 외한(外寒)이 이(裏)로 들어가 이(裏)의 양(陽)을 손상시키면 쉽게 내한(內寒)이 생기게 된다.

3) 내습(內濕)과 외습(外濕)

(1) 병기변화(病機變化)

내습(內濕)은 장부(臟腑)의 기능감퇴로 양기(陽氣)가 불화(不化)하여 수습(水濕)이 형성되는 것이다. 병기변화는 장부 중 비(脾), 폐(肺), 신(腎) 등의 양허(陽虛)가 위주가 된다. 특히 비허(脾虛)가 주(主)가 되는 것으로 비허(脾虛)하면 습(濕)이 생긴다.

외습(外濕)은 습사(濕邪)가 밖에서 침습하여 기주(肌腠)와 관절(關節)이 사기(邪氣)를 받는 것으로 병기변화는 근골(筋骨)과 기육(肌肉)에 있으며 몸이 무겁게 느껴지고, 동통(疼痛)이 나타난다. 만일 습사(濕邪)가 이(裏)로 들어가면 습사(濕邪)가 비(脾)를 실조하게 하므로 창만(脹滿)하게 되고, 설사 등이 나타난다.

(2) 병증표현(病證表現)

내습(內濕)과 외습(外濕)의 발병이 다르기는 하나 병증의 표현은 서로 흡사한 경우가 많다. 내습과 외습을 막론하고 모두 습사(濕邪)의 특징이 나타난다. 내외(內外)의 습증(濕證)은 실(實)이 많고 허(虛)가 적은 다실소허(多實少虛)하며, 병증이 계속 이어져서 치료가 어렵다.

내습(內濕)과 외습(外濕)은 밀접한 관계가 있어 비(脾)가 허(虛)하면 쉽게 내습이 생기고 또한 외습도 쉽게 초래된다. 외습이 인체에 침입하여 비양(脾陽)을 방해하면 기기(氣機)가 조체(阻滯)되어 쉽게 내습이 형성된다.

이 외에도 내외합사(內外合邪)가 있는데 이미 내습(內濕)이 생겼는데 다시 외습(外濕)이 들어오는 것을 말한다. 예를 들면 여름이나 가을에 습(濕)이 밀려들어 습사(濕邪)가 쉽게 생기는데 다시 날 음식과 찬 음식을 먹으면 쉽게 내외합사(內外合邪)한 장(腸)의 질병이 나타난다.

4) 내조(內燥)와 외조(外燥)

(1) 병기변화(病機變化)

내조(內燥)는 주로 진(津)이 상하거나[傷津 상진], 액(液)이 이탈하거나[脫液 탈액], 혈(血)이 소실되거나[失血 실혈], 정(精)을 잃어버리는[亡精 망정] 등의 원인에 의하여 발생한다. 그 병기변화는 장부의 기혈진액(氣血津液)에 있으므로 음액(陰液)이 부족하여 내조(內燥)가 생기거나, 진(津)이 모자라 조(燥)가 생기는 등이 주요 병기가 된다.

외조(外燥)는 외계의 조사(燥邪)에 감응하여 발생하는 것으로 천기(天氣)는 폐(肺)로 통하므로 외조(外燥)는 흔히 폐(肺)를 상하여 폐조(肺燥)를 야기한다. 조사(燥邪)가 열(熱)을 겸하였는가 또는 한(寒)을 겸하였는가에 따라 서로 다르게 나타나므로 외조(外燥)는 온조(溫燥)와 량조(凉燥)로 나눈다. 조사(燥邪)는 진액(津液)을 소모하므로 외조(外燥)의 병기는 주로 허증(虛證)에 속한다.

(2) 병증표현(病證表現)

내조(內燥)와 외조(外燥)의 병증표현이 서로 다르게 나타나는 경우, 내조의 병증은 광범하여 장부(臟腑), 조직(組織), 기관(器官) 등 어느 곳에든 나타날 수 있고 순전히 이증(裏證)에 속한다. 외조(外燥)는 폐(肺)와 기표(肌表)에 많이 발생하며 표증(表證)을 겸한다. 또한 내조(內燥)와 외조(外燥)가 서로 같이 나타나는 경우는 이들 모두는 진(津)을 소모시키고 음(陰)을 상하게 하여 음(陰)이 줄어들고 조(燥)를 성(盛)하게 하므로 조열(燥熱)이 생긴다. 그 증상은 입이 마르고 목구멍이 건조하게 되며, 심번(心煩)이 생기고, 대변이 굳게 되고, 소변은 적어지며, 혀는 붉게 된다. 심하면 기육(肌肉)이 수척하게 되는 등의 증상이 나타난다.

5) 내열(內熱)과 외열(外熱) · 내화(內火)와 외화(外火)

(1) 병기변화(病機變化)

내열(內熱)과 내화(內火)는 주로 양(陽)이 남아돌아 성(盛)하거나 혹은 음(陰)이 부족하여 양(陽)이 항성(亢盛)한 때문으로 모든 장부(臟腑)에서 발생할 수 있다. 병증은 허실(虛實)의 구분이 있으니 실(實)한 것은 장열(壯熱) · 장화(壯火)를 이루어 정기(正氣)를 크게 손상시키며, 허(虛)한 것은 허열(虛熱) · 허화(虛火)를 이루어 음(陰)을 상하게 한다.

외열(外熱)은 외계(外界)의 열사(熱邪)를 감수(感受)하였거나, 혹은 다른 사기(邪氣)를 감수(感受)하여 양(陽)을 좇아 열(熱)로 되었기 때문이다. 병기변화는 일반적으로 우선 표열(表熱)이 있고 이 표열(表熱)은 쉽게 이(裏)로 전변(傳變)하여 이열(裏熱)로 변하며 그 증상은 실(實)이 많고 허(虛)가 적은 다실소허(多實少虛)로 나타난다.

(2) 병증표현(病證表現)

화열내생(火熱內生)과 외감발열(外感發熱)의 병증표현은 서로 유사한 점이 많으나 일정한 구별이 있다. 내열(內熱) · 내화(內火)의 병증에는 허실(虛實)이 있다. 실증(實證)은 양(陽)이 성(盛)한 기열(氣熱)이 생기고 장부(臟腑) 기능이 항진(亢進)하여 열(熱)이 심하게 나며, 갈증이 나고, 혀가 몹시 붉은 설강(舌絳), 대변이 마르는 변건(便乾), 오줌이 붉은 요적(尿赤)의 증상이 나타나고, 맥(脈)은 홍삭(洪數)이 된다. 허증(虛證)은 음액(陰液)이 부족하여 상대적으로 양(陽)이 항성하여 열(熱)이 생긴 것이므로 번열(煩熱) · 조열(潮熱) · 도한(盜汗) · 실면(失眠)의 증상이 생기고, 혀는 홍(紅)이고 맥은 세삭(細數)이다.

외열(外熱)은 외사(外邪)가 침습하여 표증(表證)을 이룬 것으로 사기(邪氣)가 넘치는 것이니 주로 실증(實證)이며 발열오한(發熱惡寒)이 나며, 머리와 몸의 통증이 생기고, 맥은 부삭(浮數)이다.

내열(內熱)과 외열(外熱)은 모두 발열(發熱)이 나타나는데 열(熱)은 화(火)의 성질이며 화(火)는 위로 타오르는 성질이 있어 음액(陰液)을 불살라 없애기 때문에 심신(心神)을 요동(擾動)하게 한다. 그러므로 경(輕)하면 심번조요(心煩躁擾)[36]의 증상이 나타나고, 중(重)하면 혼미발광(昏迷發狂)의 증상이 나타난다.

이 외에도 화열(火熱)의 발병은 병기가 복잡하고, 증후 또한 복잡하여 해(害)를 입으면 심히 중(重)하게 된다.

『의학입문(醫學入門)』에서는 "화(火)의 병은 매우 사나워 사람을 죽이고, 변화가 일정치 않아서 한번 동요함으로써 곧 원기를 손상하고, 편승(偏勝)하여 다른 경락에 옮겨 피해를 준다."[37]이라 하였다.

※ 병기십구조(病機十九條)

질병(疾病)의 어떤 유사한 증후를 어느 하나의 병인(病因), 혹은 어느 하나의 장(臟)의 범위 내에 귀납시켜, 변증(辨證)에서 병인(病因)을 찾는 근거로 삼을 수 있도록 19조(條)로 정리하여 활용했다. 『소문(素問)』에 나와 있는 것을 골라 모은 것인데, 그 중 육음(六淫)에 속하는 것이 13조이고, 오장(五臟)에 속하는 것이 6조이다. 이들 내용을 파악하면 일부 비교적 복잡한 병상(病狀)에 대하여 간결하게 요약할 수 있는 효과가 있다. 하지만 이는 일종의 개략적 분류일 뿐이며, 반드시 구체적 병정(病情)과 연계시켜, 전면적인 분석을 해야 비로소 실제와 부합된다.

병기십구조(病機十九條)는 다음과 같다.

① 제풍도현(諸風掉眩) 개속어간(皆屬於肝) 풍병(風病)으로 떨리면서 어지러운 증상이 있는 것은 대개 간(肝)의 병(病)에 속한다.

② 제한수인(諸寒收引) 개속어신(皆屬於腎) 한병(寒病)으로 근맥(筋脈)이 당기는 증상이 있는 것은 대개 신(腎)의 병에 속한다.

③ 제기분울(諸氣膹鬱) 개속어폐(皆屬於肺) 기병(氣病)으로 숨이 차고 가슴이 그득하며 답답한 증상이 있는 것은 대개 폐(肺)의 병에 속한다.

④ 제습종만(諸濕腫滿) 개속어비(皆屬於脾) 수습(水濕)이 저류(貯留)되어 나타나는

36) 이열(裏熱)로 인해 가슴이 답답하고 팔다리를 가만두지 못하며 몸을 엎치락 뒤치락하고 안절부절하는 증상

37) 火病死人甚暴 變化無常 一動便傷元氣 偏勝移害他經 화병사인심폭 변화무상 일동변상 원기 편승이해타경

부종(浮腫)과 창만(脹滿 배가 몹시 팽창하고 그득한 병증)은 대개 비(脾)의 병에 속한다.

⑤ 제열무계(諸熱瞀瘛) 개속어화(皆屬於火) 열사(熱邪)로 혼민(昏悶 정신이 혼미하여 번민하는 것)하고 추축(抽縮), 계종(瘈瘲 힘줄이 당기거나 늘어져서 팔다리가 움츠러졌다 늘어졌다를 반복하는 증상), 근육이 실룩거리는 것, 경련의 발작이 잦은 것)하는 등의 증은 대개 화(火)에 속한다.

⑥ 제통양창(諸痛痒瘡) 개속어심(皆屬於心) 동통(疼痛), 소양(搔痒 가려움증), 창양(脹瘍 종기와 부스럼) 등의 증은 대개 심병(心病)에 속한다.

⑦ 제궐고설(諸厥固泄) 개속어하(皆屬於下) 궐역(厥逆 가슴과 배가 몹시 아프면서 양쪽 다리가 갑자기 싸늘해지고 가슴이 답답하며 음식을 먹지 못하는 병증, 만성두통)과 변비, 설사 등의 증상은 대개 하초(下焦)의 병에 속한다.

⑧ 제위천구(諸痿喘嘔) 개속어상(皆屬於上) 위증(痿證 사지의 근맥이 이완되고 연약무력해져 팔, 손목, 무릎, 발꿈치 등에 운동 불능을 야기시키는 일련의 병증), 천식(喘息), 구토(嘔吐) 등의 증은 대개 상초(上焦)의 병에 속한다.

⑨ 제금고율(諸禁鼓慄) 여상신수(如喪神守) 개속어화(皆屬於火) 구금(口噤: 입을 꼭 다물고 열지 못하는 증후), 아래턱이 떨리는 증상 등이 있으면서 신지(神志)가 상실케 되는 증은 대개 화(火)에 속한다.

⑩ 제경항강(諸痙項强) 개속어습(皆屬於濕) 신체강직(身體强直)이나 혹은 경항(頸項)이 뻣뻣해져 돌리는데 장애(障碍)가 생기는 것은 대개 습증(濕證)에 속한다. 습탁(濕濁)이 근맥(筋脈) 기주(肌腠)를 상(傷)한다는 뜻이다.

⑪ 제역충상(諸逆衝上) 개속어화(皆屬於火) 기역상충(氣逆上衝)하는 것은 화(火)에 속한다.

⑫ 제복창대(諸腹脹大) 개속어열(皆屬於熱) 복부(腹部)의 창만(脹滿)은 열(熱)에 속한다.

⑬ 제조광월(諸躁狂越) 개속어화(皆屬於火) 번조(煩燥 가슴에 열이 얽히어 괴로운 것을 번이라고 하고, 초조 불안한 것이 밖으로 드러나는 것을 조라고 한다.), 발광, 거동이상 등의 증은 화(火)에 속한다.

⑭ 제폭강직(諸暴强直) 개속어풍(皆屬於風) 갑자기 신체가 강직되는 경우는 대개 풍(風)에 속한다.

⑮ 제병유성(諸病有聲) 고지여고(鼓之如鼓) 개속어열(皆屬於熱) 복창(腹脹 배가 부풀어오르는 증상)하면서 배를 두드리면 북소리가 나는 경우는 대개 열(熱)에 속한다.

⑯ 제병부종(諸病胕腫) 동산경해(疼酸驚駭) 개속어화(皆屬於火) 부종(浮腫), 산통(痠痛 쑤시고 무겁고 나른한 병증), 심신불안(心神不安)이나 경해(驚駭 놀람) 등은 대개 화(火)에 속한다.

⑰ 제전반려(諸轉反戾) 수액혼탁(水液渾濁) 개속어열(皆屬於熱) 근맥구련(筋脈拘攣 사지 근맥이 땅기고 굽어져 마음대로 쓰지 못하는 병증), 수액혼탁(水液渾濁) 등은 대개 열(熱)에 속한다.

⑱ 제병수액(諸病水液) 징철청랭(澄澈淸冷) 개속어한(皆屬於寒) 몸의 수액(水液)이 담박(淡薄) 투명(透明)하고 청냉(淸冷)한 경우는 대개 한(寒)에 속한다.

⑲ 제구토산(諸嘔吐酸) 폭주하박(暴注下迫) 개속어열(皆屬於熱) 신물을 토하고 급격한 설사가 나는 경우는 대개 열(熱)에 속한다.

제7절 장부병증(臟腑病症)

동양의학에서는 장상학설과 경락학설이 인체를 인식하는 기본 견해이다. 장부의 기능실조는 내상(內傷), 외사(外邪), 음식노권(飮食勞倦) 등의 병인에 따라 기 · 혈 · 진액의 과부족과 그 운행의 저해, 음양의 실조 등으로 나타난다. 또한 그 실조(失調)는 소속 경맥의 기혈상태에 영향을 주어, 그 경락유주상에 감각이상과 기능이상 등 갖가지 변조(變調)를 나타낸다.

장부와 경락의 관계는 하나의 장(臟) 또는 부(腑)는 하나의 경맥과 연결될 뿐만 아니라, 하나의 장부(臟腑)는 복수(複數)의 경맥과 관련된다. 또한 하나의 경맥은 복수(複數)의 장부와 연결되어 있으므로 장부의 이상은 항상 그것이 속하는 경맥의 이상으로 나타난다고 말할 수만은 없다. 장부의 대표적인 기본병증에 대해 살펴보면 다음과 같다.

1. 오장(五臟)의 병증

1) 심(心)의 병증

심(心)의 주된 생리기능은 '신(神)을 장(藏)한다'라는 것과 '혈맥(血脈)을 주관(主管)한다'는 것이다. 따라서 심에 병이 나면 정신활동과 혈액순환에 이상이 나타나기 쉽다. 또한 심은 얼굴, 혀와 생리적 관계가 있으므로, 심에 병이 생기면 얼굴과 혀에 반응이 나타난다.

심병의 주된 원인은 과도한 감정이 일으키는 내상(內傷)이다. 정신적인 스트레스는 신(神)을 손상하여 심병(心病)의 원인이 된다. 기쁨이 도(度)를 지나쳐도 심병(心病)을 일으킨다. 조울증(躁鬱症) 등의 정신병이나 의식장애도 심과 관계가 있는 증상으로 본다.

혀는 심(心)이 지배하므로, 심이 병들면 혀에 이상이 나타나며, 언어장애, 미각장애 같은 것이 생긴다.

(1) 심기허(心氣虛)

심기허 증상은 선천적인 심기(心氣)의 부족이나 정동(情動)의 실조(失調), 만성병이나 노화에 따른 장기 기능감퇴로 일어난다.

심기가 쇠약하면 심장이 빈 것 같고 가슴이 두근거리며 심하면 무서운 느낌이 든다. 심기가 부족하면 가슴 속의 종기(宗氣)가 순행하지 못해 가슴이 답답하고 숨이 차다. 지나치게 피로하면 기를 소모하므로 움직일수록 심기도 더 허약해지기 때문에 증상도 더 심해진다.

기허로 체표가 치밀하지 못하면 저절로 땀이 난다. 심기가 부족하고 혈액 운행이 무력하면 위쪽을 영양하지 못해 얼굴이 희멀겋게 되고, 혀가 연하고 설태가 희게 된다. 혈행(血行)을 추동하는 힘이 모자라 맥은 허하고 힘이 없게 된다.

이것은 심기부족(心氣不足)에 의한 허약증이며, 심계(心悸 가슴 두근거림)가 주증상이다. 또한 흉민(胸悶 가슴이 답답하고 초조함)과 기허(氣虛)에 의한 헐떡거림, 권태(倦怠), 자한(自汗) 등의 증상을 수반한다.

(2) 심양허(心陽虛)

심양허는 장기간에 걸친 기허(氣虛), 갑작스러운 중병(重病)으로 양(陽)이 손상되어 심(心)의 양기가 부족해 일어나는 허증(虛症)이다.

병증이 발전하면 기허로 인해 심양을 손상시키고 신체를 온화(溫化)하지 못하므로 추워하고 팔다리가 찬 증상이 겹친다. 양이 허할 때는 한(寒)이 성해지므로 한이 경맥에 응결되고 기의 순행이 어체되어 심맥이 막히기 때문에 심장 앞쪽이 갑자기 아파진다.

혀가 연하고 설태가 희고 두꺼운 것은 양이 허하고 한이 성한 증상이다. 이 때에 혈액을 추동하는 힘이 모자라므로 혈이 혈맥을 충만시키지 못하기 때문에 미세한 맥이 나타난다.

심계(心悸)와 흉통(胸痛), 허한(虛寒)에 따른 외한(畏寒 추위를 두려워함), 사지(四肢) 차가움 등이 주요 증상이고, 또한 흉민(胸悶)과 기허(氣虛)에 따른 증후를 동반한다.

(3) 심혈허(心血虛)

심혈허는 혈(血)이 부족하고, 그 때문에 심이 혈의 영양을 받지 못하여 생기는 병증이다. 본 병증은 사려과도(思慮過度)에 따른 음혈(陰血)의 소모, 출혈과도(出血過度)로 인한 심혈감소(心血減少), 음식물 섭취부족이나 열병(熱病)에 의한 음혈(陰血) 손상 등 많은 원인에 의하여 일어난다. 심(心)은 신(神)을 장(藏)하고, 혈맥(血脈)을 주관(主管)하는 등의 기능에 영향이 나타나고, 또한 전신의 혈 부족, 장부(臟腑)의 기능감퇴나 실조(失調)로 나타나는 수도 있다.

주증(主症)은 심계(心悸), 불면(不眠), 현기(眩氣), 건망(健忘) 등이다.

혈이 허하여 심의 신(神)을 영양하지 못하면 심신(心神)이 안정되지 못하므로 잠이 오지 않고 꿈이 많게 된다. 또한 심(心)이 주관하는 바가 없어져 마음을 집중하지 못하고, 심하면 신(神)을 지키지 못하고 정신이 몽롱해지는 증상이 나타난다. 또한 심이 영양을 받지 못하므로 심장의 박동이 안정되지 않고, 가슴이 두근거리고, 무서워하는 증상이 생긴다.

혈이 허하여 상부의 얼굴부분을 영양하지 못하면 안색이 창백하고 광택이 없으며 설질(舌質)이 담(淡)색을 띠고 윤기가 없는 증상이 나타난다. 또한 뇌수(腦髓)를 영양하지 못하므로 현훈(眩暈)과 건망이 나타난다.

(4) 심음허(心陰虛)

심음허는 심(心)의 음액(陰液) 부족으로 심신(心神)의 영양이 나빠져서, 신(神)을 주관하는 능력이 감퇴하여 나타나는 병증이다.

오랜 병으로 심음(心陰)이 손상되었거나, 마음을 과도하게 쓰거나, 혹은 정지(情志)의 내상(內傷)으로 심음(心陰)이 암암리에 소모되었거나, 심화(心火)·간화(肝火)가 왕성하여 심음(心陰)을 손상시켜 발생한다.

심음(心陰)이 허하면 음이 양을 제약하지 못하므로 심양(心陽)이 항성한다. 즉 심음(心陰)이 허하여 심화(心火)가 왕성해진다. 음이 허하므로 양기(陽氣)를 수렴하지 못한다. 이로 인해 양기(陽氣)가 지나치게 위로 올라 심신을 요동하므로 신지(神志)가 불편하고, 심계허번(心悸虛煩 가슴이 두근거리고 답답함)으로 인해 잠을 잘 이루지 못한다. 음이 허하면 내열이 발생하므로 오심번열(五心煩熱)·도한(盜汗)·맥세삭(脈細數)·설질홍(舌質紅) 등의 증상이 나타난다. 심계(心悸), 불면(不眠)

등의 증상이 수반된다.

(5) 심화(心火)의 항진(亢進)

심화(心火)의 항진(亢進)으로 심신(心神)이 영향을 받아 일어나는 병증이다. 오지(五志)의 이상, 육음(六淫)의 열화(熱化), 술과 담배, 매운 것 등의 과도한 섭취, 온열성(溫熱性) 한약의 장기간 복용 등은 모두 본 병증의 원인이다. 많은 경우 실열증(實熱症)으로 나타난다.

주 증상은 심계(心悸), 흉부의 번열감(煩熱感), 불면(不眠), 요적(尿赤 소변이 황적색임)이다. 심신(心神)에 대한 영향으로는 경증(輕症)일 때는 번조(煩燥)나 불면(不眠)이 나타나지만, 중증(重症)은 광란(狂亂), 헛소리, 의식장애 등이 나타난다. 또한 입과 혀에 창(瘡)을 형성하는 경우도 있다.

(6) 심맥(心脈)의 조체(阻滯)

심맥(心脈)의 흐름이 나쁘게 되어 일어나는 병증이다. 심기허(心氣虛)와 심양허(心陽虛) 때문에 혈을 추동하는 작용과 혈을 온후(溫煦)하는 작용이 저하되면 혈행장해(血行障害)가 일어나 어혈이 형성된다. 또한 수축하고 견인하는 한사(寒邪)의 수인성(收引性)과 엉겨 붙게 하는 응체성(凝滯性)에 따라 혈행장해(血行障害)로 나타나는 경우도 있다.

2) 간(肝)의 병증(病症)

간(肝)의 주된 생리기능은 소설(疏泄)과 장혈(藏血)의 주관이다. 간(肝)이 병들어 소설(疏泄)이 나빠지면 기기(氣機)와 정서(情緒)의 조절, 비위(脾胃)의 운화기능조절 등에 장애가 나타나 장혈(藏血)이 나빠지게 된다. 특히 간이 지배하는 눈과 근(筋)에 이상이 나타난다. 눈의 이상으로서는 시력저하, 안정피로(眼精疲勞) 등이 있고, 근의 이상으로서는 근에 쥐가 나는 것, 위축(萎縮) 등이 있다. 또한 여성의 경우는 월경에 영향을 준다.

간병(肝病)에 주된 원인이 되는 것은 칠정(七情) 중에서 노(怒)라고 하는 감정(感情)이다. 간(肝)이 병들면 냉정(冷靜)한 판단력(判斷力)을 잃어버리게 되고, 노(怒)하기 쉽게 되거나 잘 놀라게 된다.

간(肝)의 대표적인 병증에는 다음과 같은 것이 있다.

(1) 간기(肝氣)의 울체(鬱滯)

간기울결은 간(肝)의 소설(疏泄)기능이 파괴되거나 감퇴되어 기기(氣機)가 원활하지 못하고 이로 인해 기(氣)가 정체되어 일어나는 병증이다. 정신적인 스트레스를 받았거나 장기간에 걸쳐 기분이 답답한 채로 있으면 일어나기 쉽다. 본 병증에서 기기(氣機)가 실조하여 기울(氣鬱)과 기체(氣滯)가 되므로, 이것이 더욱 더 정신에 영향을 주어, 악순환을 일으킨다.

본 병증은 인체의 국부에 기가 정체되어 창만·동통 등의 증상이 생기는데, 기울(氣鬱)과 기체(氣滯)가 일어나는 부위에 따라 갖가지 서로 다른 증상이 나타난다.

만약 담(痰)과 기(氣), 기(氣)와 혈(血)이 뒤엉키면 결체된 부위에 종괴(腫塊)가 발생한다. 기가 간에서 정체하면 양쪽 흉협부 창만(脹滿)이나 좌협부 동통이 발생한다.

간은 소설(疏泄)기능을 주관하므로 정서(情緖)를 조절하는데 기의 순행이 울체되면 소설(疏泄)기능이 파괴되므로 정서가 우울해진다. 간기(肝氣)의 울체가 오랫동안 풀리지 못하면 정서를 조절하는 기능이 상실되므로 정서가 초조해지고 화를 잘 내게 된다.

기(氣)가 울결되어 담(痰)이 생기고, 담(痰)이 기를 따라 오르는데 목구멍에 몰리면 매핵기(梅核氣 인후의 이물감)가 생기고 목에 몰리면 목덜미에 영류(癭瘤)

[혹]이 생기게 된다.

족궐음간경과 충맥 임맥과는 밀접한 관계가 있다. 따라서 간기(肝氣)의 울체(鬱滯)에 의하여 기병(氣病)이 혈에 영향을 미치게 되어 충맥과 임맥의 두 맥이 실조하게 되면, 월경이상이 일어난다. 또한 유방(乳房)은 족궐음간경의 지맥(支脈)이 유주하고 있으므로, 유방부(乳房部)에 기체(氣滯)에 의한 창통(脹痛)이 나타나기 쉽다. 간기(肝氣)가 울결되고 경락의 기가 순조롭지 못하므로 젖가슴, 아랫배 등이 뻐근하고 답답하게 아프거나 부위가 옮겨 다니며 아프다.

그밖에 간기울결(肝氣鬱結)로 인해 소설(疏泄)의 직무를 다하지 못하면 비위(脾胃)의 운화기능에 영향을 미쳐 딸꾹질이나 트림이 나오고, 식욕부진 및 복부가 더부룩하고 묽은 변이 나오는 등의 증상이 나타난다.

(2) 간화상염(肝火上炎)

이 병증은 간기(肝氣)의 울체(鬱滯)가 진행되어 울결된 기(氣)가 화(火)로 전화하고, 이 화(火)가 경(經)을 따라 상역(上逆)하여 일어나는 병증이다.

지나친 노여움으로 인해 간(肝)이 손상되어 기화(氣火)가 상염(上炎)하거나, 혹은 과다한 정서자극으로 오지(五志)가 극에 달하여 화로 변하거나, 간담(肝膽)에 습열(濕熱)이 옹성(壅盛)하여 화(火)로 변하는 등의 요인으로도 발생한다. 또한 이 병증은 술과 담배, 매운 음식물 섭취과도(攝取過度)에 따라 일어나기도 한다.

간화상염(肝火上炎)은 간(肝)의 양기(陽氣)가 지나치게 오른 것이므로 머리가 터질 듯이 아프고, 얼굴이 붉어지고, 눈이 충혈 되며, 조급하여 화를 잘 내고, 갑자기 귀에서 소리가 나거나 잘 들리지 않는 등의 증상이 발생한다.

간화(肝火)가 내부를 달구면 쉽게 음혈을 손상시켜 음허화왕(陰虛火旺)을 초래한다. 간화(肝火)가 폐위(肺胃)의 락맥(絡脈)을 손상하면 각혈(咯血)·토혈(吐血)·뉵혈(衄血) 등의 증상이 나타난다. 기화(氣火)의 상역이 극에 달하면 간풍내동(肝風內動)을 야기하여 위로는 머리 꼭대기[巓頂 전정]을 요동하게 하고 아래로는 사지를 늘어지게 한다. 심신(心神)에 영향을 주면 심번(心煩), 불면(不眠), 다몽(多夢) 등의 증상도 나타난다.

(3) 간음허(肝陰虛)

간음허(肝陰虛)는 간의 음액(陰液)이 부족하므로, 그 자양(滋養)·자윤작용(滋潤作用)이 저하되어 일어나는 허열병증(虛熱病症)이다. 보통 정서가 유쾌하지 못해 기(氣)가 울결되어 화(火)가 생성되거나 간병(肝病), 열병(熱病) 후기(後期)에 간음(肝陰) 손상 등이 원인이 되어 형성된다.

간음허증(肝陰虛證)은 간병(肝病)의 일반증상과 음허증(陰虛證)이 함께 나타난다. 간음(肝陰)이 부족하면 머리와 눈을 영양하지 못하므로 현훈(眩暈)과 이명(耳鳴)이 나타나며, 눈이 건조하여 이물(異物)이 들어간 것 같이 깔깔해진다. 허열(虛熱)이 상염(上炎)되므로 얼굴이 화끈화끈하다. 또 간(肝)의 낙맥(絡脈)이 허열(虛熱)의 침습을 받으므로 옆구리가 덴 것처럼 아프다. 체내에서 허열(虛熱)이 증발되어 오심번열(五心煩熱), 조열(潮熱), 도한(盜汗)이 나타난다. 음액이 허손되어 위로 오르지 못하니 목이 마르고, 힘줄이 영양 받지 못해 손발이 떨린다. 혀가 붉고 진액이 적은 것은 음허내열(陰虛內熱)의 표현이다. 체내에 허열(虛熱)이 심하면 현(弦)하고 세삭(細數)한 맥(脈)이 나타난다.

간음허증(肝陰虛證)은 허열증(虛熱證)의 표현이고, 간화상염증(肝火上炎證)은 실화증(實火證)의 표현이다. 그 본질이 같지 않기 때문에 변증(辨證)할 때 반드시 주의해야 한다.

(4) 간양상항(肝陽上亢)

간양상항(肝陽上亢)은 수(水)가 목(木)을 영양하지 못해 간양(肝陽)이 제멋대로 항진되어 상역하기 때문에 나타나는 증후이다.

보통 간신(肝腎)의 음허(陰虛)로 간양(肝陽)이 제자리를 지키지 못하거나, 화를 많이 내거나 근심이 많아지면서 체내에 기(氣)가 울체되고 화(火)가 생겨 음액(陰液)을 소모시켜 음(陰)이 양(陽)을 억제하지 못해서 나타난다.

간(肝)과 신(腎)의 음(陰)은 서로 통하므로 신음(腎陰)이 부족하면 신수(腎水)가 간목(肝木)을 적셔 주지 못하여 간음(肝陰) 역시 허해진다. 그래서 간(肝)과 신(腎)의 음허(陰虛)로 간양이 제자리를 지키지 못하거나, 또는 화가 나거나 근심이 많아 체내에 기(氣)가 울체되고 화가 생겨 음액을 소모시켜 음(陰)이 양을 억제하지 못하여 간양상항(肝陽上亢)이 일어난다.

간(肝)과 신(腎)의 음(陰)이 모자라 간양(肝陽)이 오르는 것을 억제하지 못하므로 기혈이 위로 몰려 현훈(眩暈), 이명(耳鳴)이 생기고 머리와 눈이 터질 듯이 아프고 얼굴과 눈이 벌겋게 된다. 간(肝)의 정서를 조절하는 기능이 실조되어 초조해하고 화를 잘 낸다. 음허(陰虛)로 심(心)이 영양 받지 못하고 신(神)이 안정되지 못하므로 심계(心悸), 건망(健忘), 실면(失眠), 다몽(多夢) 등의 증상이 생긴다. 허리는 신(腎)이 들어 있는 곳이고 무릎은 힘줄이 자리 잡은 곳으로 간(肝)과 신(腎)의 음허(陰虛)로 근맥이 영양 받지 못하면 허리와 무릎이 시큰거리고 힘이 없다. 간양(肝陽)이 항진되고 신음(腎陰)이 허손되면 머리가 무겁고 발이 가벼워 바로 걷지 못한다.

간기울결(肝氣鬱結), 간화상염(肝火上炎), 간양상항(肝陽上亢)의 병리는 점차 발전된다. 즉 간기(肝氣)가 오래 울체되면 화(火)가 생기고, 간화(肝火)가 타오르고 화열(火熱)이 심하면 간음(肝陰)을 손상시키고, 간음(肝陰)이 부족하면 간양(肝陽)이 항진되고, 간양(肝陽)이 항진되면 다시 화(火)를 생성하는 것이다.

(5) 간혈허(肝血虛)

간혈허(肝血虛)는 혈액이 모자라 간혈(肝血) 부족을 초래한 것이다. 대부분 오랜 병으로 인해 간혈(肝血)이 손상되거나, 출혈이 과다하거나, 비위(脾胃)가 허약함으로 인해 기혈(氣血)을 생산하지 못함으로 인해 발생한다. 간(肝)은 혈을 저장하는 장기이므로 혈허(血虛)는 대부분 간에 영향을 미친다.

간혈허증(肝血虛證)은 힘줄, 손·발톱, 눈, 피부가 혈(血)의 영양을 못 받아 나타나는 증상과 전신 혈허(血虛) 증상이 동시에 나타난다.

간혈(肝血)이 부족하면 두면부를 영양하지 못해 현훈(眩暈)과 이명(耳鳴)이 생기고, 손·발톱이 영양을 받지 못해 마르고 얇어진다. 혈(血)이 부족하여 정신상태를 안정시키지 못해 밤에 꿈이 많다. 눈을 영양하지 못하면 시력이 감퇴하거나 야맹증(夜盲症)이 생긴다. 간(肝)은 힘줄을 관리하는데 혈허(血虛)로 힘줄이 영양을 받지 못하면 경련이 생기고 감각이 둔해져서 사지가 저리고 가늘어진다. 관절운동 장애가 발생하고 손발이 떨리고 근육이 씰룩거리는 간풍내동(肝風內動)의 증상이 나타난다. 간혈(肝血)이 부족하면 충맥(衝脈)과 임맥(任脈)을 충만시키지 못하니, 월경량이 줄고 색이 연해지며 심하면 폐경(閉經)이 생긴다. 설색이 연하고 설태(舌

苔)가 희고 맥(脈)이 가는 것은 혈허(血虛)의 표현이다.

(6) 간풍내동(肝風內動)

갑자기 어지러워 쓰러질 것 같고 경련을 일으키거나 떠는 등의 모든 동요(動搖) 증상을 간풍내동(肝風內動)이라 부른다. 간풍(肝風)이라고도 하는데, 병이 경과하는 과정에서 몸이 떨리고 어지러우며 경련이 이는 등 풍(風)이 동(動)한 증상이 나타난다. 외풍(外風)과 구별하기 위하여 간풍내동이라 한다. 간풍내동(肝風內動)은 간양(肝陽)이 너무 항진되어 양기(陽氣)의 승동(昇動)이 지나치게 되면 기(氣)가 망동하여 발생한다. 간(肝)은 강장(剛臟)으로 동(動)·승(昇)을 주관하므로 간풍(肝風)이라 명명하였다.

간풍내동(肝風內動)을 일으키는 원인은 크게 허(虛)와 실(實) 두 가지로 나눈다.

허(虛)로 인한 경우는 병이 오래되어 간신(肝腎)의 음(陰)이 소모되었거나 열병의 후기에 간신(肝腎)의 음이 많이 소모되어 음이 양을 제어하지 못해 간양상항(肝陽上亢)하고, 심하면 풍(風)이 된다.

실(實)로 인한 경우는 외감열병의 과정 중에 열사(熱邪)가 치성하여 전신의 양(陽)이 모두 승(昇)하면 간양(肝陽)이 지나치게 흥분되어 양기(陽氣)가 마구 승동(昇動)하므로 써 풍(風)이 생긴다.

임상증상은 주로 간(肝)이 주관하는 근막(筋膜)의 병으로 나타난다. 현기증이 나고 눈앞이 아찔하며 사지가 땅기고 뻣뻣해지며, 혹은 갑자기 졸도하고 두 눈을 위로 치뜨며, 구안와사(口眼喎斜)·반신불수(半身不遂)가 나타나고, 사지가 마비되고 근육의 경련·진전(振顫) 증상이 나타난다.

3) 비(脾)의 병증(病症)

비(脾)의 주된 생리기능은 운화(運化)를 주관하고, 승청(昇淸)과 통혈(統血)을 주관(主管)하는 것이다. 따라서 비의 기능이 실조되면 음식물의 소화·흡수, 수분대사(水分代謝), 기혈생성(氣血生成), 혈(血)의 고섭(固攝) 등 다방면에 걸쳐 영향이 나타난다. 또한 비는 사지(四肢), 기육(肌肉), 입술 및 입과 생리적 관계가 있으므로 비가 병들면 이들에도 이상이 나타난다.

비가 병드는 첫째 원인은 과도한 생각과 번민(煩悶)으로 인한 내상(內傷)이다. 외인(外因)으로서는 습(濕)이 비(脾)의 활동을 저해하는 것을 들 수 있다. 또한 음식을 절제하지 못하여 내습(內濕)이 발생할 수 있다.

비(脾)의 대표적인 병증에는 다음과 같은 것이 있다.

(1) 비기허(脾氣虛)

비기허증(脾氣虛證)은 비기(脾氣)가 부족하고 운화기능이 실조되어 나타나는 증후이다. 보통 잘못된 식습관, 과로, 급·만성질환 등이 원인으로 작용하여 비기(脾氣)가 손상되어 나타난다.

비기허증(脾氣虛證)의 요점은 운화(運化)의 기능 감퇴로 인한 증상과 기허(氣虛) 증상이 동시에 나타나는 것이다.

비기(脾氣)가 부족하고 운화(運化)기능이 실조되면 소화기능이 떨어져 정미물질(精微物質)을 수송·분포하는 힘이 모자라므로 수습(水濕)이 생긴다. 이 수습이 비기(脾氣)를 상하게 하기 때문에 배가 더부룩하면서 불러오는 복창(腹脹)의 증상이 나타난다.

비(脾)와 위(胃)는 표리관계로 비기(脾氣)가 부족하면 위기(胃氣)도 허약해져 소화기능이 실조되므로 식사량이 줄고 식욕이 떨어진다. 이를 비위허약(脾胃虛弱)이라 한다.

식후에는 비기(脾氣)가 기능을 발휘하기 더 힘들어지므로 복창(腹脹)이 보다 심해진다. 수습이 운화되지 못하고 장(腸)으로 밀리므로 설사가 나거나 대변이 묽어진다. 비(脾)는 사지와 근육을 주관하므로 비기(脾氣)가 부족하면 사지가 나른하고 기력이 없게 된다.

중기(中氣)가 부족하므로 숨이 차고 말하기 싫어하는 증상이 생긴다. 비가 허하여 운화되지 못한 수습이 기부(肌膚)를 침습하면 면색(面色)은 희멀겋게 되거나 부종(浮腫)이 생긴다. 비(脾)와 위(胃)는 후천의 근본으로 기혈(氣血) 형성의 원천이다.

비기(脾氣)의 부족이 오래 지속되면 영혈(營血)이 허약해져서 기혈양허증(氣血兩虛證)으로 발전하게 된다. 기혈양허(氣血兩虛)로 근육은 혈(血)의 자양과 기의 온화를 잃게 되므로 점점 여위고 안색(顔色)은 누렇게 뜬다. 설태는 담백색(淡白色)이 되며 완약(緩弱)한 맥(脈)이 나타나는데 모두 비기허(脾氣虛)의 표현이다.

(2) 비양허(脾陽虛)

비양허(脾陽虛)는 비기허(脾氣虛)의 증후를 동반한다.

비양허(脾陽虛)는 대부분 비양허손(脾陽虛損)에서 발전되거나, 명문화(命門火)가 쇠퇴하여 비(脾)를 온후(溫煦)하지 못하거나, 한사(寒邪)를 감수하거나, 날 음식 또는 찬 음식을 섭취함으로 인해 비양(脾陽)이 손상되어 발생한다.

비양(脾陽)이 허하여 운화 기능이 실조되면 헛배가 불러오고 식사량이 적어진다. 또 양허(陽虛)로 음이 성해지고 체내에 한(寒)이 성하고 기(氣)의 순환이 응결되므로 배가 아프고 더운 것과 눌러주기를 좋아한다.

수(水)와 한(寒)이 체내에 성하며 수습(水濕)이 운화하지 못하고 장(腸)으로 밀리므로 대변은 비기허 때의 대변보다 더 묽게 되며 심하면 소화되지 않은 묽은 음식물을 설사하고 새벽 무렵(3시~5시)에 설사[五更泄 오경설]를 하는 등의 허한(虛寒) 증상이 나타난다.

팔다리는 비와 위가 주관하므로 비양이 허하여 팔다리를 온화하지 못하므로 팔다리가 따뜻하지 못하다. 비양이 허하고 체내에 수습(水濕)이 쌓이고 방광의 기화 기능이 실조되므로 소변이 순조롭지 못하게 되며, 수습이 피부와 근육에 몰리므로 팔다리가 무지근하고 심하면 온몸에 부종이 나타난다. 부녀자에게는 대맥(帶脈)이 고섭(固攝)하지 못하므로 수습이 아래로 흘러 백대(白帶)의 양이 많아지고 묽게 된다.

(3) 중기하함(中氣下陷)

중기하함(中氣下陷)은 비기(脾氣)가 쇠약해져 올려 받드는 힘이 모자라 아래로 함몰되어 나타난다. 비기허(脾氣虛)가 발전되어 만성 설사, 과로 등으로 생긴다. 중기하함증(中氣下陷證)에서는 비기허(脾氣虛)의 증상과 내장하수(內臟下垂)가 함께 나타난다.

비위(脾胃)는 기혈(氣血)이 형성되는 원천이다. 비기(脾氣)가 부족하면 운화기능이 실조되어 수곡정미의 영양을 받지 못해 장기가 쇠약하고 올려 받드는 힘이 모자라 하수(下垂)가 나타난다.

임상에서는 위하수(胃下垂)를 흔히 볼 수 있다. 위하수가 생기면 완복부가 밑으로 내려 누르는 듯이 무지근하고 식후에 더욱 심해진다. 중기(中氣)가 함몰되므로 대변 횟수가 증가하고 항문이 묵직하게 내려앉거나 설사가 오래 멎지 않으면 탈항(脫肛)이 생긴다. 비기(脾氣)의 올려 받드는 힘이 모자라므로 자궁하수(子宮下垂)도 나타날 수 있다. 비(脾)는 정미한 물질을 산포하는 기능을 가지고 있는데 비기허(脾氣虛)로 수곡정미가 정상적으로 수송 · 분포되지 못하고 방광으로 빠져나가면서 소변이 쌀뜨물처럼 혼탁해진다.

중기(中氣)가 부족하면 전신기능이 감퇴되므로 숨이 차고 기력이 없고 사지가 나른하며 목소리가 낮고 말하기 싫어하는 증상이 나타난다. 청양(淸陽)이 위로 오르지 못함으로써 머리가 어지럽고 눈앞이 아찔해 진다. 설색이 연하고 설태(舌苔)가 희고 맥(脈)이 약한 것은 모두 비기(脾氣)가 허약(虛弱)한 표현이다.

(4) 비음허(脾陰虛)

비음(脾陰)이란 비혈(脾血), 비(脾)의 진액을 말하는 것이다. 비음허(脾陰虛)란 비(脾)의 음혈(陰血)과 진액이 부족한 병이다. 비(脾)의 운화기능은 비(脾)의 양기(陽氣)에 의존하므로 비음허(脾陰虛)는 실제로는 비(脾)의 기(氣)와 음(陰)이 모두 허한 것이다.

비기허(脾氣虛), 비음허(脾陰虛), 비양허(脾陽虛)의 병은 비기허(脾氣虛)가 그 기초를 이루고 있다.

만약 비(脾)의 장부지기(臟腑之氣)가 모자라서 운화, 승청(昇淸), 통혈(統血)기능이 감퇴되고 뚜렷한 한상(寒象)이나 조상(燥象)이 나타나지 않으면 단순한 비기허이다. 비기허에다 온후기능이 감퇴하여 한상(寒象)이 나타나면 비양허(脾陽虛)이고, 비기허에다 진액의 수송과 유포가 무력해져 건조해지는 조상(燥象)이 나타나면 비음허(脾陰虛)이다.

따라서 비허(脾虛)는 모두 비기허(脾氣虛)이며, 음허나 양허로 발전한 것은 단지 기의 서로 다른 기능쇠퇴가 서로 다른 병기(病機)로 나타난 것일 뿐이다.

비음허(脾陰虛)는 대부분 오랜 병이나 열병으로 인해 비위(脾胃)의 음액이 손상되어 발생한다. 비위(脾胃)는 후천의 근본이므로 인체의 각 장부조직기관은 모두 비기(脾氣)의 수송과 분포·대사작용에 의해 수곡정미(水穀精微)의 영향을 받는다.

따라서 비기(脾氣)와 비음(脾陰)이 모두 허하면 비(脾)의 운화기능이 실조되고 비기(脾氣)가 허약한 까닭에 나른하고 무기력하며 복부가 창만하고 묽은 변이 나오는 등의 증상이 발생한다. 뿐만 아니라, 대부분 전신성 소수(消瘦 몸이 점점 야위는 것) 등의 기혈부족 증상이 나타난다.

비음허(脾陰虛)는 위음(胃陰) 부족을 초래하여 하강기능을 실조시키며, 심하면 상역(上逆)하므로 식사량이 줄거나 헛구역질 혹은 딸꾹질이 난다. 비음(脾陰)이 허(虛)하면 음이 양을 억제하지 못하므로 허열(虛熱) 증후, 예를 들어 입안이 건조하고 설질이 붉으면서 설태가 적은 등의 증상이 나타난다.

(5) 수습중조(水濕中阻)

수습중조(水濕中阻)는 비(脾)의 양기(陽氣)부족으로 인해 운화기능이 실조되어 수곡(水穀)을 정미(精微)하게 생산하지 못하거나, 수액대사에 장애가 일어나고 이로 인해 수습(水濕)이 내부에 정체하여 발생한다.

비(脾)가 허하여 습(濕)이 정체하면 담음(痰飮)이 형성되어 수종이 발생하기도 한다. 비양(脾陽)이 허함으로 인해 수습(水濕)의 운화력이 하강하면 쉽게 외습(外濕)의 침입을 받는다. 또한 찬 음식이나 과일 등을 함부로 먹거나, 술이나 달고 기름진 음식을 즐겨 먹으면 수습(水濕)이 내부에 쌓인다. 이들 내외의 사기(邪氣)가 번갈아 중초(中焦)를 막으면 허실협잡증(虛實夾雜證)이 발생한다.

수습중조(水濕中阻)가 병리적으로 나타나는 현상은 음(陰)에서 한(寒)으로 변화하기도 하고, 양(陽)에서 열(熱)로 변화하기도 한다. 만약 체질적으로 양(陽)이 허하고 음(陰)이 성하면 습(濕)이 한(寒)으로 전화하여 한습(寒濕)이 발생하고 비양

(脾陽)을 손상시키므로 습(濕)이 성하고 양(陽)이 쇠약한 증후가 나타난다. 만약 체질적으로 양(陽)이 성하면 습(濕)이 열로 전화하여 습열(濕熱)이 발생한다. 만약 중초(中焦)에 습열(濕熱)이 쌓여 간담(肝膽)을 훈증(薰蒸)하면 간(肝)의 소설(疏泄)기능에 영향을 미쳐서 담(膽)에 열사(熱邪)가 성해지고, 이로 인해 담즙이 빠져나가 피부로 넘치므로 얼굴과 눈이 황색을 띠는 '황달' 증상이 나타나게 된다.

(6) 비위(脾胃)의 승강실조(昇降失調)

이것은 비(脾)와 위(胃)의 승강(昇降) 균형이 실조된 병증이다. 비기(脾氣)가 허하면 승청(昇淸) 기능이 쇠약해지고 위(胃)의 강탁(降濁)기능에 영향을 미쳐 승청(昇淸)·강탁(降濁)기능이 실조된다. 따라서 한편에서 비(脾)의 승청(昇淸)과 위(胃)의 강탁(降濁) 작용이 실조됨에 따른 증상(症狀)이 나타나고, 다른 한편에서는 비위(脾胃)의 기기(氣機)가 조체(阻滯)됨에 따른 막힘[痞 비]이 나타난다. 승청(昇淸)이 잘못되면 설사가 일어나고, 강탁(降濁)이 나빠지면 가슴 속이 불쾌하고 울렁거리며 구역질이 나면서도 토하지 못하고 신물이 올라오는 오심(惡心) 증상이 생기고, 구토나 트림 등이 일어난다.

4) 폐(肺)의 병증(病症)

폐(肺)는 체내외 기(氣)가 교환되는 곳이다. 폐(肺)의 주된 생리기능은 기(氣)를 주관하며, 호흡을 주관한다. 또 폐는 백맥(百脈)을 모아들여 심(心)의 혈액추동 작용을 돕고, 수도(水道)를 소통·조절함으로써 혈액의 수송과 분포 및 대사를 촉진한다. 또한 폐기(肺氣)는 체표에 위기(衛氣)를 선발함으로써 피부를 온후하며 피부 표면을 보호하는 작용을 한다.

폐(肺)는 호흡과 피모(皮毛)를 주관하여 외부와 통하므로 쉽게 외사(外邪)를 감수(感受)한다. 그러므로 폐(肺)의 음양기혈 실조는 반복적인 사기(邪氣)의 감수로 초래되는 선발(宣發)·숙강(肅降)기능의 실조와도 관계가 깊다. 폐(肺)의 선발·숙강 기능이 실조되면 기의 운동과 생성에 영향을 미친다. 위기(衛氣)의 선발에 영향을 미쳐 위표(衛表)를 약화시키고, 수도(水道)의 소통·조절에 영향을 미쳐 수액대사 장애를 초래한다. 또한 동시에 심(心)이 주관하는 혈맥의 생리기능에 영향을 미쳐 혈액의 운행실조를 일으킨다.

폐(肺)는 기(氣)를 주관하는 장(臟)이므로 폐양(肺陽)에 대해서는 대부분 폐기(肺氣)의 선발(宣發)기능 속에서 다루게 된다. 따라서 폐는 폐기허(肺氣虛)를 위주로 논하고 폐(肺)의 양허(陽虛)에 대해서는 언급하지 않게 된다. 또한 폐(肺)는 모든 맥을 모아들이는 기능이 있으므로 폐혈(肺血)이 허한 경우는 매우 드물게 나타나며, 이로 인해 대부분 폐음(肺陰) 부족은 언급해도 혈에 대해서는 언급하지 않는다. 즉 폐(肺)의 병기(病機)는 주로 폐기(肺氣)와 폐음(肺陰)의 실조로 나타난다.

(1) 폐(肺)의 선발(宣發), 숙강(肅降) 실조(失調)

폐기(肺氣)의 선발(宣發)과 숙강(肅降)기능은 폐기(肺氣)의 승강(昇降)과 출입(出入)기능 활동의 두 가지 측면을 말한다. 선발(宣發)과 숙강(肅降)은 비록 구별되나, 상반되면서도 같은 점이 있으며, 서로 영향을 미친다. 폐기(肺氣)의 선발과 숙강기능 실조는 대개 외사(外邪)가 폐(肺)와 폐계(肺系)에 침입하거나, 담탁(痰濁)이 내부에서 폐락(肺絡)을 막거나, 간화(肝火)가 상역하여 폐(肺)를 범하거나, 폐기(肺氣)가 부족하거나, 폐음(肺陰)이 허하여 조열(燥熱)이 발생하여 나타난다.

폐실선발(肺失宣發) 폐실선발(肺失宣發)은 폐기(肺氣)의 승발(昇發)[상향적인 것]과 발산(發散)[외향적인 것] 운동이 장애를 일으키거나, 그 작용이 감퇴되는 것을 말한다. 이렇게 되면 기도가 불리(不利)해지고 호흡이 원만하지 못하거나 심하면 폐기(肺氣)가 막혀 폐기상역(肺氣上逆)을 초래하며, 코가 막히고 재채기가 잦으며 목구멍이 간질거리면서 기침이 나고 가슴이 그득하게 된다.

폐실숙강(肺失肅降) 폐(肺)의 숙강기능 실조는 폐기(肺氣)의 하강과 호흡기를 청결하게 하는 기능이 감소는 것을 말한다. 이로 인해 기(氣)가 상역하여 기침이 나고 숨이 차고 가슴이 답답하며 담(痰)이 많은 증상 등이 발생한다.

폐(肺)의 선발(宣發) 혹은 숙강(肅降)기능 실조는 모두 폐기(肺氣)의 상역(上逆)을 초래한다. 폐기가 상역(上逆)하면 해역(咳逆)·기천(氣喘) 등이 나타나고, 폐(肺)의 통조수도(通調水道) 기능에 영향을 미쳐 수액대사에 장애를 일으켜 소변량이 적고·수종 등의 증상이 발생한다. 폐(肺)의 선발(宣發)·숙강(肅降)기능이 반복적으로 실조되면 반드시 기(氣)의 생성에 영향을 미쳐 폐기(肺氣) 부족을 야기하고, 심지어는 전신의 기허(氣虛)를 초래한다.

(2) 폐기허(肺氣虛)

폐기허는 대부분 폐(肺)의 선발·숙강기능이 실조되거나 오래된 병 혹은 과도한 노동, 오랜 해수(咳嗽)로 폐(肺)가 손상되어 발생한다.

폐기(肺氣)가 소모되고 종기(宗氣)가 부족하여 호흡 기능이 감퇴되므로 기침이 나고 힘이 없으며 기가 모자라고 숨이 차며, 움직이면 기를 소모하므로 증상이 더 심해진다.

폐기가 부족하므로 폐가 수액을 수송하는 기능이 쇠약해져 수액이 폐에 멎고 기를 따라 올라오므로 맑고 묽은 가래가 생긴다. 후두(喉頭)는 발음기관으로 폐기(肺氣)의 보양을 받아야 하므로 폐기가 왕성하면 말소리가 씩씩하고, 허약하면 두려워하듯 말소리가 기어든다. 기가 허하므로 얼굴이 담백색이고 피로해 하며 정기(正氣)가 모자란다.

폐의 기가 허하면 위기(衛氣)가 체표를 지키지 못해 자한(自汗)이 나고 바람을 싫어하게 되며, 방어 기능이 떨어지므로 사기의 침입을 받아 감기에 걸리기 쉽다. 혀가 연하고 설태가 희다.

(3) 폐음허(肺氣虛)

폐음허증(肺陰虛證)은 폐음부족(肺陰不足)으로 허열(虛熱)이 생긴 증후이다. 폐음(肺陰) 부족은 대부분 조열(燥熱)의 사기(邪氣)가 오랫동안 머물거나, 담화(痰火)가 내부에서 울결되거나 오지(五志)가 과도하여 화(火)로 변하는 등의 요인으로 인해 폐음(肺陰)이 손상되어 발생한다.

폐(肺)의 진액부족은 폐(肺) 및 그와 상응하는 비규(鼻竅)·피모(皮毛)등의 조직기관을 영양하지 못하므로 일련의 건조 증상이 나타나는 것을 가리킨다.

음허화왕(陰虛火旺)은 폐음 부족으로 인해 허열(虛熱)이 생기는 병리상태를 가리킨다. 폐는 깨끗하고 습윤한 것을 좋아하는데 폐음(肺陰)이 부족하여 체내에 허열(虛熱)이 성해지면 폐(肺)는 열에 증발되어 폐기가 위로 오르므로 기침이 나고, 진액이 열의 작용으로 담이 되므로 가래는 적고 끈적끈적하다.

폐음이 허손(虛損)되어 위로 인후를 습윤시키지 못하므로 갈증이 나고, 밖으로 근육을 영양하지 못하므로 여윈다. 허열(虛熱)이 체내에 성해지면 오후에 조열(潮熱)이 생기고 오심번열(五心煩熱)이 나타난다.

허열(虛熱)이 위로 타오르면 광대뼈 주위가 붉게 된다. 폐의 혈맥이 열에 손상되면 혈이 맥 밖으로 넘치므로 가래에 피가 섞인다. 후두(喉頭)가 음과 진액의 자양을 받지 못하고 허열(虛熱)에 증발되면 목소리가 쉰다. 폐음이 허하여 오랫동안 회복되지 않으면 신(腎)에 영향을 미쳐 폐신음허(肺腎陰虛)를 초래한다.

5) 신(腎)의 병증(病症)

신(腎)은 정(精)을 저장하고, 생리기능으로 생장·발육·생식 및 수액대사를 주관하며 생명력의 근원인 원기(元氣)를 가져온다. 신에 저장된 정(精)은 태아가 출생하기 전에 이미 존재했던 것으로 부모의 정(精)에서 근원하기 때문에 선천지정(先天之精)이라고 한다.

신(腎)의 정기(精氣)를 저장하는 기능이 실조되면 정기(正氣)가 유실되고, 이로 인해 신(腎)의 정기(精氣)가 결핍되어 인체의 생장·발육과 생식기능에 영향을 미친다. 또 정(精)이 수(髓)를 생성하지 못함으로 인해 수해(髓海)부족을 초래하여 골(骨)이 연약해진다. 신(腎)이 수액을 주관하는 기능이 실조되면 수액대사에 장애를 일으킨다. 따라서 소변 양이 줄고 소변이 막혀 수기(水氣)가 피부로 넘치므로 수종이 발생하거나, 소변이 잦으면서 맑고 양이 많으며 소변을 참지 못하여 저절로 나오는 등의 증상이 나타난다.

(1) 신정부족(腎精不足)

신정부족증(腎精不足證)은 선천이 허약해 발육이 좋지 못하거나, 후천적 보양이 실조되거나, 방실(傍室)이 과도하거나, 오랜 병으로 신(腎)이 손상되어 나타난다.

신(腎)은 정(精)을 저장하고 생식 기능을 주관하며 생장발육을 주관한다. 신정(腎精)이 부족하면 골수와 혈을 생산시키지 못하고 뼈를 영양하지 못하여 어린이의 발육이 늦어지고 키가 작아진다. 뇌를 보양하지 못하면 지력이 낮고 동작이 민첩하지 못하다. 정(精)과 골수(骨髓)가 모자라 골격을 영양하지 못하니 소아 숫구멍의 폐쇄가 늦어지고 골격 발육이 정상적이지 못한다. 성인들은 조쇠(早衰)현상이 나타난다. 신정(腎精)은 생식기능을 주관하므로 신정(腎精)이 허손되면 남자는 정액이 감소하고 생식기능이 저하되고 여자는 월경이 없어져 임신하지 못하며 성기능이 감퇴된다. 신(腎)의 기능성쇠는 머리카락에서도 반영되는데 신정(腎精)이 부족하면 머리카락이 자라지 않고 빠진다. 치아는 골격의 일부분으로 정기(正氣)의 보양을 잃으면 치아가 흔들리며 일찍 빠진다.

귀는 신규(腎竅)이고 뇌(腦)는 수해(髓海)이다. 정(精)과 수(髓)가 부족하면 뇌해(腦海)가 공허(空虛)하게 되어 이명(耳鳴), 이롱(耳聾)과 건망증이 생긴다. 정(精)이 왕성해야 근골이 튼튼해지고 동작이 원활하게 되는데 정(精)이 소모되면 근골이 허약해지고 피로해지므로 동작이 민첩하지 못하고 다리에 힘이 없다.

신정(腎精)이 쇠갈되면 뇌(腦)를 영양하지 못하므로 정신상태가 똑똑하지 못하게 된다.

(2) 신기부족(腎氣不足)

신기부족(腎氣不足)은 신기(腎氣)의 허손(虛損)으로 고섭(固攝)기능이 실조되어 나타나는 일련의 병변을 가리킨다. 신기(腎氣)가 허손(虛損)되어 기능 활동이 감퇴되고 기혈(氣血)이 위로 올라 귀를 영양하지 못하므로 청력이 떨어지고, 신기(腎氣)가 골격을 온화하지 못하므로 허리와 무릎이 시큰거리고 나른하다.

신(腎)이 허하면 이변(二便)에 대한 고섭(固攝)작용이 실조되므로 소변 횟수가 많아지고 소변양이 많고 맑으며 심하면 소변을 통제하지 못하고 배뇨기능이 무력해지므로 소변을 모두 깨끗이 배설하지 못하고 흘리는 증상이 나타난다.

(3) 신음허(腎陰虛)

신음허증(腎陰虛證)은 신(腎)의 음액(陰液)이 부족한 병증이다. 오랜 병으로 신(腎)이 손상되었거나 체질적으로 약하거나 과도한 성생활 등이 원인이 되어 음맥(陰脈)을 손상시켜서 나타난다.

신음(腎陰)이 모자라면 골수(骨髓)가 영양을 받지 못하고 골격이 허약해지므로 허리와 무릎이 시큰시큰하게 아프고, 뇌수(腦髓)를 충만시키지 못하므로 머리가 어지럽고 귀에서 소리가 난다.

심(心)과 신(腎)은 화(火)와 수(水)의 관계로 신수(腎水)가 심화(心火)를 다스리지 못하면 심화(心火)가 항진되므로 심신(心神)이 진정되지 못하여 실면(失眠)증상이 생기고 꿈이 많아진다. 또한 상화(相火)가 항진되므로 음경(陰莖)이 쉽게 살아나 군화(君火)가 정실(精室 정을 간직해 두는 곳)을 문란시켜 유정(遺精)이 나타난다.

여성에게 혈액은 중요한 작용을 발휘하는데 음(陰)이 허(虛)하면 경혈(經血)이 부족하여 월경량이 적어지거나 없어진다. 계속해서 음허(陰虛)로 양항(陽亢)이 생기고 허열(虛熱)이 혈(血)을 압박하면 붕루(崩漏)가 나타난다.

신음(腎陰)이 허손되면 체내에 허열(虛熱)이 발생되므로 형체가 여위고 조열(潮熱), 도한(盜汗), 오심번열(五心煩熱), 구갈(口渴) 등이 생긴다. 소변이 노랗고 대변이 건조하며 혀가 붉고 진액이 적고 세삭(細數)한 맥이 나타난다.

(4) 신양허(腎陽虛)

신(腎)의 양기(陽氣)가 허손(虛損)되어 나타나는 증후이다. 신양허(腎陽虛)는 실제로는 명문화(命門火)가 쇠약한 것이다. 대부분 고령으로 인한 신정(腎精)의 결손, 과도한 성생활로 인한 신정(腎精)의 손상으로 심비양허(心脾陽虛)가 발전하여 신(腎)에 영향을 미쳐서 야기된다. 신양(腎陽)이 허약해지면 신(腎)의 기화(氣化)기능이 감퇴하고, 이로 인해 음한(陰寒)이 내부에서 발생하여 전신이 허한 증상이 나타난다.

신양(腎陽)이 허손(虛損)되면 허리 부위와 골격을 온화하지 못하므로 허리와 무릎이 시큰하고 나른하고 아프며, 또한 피부를 온화하지 못하므로 추워하고 팔다리가 차다. 신(腎)은 하초(下焦)에 자리 잡고 있는데 양기(陽氣)가 부족하면 음한(陰寒)이 하부에 더 심해 발이 차가워진다.

양기(陽氣)가 부족하여 심양(心陽)을 온화하지 못하면 심(心)의 신(神)이 흥분되지 못하므로 정신이 쇠퇴해지고 심(心)의 혈맥을 주관하는 기능이 감퇴되어 혈액운행이 완만해지고 이로 인해 혈어(血瘀)가 발생한다.

기혈(氣血)의 순행이 무력하여 위로 얼굴을 영양하지 못하므로 얼굴은 희멀겋게 되거나 신양(腎陽)이 극도로 허손(虛損)되어 탁음(濁陰)이 피부에 퍼지면 얼굴이 광택이 없고 컴컴해진다. 혀가 연하고 설태(舌苔)는 희며 침약맥(沈弱脈)이 나타나는 것은 심양(心陽)이 허손(虛損)되고 기혈의 운행이 무력해진 증상이다.

신(腎)은 생식기능을 주관하는데, 신양(腎陽)이 부족하고 원기(元氣)의 근본인 명문(命門)의 화(火)가 쇠약해지면 생식 기능이 감퇴되어 남자는 양위(陽痿)가 생기고 여자는 자궁이 차져 임신이 되지 않는 증상이 나타난다.

명문(命門)의 화(火)가 쇠약하여 토(土)를 생성하지 못하면 비(脾)의 운화 기능이 실조되므로 설사가 오래 멎지 않거나, 소화되지 않은 대변을 보며[下痢淸穀 하리청곡], 이른 새벽의 설사[五更泄 오경설]를 하기도 한다.

신양(腎陽)이 부족하면 방광의 기화(氣化)기능에 장애가 생기고 수액이 체내에 울체되어 피부로 넘쳐 수종이 생긴다. 수습(水濕)은 아래로 흐르는 성질이 있고 신(腎)은 하초에 자리 잡고 있으므로 허리 아래의 수종이 심하고, 누르면 움푹 들어

간 자리가 금방 되나오지 못한다. 수습(水濕)이 넘쳐 기(氣)의 운행을 지체시키면 배가 붓는다. 수습(水濕)이 심(心)을 침범하면 심양(心陽)이 손상되어 가슴이 두근거리고 불안하며, 수습(水濕)이 위로 올라 폐(肺)를 침범하면 폐(肺)의 선발숙강(宣發肅降) 기능이 실조되어 기침과 숨이 찬 증상이 나타난다.

(5) 신기허(腎氣虛)

이 병증은 신(腎)의 기능이 저하된 병증이다. 이 병증에는 신기(腎氣)의 고섭기능(固攝機能)이 저하되어 일어나는 신기불고(腎氣不固)와 신기의 납기기능(納氣機能)이 저하하여 일어나는 신불납기(腎不納氣)가 있다. 신기허(腎氣虛)의 원인에는 선천적인 부족, 노권내상(勞倦內傷), 노화(老化), 만성기허(慢性氣虛) 등이 있다.

신기불고(腎氣不固)

신기불고증(腎氣不固證)은 신기(腎氣)의 허손으로 고섭(固攝) 기능이 실조되어 나타나는 증후이다.

신기불고(腎氣不固)는 유년기에 정기(正氣)가 충실하지 않았거나, 노년기에 신(腎)의 정기(正氣)가 쇠퇴하였거나, 조혼(早婚)이나 무절제한 성생활로 신기(腎氣)가 소모되었거나, 오랜 병으로 신(腎)이 허해 고섭(固攝) 기능이 실조되어 발생한다.

신기(腎氣)가 허손되어 기능 활동이 감퇴되면 기혈(氣血)이 귀를 보양하지 못하므로 청력이 감퇴된다. 골격이 신기(腎氣)의 온양을 받지 못하므로 허리와 무릎이 시큰시큰하고 나른하다.

신(腎)과 방광(膀胱)은 표리 관계로 신기(腎氣)가 허(虛)하면 방광기능이 실조되므로 소변의 횟수가 많아지고 소변량이 많고 맑으며 배뇨기능이 무력해지므로 소변을 시원하게 배설하지 못하고 소변을 본 후에도 소변을 흘리는 증상이 나타난다. 신기(腎氣)가 충실하지 못해 뇌수(腦髓)가 부족하여 원신(元神)의 정상적인 작용이 실조되므로 어린이나 청소년에게서 자리에 소변을 누는 야뇨증(夜尿症)이 생긴다. 밤에는 음기(陰氣)가 성하고 양기(陽氣)가 쇠약하므로 밤에 소변 횟수가 많아진다.

신정(腎精)을 저장하는 기능은 신기의 고섭(固攝)작용에 의한다. 신기가 부족하면 정액을 고섭하지 못하므로 정액이 외설(外泄)되어 활정(滑精), 조설(早泄)이 생긴다. 대맥(帶脈)을 고섭(固攝)하지 못하면 백대(白帶)가 맑고 묽게 되며, 임맥

(任脈)이 실양되면 태기(胎氣)가 안정되지 못하여 쉽게 유산(流産)이 된다. 설색(舌色)이 연하고 설태(舌苔)가 희고 맥(脈)이 침약(沈弱)한 것은 모두 신기(腎氣)가 허(虛)한 표현이다.

신불납기(腎不納氣)

신불납기(腎不納氣)는 신기(腎氣)가 허(虛)하여 원기(元氣)를 받아들이지 못해 나타나는 증후이다. 오랜 기침과 폐허(肺虛)로 신(腎)이 손상되거나, 지나친 피로가 신기(腎氣)를 손상시켜 나타난다.

신불납기(腎不納氣)의 변증요점은 기침이 오래 지속되고, 숨을 내쉬기는 수월하나

신(腎)의 병증 비교

증후	성질	증상	설상(舌象)	맥상(脈象)
신양허 腎陽虛	허증(虛證)	허리와 무릎이 시큰하게 아프며 추워하고 사지가 차고 양위가 생기고 불임이 온다. 새벽설사나 부종이 생긴다.	설색은 연하고 붓고 백태(白苔)	침약(沈弱)
신음허 腎陰虛	허증(虛證)	허리와 무릎이 시큰하게 아프며 불면과 다몽(多夢)이 생기고 음경이 위축되며 유정과 조설이 생긴다. 조열 · 도한 · 구갈 · 홍설(紅舌)이 나타나고 소변이 노랗고 대변이 건조하다.	혀가 붉고 진액이 적다	세삭(細數)
신정부족 腎精不足	허증(虛證)	골격발육부진. 정액(精液)이 적어지고 여자는 폐경(閉經)이 된다. 머리카락이 빠지고 치아가 흔들리며 건망 · 이롱(耳聾)이 오고 다리에 힘이 없고 정신상태가 똑똑하지 못하다.	설색은 담홍색(淡紅色) 백태(白苔)	침세(沈細)
신기불고 腎氣不固	허증(虛證)	허리와 무릎이 시큰하고 나른하며 청력이 감퇴되고 소변이 잦고 맑으며 깨끗하게 배설하지 못하고 자리에 소변을 누거나 소변을 보지 못하며 유정과 조설이 생기며 쉽게 유산(流産)한다.	설색은 연하고 백태(白苔)	침약(沈弱)
신불납기 腎不納氣	허증(虛證)	기침과 천식이 생기고 숨은 들이쉬기가 어렵고 숨이 차며 움직이면 심해진다. 자한이 생기고 말소리가 낮으며 허리와 무릎이 시큰하고 나른하다.	설색은 연하고 백태(白苔)	침약(沈弱)

들이쉬기가 어렵고, 움직이면 더 심해지는 것이다.

골격이 실양되므로 허리와 무릎이 시큰시큰하고 나른하게 된다.

폐기허(肺氣虛)로 체표를 고섭(固攝)하지 못하면 자한(自汗)이 나고, 기능 활동이 감퇴되어 정기(精氣)가 모자라고 말소리가 낮다.

설색(舌色)이 연하고 설태(舌苔)가 희며 맥(脈)이 침약(沈弱)한 것은 기허(氣虛)의 표현이다. 혹은, 양기(陽氣)가 허쇠하고 외탈(外脫)되니 천식(喘息)이 심해지며 식은땀이 흐르고 사지가 차고 안색이 파랗다. 허양(虛陽)이 외설(外泄)되면 맥(脈)이 부대(浮大)하다.

신기(腎氣)가 부족하면 음(陰)을 손상시켜 기음양허증(氣陰兩虛證)이 나타난다. 음허로 내열(內熱)이 생기면 허열(虛熱)이 상염(上炎)되어 안색이 붉고 가슴이 답답하며 목이 마르고 홍설(紅舌)과 세삭(細數)한 맥(脈)이 나타난다.

2. 육부(六腑)의 병증

1) 위(胃)의 병증

위(胃)는 음식을 받아들이고 소화시키는 기능이 있다. 위는 수곡(水穀)을 수납하므로 '수곡(水穀)의 바다'라 일컬어진다. 위의 주요 생리기능은 수곡(水穀)을 수납(受納)하고 부숙(腐熟)하여 하강을 순조롭게 하는 것이다.

위의 특성은 습기가 있는 윤활한 것을 좋아하나 마른 것은 싫어한다. 위는 비와 표리관계가 있고, 비는 운화 기능을 담당하며, 위는 수납을 담당한다. 비는 승(昇)을 담당하고 위는 강(降)을 담당하는데, 비와 위는 서로 협조하고 보완하는 관계에 있다. 그러므로 항상 병이 함께 발생한다.

위(胃)에 병리변화를 초래하는 원인은 다양하나, 위 자체로 야기되는 병리는 주로 위기허(胃氣虛)·위한(胃寒)·위열(胃熱)·위음허(胃陰虛) 등이다.

(1) 위기허(胃氣虛)

위기허(胃氣虛)는 대부분 음식의 실조(失調)가 반복적으로 지속되거나, 비기허(脾氣虛)로 비(脾)의 운화기능이 실조되거나, 선천적으로 체질이 허(虛)하거나, 오랜 병으로 원기(元氣)가 손상되어 발생한다.

위기(胃氣)가 허하면 음식물을 받아들이고 수곡(水穀)을 부숙(腐熟)하는 기능이 떨어져 식사량이 줄고 입맛이 없으며 완복부가 더부룩한 증상이 발생한다. 위(胃)가 허하여 하강기능이 실조되면 위기(胃氣)가 하강하지 못하므로 음식물이 내려가지 않고 심하면 완복부가 그득하고 아프거나 오심구토·트림·딸꾹질 등의 증상이 나타난다.

(2) 위한(胃寒)

위한(胃寒)은 음한(陰寒)이 위에 응결되고 어체(瘀滯)되어 나타나는 증후이다. 대개 복부를 차게 하거나, 날 것과 찬 것을 과식하거나, 지나치게 피로해 중초를 손상시키면 한사가 침습하여 생긴다. 한사(寒邪)가 침습하여 양기(陽氣)를 손상시키면 허한증(虛寒證)이고, 양기(陽氣)가 억제되면 실한증(實寒證)이다. 한사(寒邪)가 위에 응결되고 어체되면 경맥이 오그라들므로 기의 순행이 막혀 위완부에 동통이 생긴다.

한(寒)은 실사(實邪)로 양을 만나면 사라지고 찬 것을 만나면 응결되므로 동통은 찬 것을 만나면 심해지고 따듯한 것을 만나면 덜해진다. 목이 마르지 않은 것은 음한(陰寒)이 진액을 소모시키지 않았고 체내에 한사(寒邪)가 왕성하기 때문인데 이러한 위한증(胃寒證)은 실증에 속한다. 병이 지속되고 동통이 반복해서 나타나면 양기(陽氣)가 소모되어 점차 허증이 나타난다.

위기(胃氣)가 허한(虛寒)하여 수곡정미(水穀精微)를 온화(溫化)하지 못하면 체내에 수액이 정체되어 수음(水飮)이 생성되는데 수음이 위에 생성되면 위완부에서 꾸륵꾸륵 물소리가 나고, 위기(胃氣)를 따라 위로 오르면 맑은 물을 토하게 된다. 양기(陽氣)가 모자라는 것은 허증이고, 체내에 수음(水飮)이 정체되는 것은 실증으로 질병은 허에 실이 겸한 증후로 발전된다.

(3) 위열(胃熱)

열(熱)과 화(火)는 같은 종류에 속한다. 위열(胃熱)은 위에 화열(火熱)이 왕성하여 나타나는 증후이다. 위열(胃熱)·위화(胃火)는 주로 열사(熱邪)가 위(胃)에 침범하거나, 술이나 기름신 섯, 매운 음식을 즐셔 넉음으로 인해 화열(火熱)의 발생을 돕거나, 기체(氣滯)·어조(瘀阻)·담(痰)·습(濕)·식적(食積) 등이 울결되어 열로 변하여 발생한다.

이 외에 간담의 화(火)가 횡역(橫逆)하여 위(胃)를 침범하여도 위열이 발생한다. 위열은 위의 수곡부숙(水穀腐熟) 기능을 항진시켜 음식을 많이 먹어도 쉽게 배가 고파진다.

위(胃)에서 화열(火熱)이 성하여 진액을 소모시키면 목이 마르고 찬 것을 마시기 좋아하고, 화열(火熱)이 내부에 울결되면 대변이 굳어 변비 증상이 나타난다. 열(熱)은 치솟는 성질이 있어서 위(胃)의 하강기능을 방해하여 담열(膽熱)을 야기하여 속이 메스껍고 쓴 물을 토한다.

또한 위의 낙맥은 잇몸을 연결하므로 위화(胃火)가 경맥을 따라 치솟으면 이가 아프고 잇몸이 붓거나 혹은 피가 나고, 위의 탁기(濁氣)가 오르면 입에서 역한 냄새가 난다. 심지어는 위부(胃腑)의 경맥을 손상하므로 혈(血)이 상부로 넘쳐 토혈(吐血) 증상이 발생하기도 한다. 위열(胃熱)이 오랫동안 치성하면 반드시 음액이 소모되므로 위음허(胃陰虛)를 초래한다.

(3) 위음허(胃陰虛)

위음허(胃陰虛)는 위의 음액(陰液)이 허손되어 수납(受納)과 부숙(腐熟)기능이 감퇴된 것을 가리킨다. 대부분 오랜 병이 회복되지 않아 전신의 정혈(精血)이 부족해지거나, 열병 후기에 열사(熱邪)가 오랫동안 머물러 음액을 손상시키므로 발생한다. 위(胃)는 건조한 것을 싫어하고 윤택한 것을 좋아하므로 위음(胃陰)이 고갈되면 위(胃)의 음식물 수납기능과 수곡부숙(水穀腐熟)기능이 극도로 약화되어 배가 고프나 음식 생각이 없다. 설질(舌質)은 붉고 설태(舌苔)가 없으며, 심해지면 혀가 마치 거울처럼 반질반질해 진다.

위음허(胃陰虛)하여 하강기능이 실조되고 위기(胃氣)가 상역하면 완복부가 더부룩하고, 형체가 만져지지 않는 허비(虛痞)의 증상과 속이 메스꺼우며 헛구역질이 나는 증상이 빈번하게 나타난다. 심하면 위기(胃氣)가 쇠하여 입안이 붓고 허는 구미(口糜) 증상이 나타나고 냄새가 나기도 한다.

(4) 식체위완(食滯胃脘)

식체위완증(食滯胃脘證)은 음식이 위완(胃脘)에 정체되고 소화되지 않아 나타나는 증후이다. 보통 부절제한 식습관, 비위의 허약 등에 의한 운화기능 실조로 발생한다.

음식이 위완부에 정체되고 위기(胃氣)가 막히면 위(胃)의 하강(下降)기능이 실조되어 위완부가 더부룩하고 답답하며 심지어 아프다. 위기(胃氣)가 상역(上逆)하면 위(胃) 속에 있는 부패한 음식물이 위로 올라와 트림이 나거나 시큼한 냄새가 나는 음식물을 토(吐)하게 된다. 토(吐)한 후에는 사기(邪氣)가 소실되고 위기(胃氣)가 제자리를 찾게 되므로 더부룩하고 아픈 증상이 가벼워진다.

식체(食滯)로 기의 순행이 울체되면 체내에 습사(濕邪)가 생긴다. 이렇게 형성된 식체습사(食滯濕邪)가 장(腸)에 몰리면 기의 순행이 울체 되어 역하고 시큼한 방귀가 많게 되고 대변이 묽거나 시큼하고 역한 냄새가 나는 설사를 보게 된다. 체내에 음식이 정체되고 위의 탁기가 상역하므로 설태가 두꺼운 후니태(厚膩苔)가 나타난다. 정기(正氣)가 사기(邪氣)와 다투며 기혈(氣血)이 왕성하므로 맥은 힘이 있는 활맥(滑脈)이 나타난다.

위병(胃病)의 한열허실 비교

증후	동통성질	구토(嘔吐)	구미(口味) 구갈(口渴)	대변	설상(舌象)	맥상
위한 (胃寒)	쌀쌀하게 아프다.	맑은 물을 토한다.	목이 안 마르 다.	묽다.	설색은 연하다.	침지(沈遲)
위열 (胃熱)	덴 것처럼 아프다.	신물을 토 (吐)한다.	목 마르고 찬 것 마시려 함.	변비	홍설(紅舌) 황태(黃苔)	활삭(滑數)
위음허 (胃陰虛)	은근하게 아프다.	구역질이 난다.	목과 입이 마 르다.	건조	홍설(紅舌) 설태 적다	세삭(細數)
식체위완 食滯胃脘	더부룩하게 아프다.	시큼하고 부패한 음 식 토함.	입에서 썩은 냄새가 난다.	시큼 하고 구림.	후니태 (厚膩苔)	활(滑)

2) 담(膽)의 병증

담(膽)은 담즙을 저장하고 배설함으로써 비위(脾胃)의 부숙(腐熟)과 운화작용을 돕는다. 담의 이런 생리기능은 간(肝)의 소설기능(疏泄機能)에 의하여 조절되고 있다. 따라서 담이 병들거나 간의 소설기능이 실조되면 담즙의 분비와 배설에 장애가 일어나기 쉽게 된다. 또한 중초(中焦)에 온열(溫熱)이 있고, 그것이 간담(肝膽)에 영향(影響)을 주어도 같은 장애가 나타난다.

담즙의 배설장애는 간기(肝氣) 울결을 더 심화시켜 비위(脾胃)의 정상적인 운화기능을 막는다. 게다가 담즙이 위로 역류하여 위기(胃氣) 상역을 초래하면 쓴 물을 토하고, 또한 혈맥을 통해 기부(肌膚)로 넘치면 황달 증상이 나타난다.

그밖에도 "담(膽)이 작은 사람은 매사를 두려워 한다" "위협을 받으면 담(膽)이 서늘해 진다"고 하는 등의 심리상태를 지칭하여 이른바 담한(膽寒), 담허(膽虛)라고 한다. 이 병기(病機)는 허(虛)나 한(寒)이 아니라 간기울결(肝氣鬱結)로 인해 허열(虛熱)이 내부에 머물면서 위로 심신(心神)을 요동시켜 나타나는 증상을 의미 하는 것이다. 즉 심(心)이 허하여 겁이 많고 근심하여 결단력이 모자라며 마음이 초조하여 잠을 이루지 못하는 것이다.

담(膽)병에서 자주 나타나는 증상은 구고(口苦)·협통(脇痛)·황달(黃疸)·한열왕래(寒

熱往來) 등이다.

구고(口苦) 입안에 쓴맛의 느낌이 나는 것을 가리킨다. 대부분 열사(熱邪)가 담(膽)을 훈증(熏蒸)하여 담기(膽氣)가 상역하면 담즙이 입으로 넘치기 때문에 입 안이 쓴 것이다.

협통(脇痛) 담(膽)은 오른쪽 옆구리 아래에 위치하고, 담(膽) 경맥은 양 옆구리를 순행한다. 만약 간담(肝膽)의 기기(氣機)가 원활하지 못해 경맥(經脈)이 조체(阻滯)되면 옆구리가 그득하고 아픈 증상이 발생한다.

황달(黃疸) 눈의 흰자위와 피부가 황색으로 변한 것이다. 간담의 소설(疏泄)기능이 실조되면 담즙이 일정한 경로를 따라 순환하지 못하게 되고 혈맥으로 역류하여 피부에 넘치기 때문에 나타나는 현상이다.

3) 소장(小腸)의 병증

소장은 소화를 담당하며 대소변을 분별하고 위에서 음식이 잘게 부서진 것을 소화하여 흡수한다. 따라서 주된 병리는 소화 · 흡수 불량 및 대변이상과 관련된 것이 많다.

소장의 생리기능에 이상이 생기면 위(胃)가 초보적으로 소화시킨 음식물을 받아들이지 못한다. 이런 상황에서 다시 먹으면 배가 아프고 구토 혹은 설사를 일으킨다. 소장의 소화작용이 감소하면 식후에 속이 더부룩하고 대변이 묽으며 설사와 소화불량 등의 증상이 발생한다. 비별청탁(泌別淸濁) 기능이 실조되면 청탁(淸濁)이 뒤섞여 구토와 설사가 번갈아 발생하고 복부가 심하게 아픈 등의 증상이 나타난다.

소장병은 허한증(虛寒證)과 실열증(實熱證)으로 구분한다.

허한증(虛寒證) 소변이 맑고 횟수도 빈번하며 배가 부글부글 끓고 설사나 적백(赤白)의 곱똥을 누거나 아니면 변비가 되는 교체 증상이 반복된다. 설사가 나면 속이 시원하고 변비가 되면 배가 창만하여 소화 장애가 지속되는데 누르면 기분이 좋아진다. 맥은 가늘고 약하며(細弱脈) 설태는 박백태(薄白苔)이다.

실열증(實熱證) 소변을 볼 때 배뇨통이 있으면서 감각이 터질 듯이 아프며 소변은 붉고 찔끔거린다. 가슴은 번거롭고 혀에 혓바늘이 자주 생긴다. 만약 열이 소장에 더욱 울체되면 장옹(腸癰)이 발생할 수도 있으며 그때에는 장 내벽(內壁)의 염증으로 적백이질(赤白痢疾)이 발생하며 맥상은 빠르고 매끄럽다[滑數脈]. 아랫배나 허리, 고환이 당기면서 아프고 배뇨하면 조금 나아지며 아플 때 손으로 누르면 더 아프다.

소장의 기능은 비의 승청과 위의 강탁 기능을 종합한 것이므로 임상에서는 항상 소장의 기능실조(機能失調)는 비(脾)의 승청(昇淸)과 위(胃)의 강탁(降濁) 기능실조로 본다.

설사(泄瀉) 소장의 비별청탁(泌別淸濁) 기능이 실조되어 청탁(淸濁)을 구별하지 못하므로 대변에 수기(水氣)가 그대로 뒤섞여 내려오므로 대변 횟수가 증가하고 설사가 발생하는 것이다.

요적작통(尿赤灼痛) 소변이 황적색을 띠고 배뇨 시에 작열감(灼熱感), 즉 덴 것처럼 통증이 오는 증상이다. 심과 소장은 표리관계로 소장은 맑은 것과 탁한 것을 구별하는 기능을 하고 방광을 통해 수액을 배출한다. 요적작통(尿赤灼痛)은 대부분 심열(心熱)이 경맥을 따라 소장으로 들어가거나, 습열(濕熱)이 아래로 흘러들어 발생한다. 소장의 열은 아래로 방광에 영향을 미쳐 요빈(尿頻)·요급(尿急)·요통(尿痛) 등을 초래한다.

4) 대장(大腸)의 병증

대장(大腸)의 생리기능은 소장이 아래로 보낸 내용물을 접수하여 그 속의 잉여 수분을 흡수하고 대변을 생성하여 체외로 배설하는 즉 전도조박(傳導糟粕) 기능이다. 그러므로 대장 병변은 주로 비정상적인 대변과 관계가 있다. 즉 전도(傳導)가 빨라지면 진액 흡수를 제대로 못해 대변이 묽어지므로 설사를 유발하고, 전도(傳導)가 느려지면 진액 흡수가 지나쳐 대변이 굳어지므로 변비를 유발한다.

대장(大腸)의 전도조박(傳導糟粕)기능이 실조되면 습열(濕熱)이나 한습(寒濕) 혹은 음식손상으로 인한 식체불화 등의 요인으로 설사가 발생한다. 또한 습열(濕熱)과 한열(寒熱)이 대장(大腸)의 기혈과 엉켜 울체(鬱滯)되어 적백색의 걸쭉한 대변이 나오고 대변을 보고 나도 뒤가 무직한 이급후중(裏急後重) 등의 증상이 발생한다. 또한 비위(脾胃)의 운화기능 실조와 비신(脾腎)의 기허(氣虛)로 고섭작용(固攝作用)이 실조되어 설사와 대변실금, 심하면 탈항(脫肛) 등의 증상이 나타난다.

설사(泄瀉) 원인에 따라 나타나는 증상이 다양하다. 식체(食滯)가 원인인 경우에는 배가 더부룩하고 통증이 있으며, 방귀 냄새가 심하고, 설사 냄새도 심하다. 한습(寒濕)이 원인은 경우에는 변이 물같이 묽으며, 복통이 심하고, 설사에 하얀 점액질이 섞여 있다. 중기하함(中氣下陷)이나 신기불고(腎氣不固)가 원인인 경우에는 설사가 오래 계속되고, 탈항이 되며 더 심하면 대변을 실금(失禁)한다.

변비(便秘) 대개 기허(氣虛)로 인해 대장의 추동(推動)기능이 무력하거나, 조열(燥熱)로 인해 대장의 진액이 건조해져 대장(大腸)의 전도가 원활하지 않으므로 발생한다.

이질(痢疾) 복부가 아프고 대변횟수가 늘어나면서 적백색의 농혈(膿血)이 섞인 하리(下痢)가 나오고, 금방 변이 나올 것 같으나 시원하게 나오지 않고 뒤가 무지륵한 이

급후중(裏急後重) 증상이 나타난다. 대개 습열(濕熱)이나 습탁(濕濁)이 대장에 쌓여 장락(腸絡)을 손상함으로써 기체혈어(氣滯血瘀)하여 발생한다.

치질(痔疾) 치창(痔瘡)·치핵(痔核)이라고도 한다. 대개 무절제하게 음식을 섭취하거나 맵고 기름진 음식을 과다하게 섭취함으로 인해 발생한 습열(濕熱)이 항문으로 흘러들거나, 변비 또는 다산(多産)으로 인해 항문 부근의 혈맥이 막혀 어혈(瘀血)과 습열(濕熱)이 항문에 흘러들어 이것이 오래되면 치질이 발생한다.

장옹(腸癰) 장(腸)에 습열이나 어혈이 뭉쳐 기혈순환에 장애가 발생하여 생긴다. 『동의보감(東醫寶鑑)』에 장옹 때는 아랫배가 붓고 누르면 아프며 땀이 나면서 열이 나다가 오한(惡寒)이 나고 뱃가죽이 팽팽해져 부은 것 같이 된다고 하였다.

5) 방광(膀胱) 병증

방광(膀胱)은 소변을 저장하고 배설하는 기능을 한다. 따라서 방광의 병변은 주로 배뇨이상으로 나타난다. 방광의 경맥은 신(腎)에 낙(絡)하고 신(腎)과 표리관계를 이룬다. 신(腎)의 양기(陽氣)가 부족하기 때문에 방광의 기화기능(氣化機能)이 저하하면 배뇨불리(排尿不利) 또는 요폐(尿閉) 등이 일어난다.

배뇨곤란(排尿困難) · 요폐(尿閉) 대부분 한습(寒濕) 또는 습열(濕熱)의 사기(邪氣)가 내부에 침입하거나, 신양(腎陽)과 신기(腎氣)가 허손되어 신(腎)의 기화(氣化) 기능에 이상이 생기면 방광의 기화기능이 실조되고, 이로 인해 소변배출이 원활하지 못하게 된다.

요빈(尿頻) · 요급(尿急) · 요통(尿痛) 대개 습열사기(濕熱邪氣)가 방광에 흘러들어 발생한다.

유뇨(遺尿) · 소변실금(小便失禁) 대부분 신허(腎虛)로 인해 고섭(固攝)기능이 실조되면 방광이 구속하는 기능을 잃어 소변이 나오는 것을 자각하지 못하거나, 혹은 소변빈삭(小便頻數)하고 자제하기 어려운 것을 말한다.

6) 삼초(三焦)의 병증

삼초(三焦)는 육부(六腑)의 하나로서 상초(上焦)·중초(中焦)·하초(下焦)를 합한 명칭이다. 삼초(三焦)는 수곡(水穀)의 정기(精氣)에서 얻어지는 기(氣)를 전신으로 보내어, 수액대사(水液代謝)를 순조롭게 돌아가게 하고 있다. 삼초(三焦)가 병들면 영양의 소화흡수와 분배(分配), 수액대사(水液代謝)에 이상이 나타난다.

삼초(三焦)는 기(氣)와 진액(津液)이 다니는 통로이다. 기(氣)의 승강출입(昇降出入)이나 진액의 수포(輸布)와 배설은 모두 삼초(三焦)의 원활한 운행에 의해 이루어진다. 그러므로 삼초(三焦)의 병기(病機)는 주로 삼초기기(三焦氣機)의 불리(不利)와 진액운행의 불통으로 나누어진다.

(1) 삼초기기(三焦氣機)의 불리(不利)

삼초(三焦)는 기(氣)가 다니는 도로이고, 기(氣)의 운행은 삼초(三焦)에 분포된 장부와 관계가 있다. 그러므로 삼초기기(三焦氣機)의 불리(不利)는 대개 병변부위에 위치한 장부의 기기불리(氣機不利)로 표현된다.

만약 상초(上焦)의 기기(氣機)가 불리하게 되면 폐(肺)의 선발(宣發)·숙강(肅降) 기능이 제대로 발휘되지 않거나, 심기(心氣)가 혈행을 추동하는 것이 불리해진다. 중초(中焦)의 기기(氣機)가 불리해지면 대개 비승위강(脾昇胃降)의 기능이 실조되거나, 간담(肝膽)의 소설(疏泄)기능이 실조된다. 하초(下焦)의 기기(氣機)가 불리해지면 장(臟)의 비별청탁(泌別淸濁)과 전도조박(傳導糟粕)의 기능이 실조되거나, 신(腎)과 방광의 기화(氣化)와 승청강탁(昇淸降濁)의 기능이 장애를 받게 된다.

삼초기기(三焦氣機)가 불리해지면 병변부위의 장부가 기능을 잃게 되는 것 외에 병변부위에 항상 답답하고·더부룩하고·아픈 등의 기체(氣滯)증상이 나타난다.

(2) 진액운행의 불창(不暢)

진액은 삼초(三焦)로 운행되지만, 진액에 대한 추동과 조절은 폐(肺)·비(脾)·신(腎) 세 개의 장(臟)과 관계가 있다. 진액운행이 불창(不暢)이면 상초(上焦)에 위치한 폐(肺)는 선발(宣發)·숙강(肅降) 및 통조수도(通調水道)의 기능을 잃게 되고, 중초(中焦)에 위치한 비(脾)는 운화(運化)를 못하게 되고, 하초(下焦)에 위치한 신(腎)은 기화(氣化), 승청강탁(昇淸降濁) 및 개합(開闔) 기능이 무력해져 진액수포와 배설의 장애를 일으키고 정체되면 습(濕)·담(痰)이나 수종(水腫)이 발생한다.

3. 기항지부(奇恒之腑)의 병기(病機)

1) 뇌(腦)의 병기(病機)

사람의 정신·의식과 사유활동, 눈·귀·코·혀의 보고 듣고 냄새 맡고 맛보는 등의 감각활동 및 지체활동·언어활동 등은 모두 뇌의 생리기능에 속한다. 그러므로 뇌 기능의 정상여부는 곧바로 사람의 정신의식 및 보고 듣고 말하고 행동하는 등의 생리기능에 영향을 끼치게 된다.

뇌(腦)는 수(髓)가 모여 형성된 것이므로 수해(髓海)라고 한다. 뇌수(腦髓)는 신(腎)의 정기(精氣)가 변화하여 생성된 것이다. 그러므로 신(腎)의 정기(精氣)가 허손(虛損)되면 정(精)이 수(髓)를 생성하지 못하고, 수(髓)가 허하여 뇌(腦)를 영양하지 못하므로 뇌수(腦髓)가 공허해져 뇌 기능의 실조를 초래한다. 이로 인해 정신의식이 쇠약해지고 지력이 감퇴하며 보고 듣는 것과 언어활동이 둔화되고 지체가 불편하거나 연약하여 잘 쓰지 못하는 등의 병리표현이 발생한다.

따라서 뇌의 병변은 대부분 선천적으로 허약하거나, 뇌를 과도하게 쓰거나, 고령으로 인해 정기(正氣)가 허약하거나, 병이 오랫동안 회복되지 않으므로 인해 신정(腎精)이 부족해져서 발생한다.

또한 뇌(腦)의 기능은 기·혈·진액·수곡(水穀)의 충양(充養)에 의존하므로 오장(五臟)의 생리기능이 실조되면 뇌(腦)의 생리기능 실조를 야기하여 정신정지(精神情志)활동 이상 등의 병리상태를 초래한다.

머리는 모든 양(陽)이 모이는 곳이므로 뇌(腦)의 생리활동은 양기(陽氣)가 오르는 것에 의존한다. 그러므로 양기(陽氣)가 상승하지 못하면 두목현훈(頭目眩暈)·이목실총(耳目失聰) 등의 증상이 발생한다.

2) 수(髓)와 골(骨)의 병기(病機)

수(髓)는 뼈 속 골강(骨腔)에 위치하며 골수(骨髓)·척수(脊髓)와 뇌수(腦髓)를 포함한다. 주요한 생리기능은 골격을 영양하여 생장·발육케 하고, 뇌수(腦髓)를 충양(充養)하여 충만케 하며, 정신의식 활동을 정상적으로 발휘하도록 한다.

신정부족(腎精不足)이나 수곡정미(水穀精微)의 결핍으로 정(精)이 수(髓)를 생성하지 못하면 수(髓)에 병변이 발생한다. 병리현상은 수(髓)가 허하므로 골(骨)의 영양이 실조되어 골격이 연약하고 잘 굴신(屈伸)하지 못하거나 쉽게 부러지며, 뇌를 영양하지 못하여 뇌수(腦髓)가 허약해지므로 정신의식이 쇠약해진다.

골(骨)은 인체의 중요한 기틀이 되므로 강한 성질을 가지고 있다. 골의 내부에 위치한 수(髓)는 골(骨)을 영양 하므로 골(骨)의 생장과 기능은 신중(腎中) 정기(精氣)의 성쇠와 밀접한 관계가 있다.

대부분 선천적인 품부(稟賦)가 부족하거나, 후천적인 영양부족으로 인해 정수(精髓)가 결핍되고 골(骨)이 영양 받지 못하여 병증이 발생한다. 골(骨)의 병기(病機)는 골(骨)의 영양이 실조되어 연약무력해지거나 휘는 등의 변형으로 나타난다. 또한 오랫동안 서 있지 못하거나 걸으면 다리가 떨리는 등의 병증이 발생하기도 한다.

과로로 인해 신(腎)이 손상되어 신정(腎精)이 허약해지거나, 열사(熱邪)가 오랫동안 음액을 졸여 신정(腎精)에 영향을 미치거나, 또는 명문상화(命門相火)가 항성함으로 인해 신정(腎精)이 손상되면 골(骨)이 마르고 수(髓)가 줄어들어 골위(骨痿)의 병증이 나타난다.

3) 맥(脈)의 병기(病機)

맥(脈)은 혈(血)의 부(府)로 기혈(氣血)이 운행되는 통로이다. 정상적인 상태에서 맥(脈)은 잘 통해야 하고, 동시에 영혈(營血)을 조절하여 맥내(脈內)로 행하게 하고 맥외(脈外)로 넘쳐나지 않게 한다. 맥의 주요 병변은 기혈이 소통하지 못하는 것과 영혈(營血)이 외부로 넘쳐나는 것이다.

진액이 고갈되어 맥의 영양이 실조되거나, 담탁(痰濁)이 내생(內生)함으로 인해 기기(氣機)가 원활하지 않거나, 한사(寒邪)가 응체(凝滯)하여 어조(瘀阻)되면 맥도(脈道)가 불리해져 기체혈어(氣滯血瘀)를 초래한다.

반대로 기(氣)가 정체하거나 혈이 어조(瘀阻)되어도 맥도(脈道)의 원활한 소통에 영향을 미친다. 만약 맥도(脈道)가 원활하게 소통되지 않으면 기혈의 흐름이 원활하지 않고, 심하면 응체된 기혈이 소통을 막으므로 기혈이 응체된 부위에 동통·창통(脹痛)·마비 증상이 나타나며 심지어는 국부피부의 위축·괴사 등이 발생한다.

맥(脈)은 영기(營氣)를 에워싸서 영혈(營血)이 경맥 밖으로 빠져나가는 것을 방지하는데, 실제로 이러한 맥(脈)의 생리기능은 기(氣)의 고섭(固攝)작용과 비(脾)의 통혈(統血)작용에 의해 발휘된다.

만약 비기(脾氣)가 허손(虛損)되거나 원기(元氣)가 부족하여 혈을 통섭(統攝)하지 못하게 되고, 맥도가 영혈(營血)을 조절하는 기능이 감퇴되면 각종 출혈 증상이 나타난다.

4) 여자포(女子胞)의 병기(病機)

여자포(女子胞)는 포궁(胞宮) 또는 자궁(子宮)이라고 한다. 여자포의 주요 기능은 월경과 임신 및 태아의 발육이다. 외사(外邪)의 감수나, 정지(情志)의 손상이나, 장부의 병변이나, 경락의 실조는 여자포(女子胞)의 생리기능을 실조시키고 그 병변은 주로 월경·대하·태아·출산의 이상으로 나타난다. 여자포의 생리기능 실조를 초래하는 원인은 매우 많으나, 중요한 것은 다음의 세 가지다.

(1) 기혈실조(氣血失調)

여자의 월경·임신·출산·수유(授乳) 등은 모두 혈(血)을 바탕으로 하므로 여자는 혈을 근본으로 한다는 말도 있다. 혈의 작용은 기(氣)에 의지하여 발현되므로 기혈(氣血)이 조화로워야 혈이 그 생리기능을 충분하게 발휘할 수 있다. 따라서 기혈이 조화롭지 않으면 반드시 자궁의 생리기능에 영향을 미쳐 각종 병리변화가 발생한다.

자궁의 기혈 부족은 비위(脾胃)가 허약해져 기혈이 제대로 생산되지 못함으로 인해 충임맥의 기혈이 줄어들어 자궁으로 가는 기혈이 부족하기 때문에 발생한다. 기허(氣虛)로 비(脾)가 혈을 통섭(統攝)하지 못하여 충맥(衝脈)의 고섭(固攝)작용이 실조되면 월경이 예정보다 앞당겨 오고 양이 지나치게 많으며 월경주기가 연장되고, 심하면 붕루(崩漏) 등의 증상이 나타난다. 만약 화(火)가 성하여 기(氣)가 상역하면 혈이 화기(火氣)를 따라 치솟게 됨으로 월경이 올 때 코나 입으로 피가 나온다. 이것을 '도경(倒經)'이라 한다.

기체(氣滯)·혈어(血瘀)·기혈(氣血) 부족·양기(陽氣) 부족으로 자궁이 허(虛)하고 차면 혈액 운행이 원활하지 못하므로 월경이 예정일보다 늦고 양이 적어지고 색이 묽어지며 월경 후 소복부가 빈 듯한 느낌이 들고 심하면 폐경(閉經) 등의 증상이 나타난다.

한습(寒濕)이나 습열(濕熱)이 하주(下注)해도 자궁의 생리기능이 실조되는데, 이것도 기혈의 조화가 파괴되어 생기는 것이다. 한습(寒濕)이 자궁에 정체되면 통경(痛經)·폐경(閉經) 및 백대하(白帶下) 증상이 나타나고, 습열(濕熱)이 자궁에 정체하면 황적색 대하(帶下)나 붕루(崩漏) 증상이 나타난다.

(2) 심(心)·간(肝)·비(脾)·신(腎)의 기능실조

심·간·비·신의 기능이 실조되면 기혈실조를 초래할 뿐만 아니라 자궁 기능도 실조될 수 있다.

① 심(心)의 기능실조가 자궁에 미치는 영향

과도한 사려(思慮)로 인해 심(心)이 손상되면 심혈(心血)이 암암리에 소모되고, 이로 인해 영혈(營血)이 부족해지며, 영혈이 부족하여 혈해(血海 충맥)가 영양되지 못하면 월경불순·폐경·불임 등의 증상이 나타난다. 과도하게 마음[勞心]을 써서 심음(心陰)이 암암리에 소모되어 음이 양을 제약하지 못하면 심화(心火)가 항성하여 상화(相火)를 일으키므로 혈해(血海)가 요동하여 월경과다와 붕루(崩漏) 등의 증상이 나타난다.

② 간(肝)의 기능실조가 자궁에 미치는 영향

간기울결(肝氣鬱結)로 기혈(氣血)이 뭉쳐 자궁의 혈액순환이 원활하지 않으면 월경통·폐경·징가(癥瘕)[38] 등의 증상이 나타난다. 크게 노(怒)하면 간(肝)을 상하고 승설(昇泄)이 과도하게 되어 월경이 예정보다 앞당겨 오고 양이 많아질 뿐만 아니라, 간기상역(肝氣上逆)으로 인해 혈(血)이 기(氣)를 따라 치오르므로 월경이 올 때 코피가 나거나 토혈(吐血) 증상이 발생한다.

③ 비(脾)의 기능실조가 자궁에 미치는 영향

음식이 부적절하거나 피로·권태 혹은 근심 등으로 인해 비(脾)가 손상되면, 기혈 생산의 원천이 부족하여 혈해(血海)가 공허해진다. 이로 인해 월경량이 적어

---

38) 징가(癥瘕) : 아랫배 속에 덩어리가 생긴 병증. 『제병원후론(諸病源候論)』에서 "덩어리가 고정되어 이동하지 않는 것을 징(癥)이라고 하고, 덩어리가 뭉쳐진 것이 있어 밀면 이동하는 것을 가(瘕)라고 한다." 고 하였다. 후세에는 일반적으로 딴딴하고 밀어서 이동하지 않으며 통증 부위가 고정된 것을 '징(癥)'이라 하였고, 흩어지고 모이는 것이 일정하지 않고 통증 부위가 고정되어 있지 않은 것을 '가(瘕)'라고 하였다. 징가(癥瘕)는 배꼽아래 생기는 수가 많으며 부인에게서 흔히 보인다.

지고 월경주기가 일정하지 않으며, 심하면 폐경(閉經)이 온다. 기(氣)가 쇠함으로 인해 비(脾)가 혈을 통섭(統攝)하지 못하면 월경과다 증상이 나타나며, 심하면 붕루(崩漏)가 그치지 않는다. 비양(脾陽)이 운화(運化)되지 않으면 습탁(濕濁)이 내생하여 자궁으로 흘러 묽은 대하가 나온다. 또한 중기(中氣)가 허하여 하함(下陷)하면 장기를 들어올리는 힘이 감퇴하고, 이로 인해 자궁이 하수되고 심하면 자궁탈수(子宮脫垂) 증상이 나타난다.

(3) 충맥(衝脈)・임맥(任脈) 실조

충맥(衝脈)과 임맥(任脈)은 모두 자궁에서 기시(起始)한다. 충맥은 혈의 바다, 즉 혈해(血海)가 되고, 임맥은 임신을 주관한다. 자궁이 원활한 생리기능 활동을 하는 데 있어 충맥과 임맥의 충만한 기혈이 물질적 기초가 된다.

충임맥(衝任脈)이 실조되는 원인은 많으나, 결국은 허·실의 두 측면에서 벗어나지 않는다.

찬 것을 즐겨 마시거나 한사(寒邪)를 감수하면 기혈이 응체되고, 열사(熱邪)가 맥내(脈內)를 어지럽히면 혈을 핍박하여 망행하고, 습열(濕熱)이 아래로 흐르면 경맥의 기혈이 불리해진다. 정지(情志)가 울결되면 기체혈어(氣滯血瘀)가 발생하며, 크게 노(怒)하면 기(氣)가 역란하여 화(火)를 동(動)하므로 혈액운행이 혼란해진다. 노권(勞倦)이 과도하여 기(氣)가 손상되어 기허(氣虛)가 되면 혈을 통섭하지 못한다. 이것은 모두 기혈의 조화를 깨뜨리므로 운행을 실조시켜 충임맥(衝任脈) 실조 및 자궁기능의 문란을 초래한다.

충맥(衝脈)과 임맥(任脈)은 간(肝)・신(腎)과 관계가 있으므로 충임맥(衝任脈)의 병변은 대부분 간(肝)과 신(腎)의 병변에 영향을 받는다. 또한 충맥(衝脈)은 혈해(血海)로서 다기다혈(多氣多血)의 경맥인 족양명위경에 예속(隸屬)되어 있어 비위(脾胃)의 운화기능실조와 밀접한 관계가 있다.

그러므로 충(衝)·임맥(任脈)의 실조는 두 맥(脈) 자체에만 국한된 것이 아니라 전신의 기능 상태와 밀접한 관련이 있다.

따라서 월경문란·월경통·붕루(崩漏)·대하(帶下) 혹은 조산(早産)·유산(流産) 등의 병증은 대부분 선천적인 신정(腎精)·신기(腎氣)부족 혹은 후천적인 비위결손(脾胃缺損)과 관계가 있다.

제8절 경락병증(經絡病症)

병에 이르게 하는 요소가 직 · 간접적으로 경락계통에 작용하여 질병을 일으키는데, 경락병기란 이러한 질병의 발생, 발전과 변화 과정 중에서 경락의 생리기능이 실조(失調)된 것을 말한다.

경락은 전신의 기혈을 운행시키고 장부와 사지, 관절을 연락하고, 상하내외를 두루 통하여 체내 각 부분을 유기적으로 연결하는 통로이다. 그러므로 경락병기는 기혈을 운행·연결·조절하는 제반 기능의 실조(失調)를 가리킨다.

경맥(經脈)의 순행노선이 각기 다르기 때문에 발병인자가 특정 경맥에 침입하면 그것이 순행하는 부위를 따라 각종 이상 증상과 징후를 나타나게 된다. 십이경맥(十二經脈)과 장부(臟腑)는 특정한 낙속(絡屬)관계를 가지기 때문에 십이경맥에 병이 있으면 상응하는 장부에 영향을 주어 장부의 병리변화를 나타낸다.

경락(經絡)의 기본적인 병기(病機)는 크게 경락기혈의 성쇠(盛衰)와 경락기혈의 운행실조(運行失調) 두 가지 방면으로 나타난다.

1. 경락기혈의 성쇠(盛衰)

1) 경락기혈(經絡氣血)의 편성(偏盛) · 편쇠(偏衰)

경락기혈(經絡氣血)이 어느 한쪽에 성하면 그 낙속(絡屬)된 장부와 연계된 조직기관에 영향을 미쳐 어느 한 장부의 기능항진을 촉진하므로 각 경락·장부 생리기능의 협조와 평형을 파괴하여 발병한다. 경락기혈이 지나치게 편쇠(偏衰)하면 낙속(絡屬)된 장부 조직기관의 생리기능 감퇴를 초래하여 발병한다.

예를 들면 『영추(靈樞)·경맥(經脈)』에서 족양명위경(足陽明胃經)의 성쇠와 허실을 논할 때 "기(氣)가 성하면 몸의 앞쪽에 모두 열이 나고, 기가 위(胃)에서 남아돌면 소화가 잘되어 쉽게 배가 고프며 소변이 황색을 띤다. 기가 부족하면 몸의 앞쪽이 차가워지며, 만약 위(胃)에 한(寒)이 있으면 창만(脹滿)해진다."고 하였다. 또한 "족양명경(足陽明經)에서 별도로 나온 낙맥은 …… 사기(邪氣)가 실하면 전광(癲狂) 증상이 발생하고, 정기(正氣)가 허하면 양다리를 추스르지 못하고 경골(脛

骨)의 기육(肌肉)이 야윈다."고 하였다.

이것은 족양명위경의 경기(經氣)가 성(盛) 혹은 실(實) 혹은 허(虛)하여 관련 부위 및 낙속(絡屬)된 장부기관에 병변을 일으키는 것을 가리킨다. 그러므로 경락기혈의 성쇠(盛衰)는 낙속(絡屬)된 장부조직에 직접적으로 영향을 미쳐 상응하는 기혈의 편쇠(偏衰)나 기능실조를 초래한다.

2) 경락기혈(經絡氣血)의 쇠갈(衰竭)

경락기혈(經絡氣血)의 쇠갈(衰竭)은 경기(經氣)가 고갈되거나 끊어짐으로 인해 기혈 역시 이를 따라 쇠갈해 병정(病情)이 위중하게 되어 생명에 지장을 초래하는 병리 상태를 말한다. 각 경맥(經脈)의 순행부위가 다르고 그 낙속(絡屬)하는 장부의 기능이 다르므로 경맥(經脈)의 기혈이 쇠갈할 때 나타나는 증후 역시 각기 특징이 있다.

이를 『소문(素問)·진요경종론(診要經終論)』에서는 다음과 같이 표현하였다.

태양경(太陽經)의 경기(經氣)가 끊어질 때 두 눈을 위로 치켜뜨고 눈동자를 움직이지 못하며, 몸이 활처럼 뒤로 젖혀지고, 사지(四肢)의 경맥(經脈)이 땅기거나 늘어지며, 얼굴이 창백하고 절한(絶汗) 증상이 나타난다. 절한 증상이 나타나면 곧 죽는다.

소양경(少陽經)의 경기(經氣)가 끊어질 때는 귀가 들리지 않고 전신의 골절이 모두 늘어지며 마치 놀라서 직시하는 것처럼 눈동자를 돌리지 못하면 하루 반나절만에 죽는다. 죽을 때는 안색이 먼저 푸른색을 띠다가 흰색으로 변하면 곧 죽는다.

양명경(陽明經)의 경기(經氣)가 끊어질 때는 입과 눈이 땅기면서 일그러지고 잘 놀라며, 헛소리를 하고 얼굴은 황색을 띠며, 양명경맥(陽明經脈)이 지나는 모든 상하 부위에서 사기(邪氣)가 성한 증상이 나타나고 기부(肌膚)가 마비되어 무감각하면 곧 죽는다.

소음경(少陰經)의 경기(經氣)가 끊어질 때는 얼굴색이 검어지고 잇몸이 위축되어 이가 길어 보이고 때가 묻은 것 같으며, 복부가 창만(脹滿)해지는데, 상하(上下)가 막혀 통하지 않으면 곧 죽는다. (안색이 검은 것은 수색(水色)이 외부로 나타난 것이다. 이빨이 길어 보이고 때가 낀 듯한 것은 신(腎)이 허하여 골(骨)을 유양하지 못한 것이다.)

'상하가 통하지 않는다'에 대해서는 두 가지 해석이 있는데, 하나는 심신(心身)이 사귀지 못한다는 것이고, 다른 하나는 족소음신경(足少陰腎經)은 복부를 순행하므로 그 경기가 끊어지면 복부가 창만 해지고, 신(腎)은 전음(前陰)과 후음(後陰)으로 규(竅)를 열므로 신경(腎經)의 경기(經氣)가 끊어지면 하규(下竅)가 막힌다는 것이다. 복부가 창만(脹滿)하고 하규(下竅)가 막히면 위(胃)로는 음식물을 섭취 할 수 없고 아래로는 배설하지 못한다. 그러므로 상하가 통하지 않고 심신(心腎)이 단절되어 죽게 되는 것이다.

태음경(太陰經)의 경기(經氣)가 끊어질 때는 복부가 창만하고 호흡이 곤란하며, 트림과 구토가 자주 나고, 구토를 하면 기가 위로 치솟고, 기가 치솟으면 얼굴이 붉어진다. 기가 상역하지 않으면 상하가 막혀 통하지 않고, 통하지 않으면 안색이 검어지고 피부와 모발이 거칠어지면서 곧 죽는다.

궐음경(厥陰經)의 경기(經氣)가 끊어질 때는 중초의 열로 인해 인후가 건조해지고, 소변이 잦아지며 가슴이 답답하여 안절부절못하는데, 심하면 혀가 말리고 고환이 오그라들면서 죽는다.

2. 경락기혈의 운행실조(運行失調)

1) 경락기혈의 운행조체(運行阻滯)

외사(外邪)가 침입하거나, 정지(情志)로 인한 내상(內傷)을 입거나, 삐는 등의 외상(外傷)을 입으면 경락 중의 기혈 흐름이 순조롭지 못해 기체혈어(氣滯血瘀)의 병리변화를 일으키는데 이것을 경락기혈의 운행조체라고 한다. 경락(經絡) 중의 기혈이 조체되어 운행이 순조롭지 못하면 그 낙속(絡屬)된 장부와 그 순행부위의 형체와 모든 규(竅)에 영향을 미친다.

예를 들어 외감표증(外感表證)에서는 항상 전신의 근육과 피부에 시큰거리는 산통(酸痛) 등의 증상이 발생하는데, 이는 바로 외감한사(外感寒邪)가 표층에 침입하면 천표(淺表)의 낙맥(絡脈)에 있는 기혈을 조체(阻滯)하여 통하지 않게 하므로 동통이 나타나는 것이다.

또한 풍한사(風寒邪)가 외부에서 들어와 수태음폐경에 사기(邪氣)가 침입하면 경기(經氣)가 순조롭지 못해져서 폐기(肺氣)가 상역, 기침이 나고 숨이 가빠지는 등의 증상이 발생한다. 또한 폐(肺)는 코[鼻]로 개규(開竅) 하는데 폐의 경기가 원활하지 않아 외규(外竅)가 불리하면 코막힘·콧물·재채기 등의 증상이 동반된다.

족궐음간경의 경기(經氣)가 원활하지 못해 기혈이 조체(阻滯)하면 옆구리 통증·영류(癭瘤)·매핵기(梅核氣)·유방(乳房)의 결괴(結塊 단단한 덩어리) 등의 증상이 발생할 수 있다.

이 외에도 경기(經氣)가 통하지 않고 기혈의 운행이 원활하지 않으면 종종 기체(氣滯)가 먼저 오고 혈어(血瘀)가 나중에 온다.

『난경(難經)·이십이난(二十二難)』에서 "내경에서 말하는 시동(是動)은 기(氣)에 관한 것이고, 소생병(所生病)이란 혈(血)에 관한 것이다. …… 기(氣)가 머물러 흐르지 않는 것은 기가 먼저 병이 된 것이고, 혈(血)이 막혀 유양(濡養)하지 못하면 혈(血)이 나중에 병이 된 것이다. 그래서 먼저 발병하는 것을 시동병(是動病)이라 하고, 나중에 발병하는 것을 소생병(所生病)이라 한다."고 하였다. 이는 경락병변 가운데 경기(經氣)가 잘 통하지 않아 기혈의 운행이 원활하지 않은 병변이 먼저 오고, 그 다음에 기가 정체함으로 인해 혈어(血瘀) 병변이 형성됨을 말한다. 그러나 혈어(血瘀)가 먼저 생기고 기기(氣機)가 조체(阻滯)하는 경우도 있으므로 신중히 관찰하여야 한다.

2) 경락기혈의 운행역란(運行逆亂)

경락기혈의 역란은 경락중의 기혈(氣血)이 정상적인 운행에 따르지 않고 당연히 승(昇)할 때에 승(昇)하지 않고 강(降)할 때에 강(降)하지 않아 운행의 방향과 속도가 모두 문란(紊亂)해짐으로 일어나는 일련의 병리변화를 가리킨다. 장부의 기능 실조로 인해 기혈의 운행이 실조되어도 경락의 기혈이 역란(逆亂)된다.

경락의 기혈이 역란하면 대부분 인체의 양기와 음기가 순조롭게 만나지 못하므로 궐역(厥逆) 등의 병증이 발생한다.

『소문(素問)·궐론(厥論)』에서는 궐(厥)을 자세히 논술하였는데, 여기서 궐(厥)은 기혈 역란의 의미이다. 그 내용을 보면 "태양경(太陽經)의 경기(經氣)가 궐역(厥逆)하면 머리가 터질 듯 하면서 무겁고 잘 걷지 못하며, 발작 시에는 현기증이 나면서 쓰러진다."고 하였는데, '궐역(厥逆)'이란 경기(經氣)가 상역(上逆)하는 것을 말한다. 족태양경(足太陽經)은 눈 안쪽 모서리에서 시작되어 이마를 지나고 전정(巓頂)에서 좌우가 교회한 다음 뇌에 낙(絡)하므로, 족태양경(足太陽經)의 경기(經氣)가 상역하면 기혈이 경맥(經脈)을 따라 치솟아 머리가 무겁고 터질 듯하며 현기증으로 인해 쓰러지는 병증이 발생한다. 족태양경(足太陽經)은 하행하여 오금부위에서 그 지맥(支脈)과 회합(會合)한 다음, 장딴지를 관통하는데 만약 경기(經氣)가 상역하면 하부가 허해지므로 잘 걷지 못하게 된다.

『소문(素問)·조경론(調經論)』에서 "혈(血)과 기(氣)가 함께 상역하면 대궐(大厥)이 발생한다."고 하였다. 이것은 기혈이 경기(經氣)를 따라 상역하여 상부를 가로막아 청규(淸竅)가 막혀 신(神)이 쓰이지 못하여 정신이 혼미해 쓰러지거나 인사불성 등의 병증이 나타남을 말한 것이다.

경락기혈이 역란하면 낙속(絡屬)하는 해당 장부의 생리기능 역시 실조(失調)된다. 예를 들면『영추(靈樞)·경맥(經脈)』에서 "족태음경(足太陰經)에서 별도로 나온 낙맥은 …… 그 궐기(厥氣)가 상역하면 곽란이 발생한다."고 하였다. 이것은 곧 족태음비경(足太陰脾經)의 경기(經氣)가 상역하면 비위(脾胃)의 기능을 어지럽게 하여, 청기(淸氣)가 상승하지 못하여 하부에서 설사가 나고, 탁기(濁氣)가 하강하지 못하고 상역하여 구토가 발생함을 말한 것이다. 청탁(淸濁)이 섞이게 되면 구토와 설사 증상이 함께 나타나는 곽란

(癨亂) 병증이 발생하게 된다.

이 외에도 경기(經氣)의 역란은 출혈 원인 가운데 하나가 된다.

예를 들어 화기(火氣)가 상역하면 객혈(喀血)·토혈(吐血) 등이 발생하는데, 이는 간화(肝火)가 경기(經氣)의 역란을 초래하여 화기(火氣)가 경맥(經脈)을 따라 상부의 폐(肺)를 범하였기 때문이다. 이것은 족궐음간경(足厥陰肝經)의 분지가 간(肝)에서 분출하여 횡격막을 통과하여 올라가 폐(肺)로 들어가기 때문이다[肝火犯肺 간화범폐]. 그러므로 그 화기(火氣)가 경맥(經脈)을 따라 치솟아 폐락(肺絡)을 손상하므로 출혈현상을 일으키는 것이다.

육경기혈(六經氣血) 역란(逆亂)의 임상소견

경맥	임상소견
태양경	뒷목이 무겁고 머리가 무거운 감이 있다. 보행이 곤란할 정도로 어지러워 심하면 쓰러지거나 인사불성이 될 수 있다.
소양경	돌발적인 난청(難聽), 볼의 발열, 종창(腫脹), 협부의 통증, 사지운동장애
양명경	전광(癲狂) 증상이 나타나고 마구 돌아다니고 망언망행을 일삼는다. 안색은 홍조를 띄고 발열(發熱)의 기능항진증상이 나타난다.
태음경	복부창만(腹部脹滿), 설사나 토사곽란(吐瀉霍亂) 등의 배변습관변화, 식욕부진, 먹으면 구토를 한다
소음경	복만심통(腹滿心痛),구갈(口渴), 소변색이 진하다
궐음경	소복창통(少腹脹痛), 대복창만(大腹脹滿), 대 · 소변불리, 전음위축(前陰萎縮), 종창(腫脹). 정강이 내측부위의 발열감

3. 시동병(是動病)과 소생병(所生病)

경맥과 낙맥의 병증에 관하여, 『황제내경』에서 가장 체계적으로 쓰여 있는 것은 『영추(靈樞)·경맥편』 이다. 『영추(靈樞)』에는 경맥의 시동병(是動病)과 소생병(所生病)에 관해 기술을 하면서도, 그 자체에 관한 해설은 하고 있지 않다. 그래서 후세의 사람들은 여러 가지로 해석하였다. 시동병과 소생병에 대한 고전의 해석을 살펴보면 표에서와 같이 다섯 가지로 대별할 수 있다.

시동병이란 외부에서 작용한 병인에 의하여 경락과 그 경락이 연계된 내장에 질병의 증상이 나타난 것으로 기의 병으로 본다.

소생병이란 내장장기에서 생긴 병이 경락을 통하여 몸 표면에 반영되는 증후군을 말하는 것으로서 혈의 병으로 본다. 난경에서는 대체로 시동병이 먼저 생긴 후에 2차적으로 소생병이 발생하는 것이라고 보고 있다.

『난경』에 "경맥에는 시동병(是動病)이 있고 소생병(所生病)이 있다는데 한 경맥에 왜 갑자기 두 개의 병이 생기는가"라고 하였다. 『소문(素問)』에 "시동병은 기병이고 소생병은 혈병이다"라고 한 것과 같이 사기가 기에 있으면 시동병이 되고 사기가 혈에 있으면 소생병이 된다. 기는 숨 쉬는 것을 주관하고, 혈은 축이는 것을 주관하는데 기가 머물러 있으면서 돌아가지 못하면 기가 먼저 병이 들고, 혈이 막혀 축여 주지 못하면 혈이 후에 병이 된다. 그러므로 먼저 시동병이 되고 다음에 소생병이 된다는 것이다.

최근에는 급성, 원발성 병증을 시동병, 만성, 속발성 병증을 소생병으로 보기도 하며, 또한 체표 → 내장 반사, 내장 → 체표 반사로 이해하기도 한다.

『황제내경』에 수록된 십이경맥 각각의 시동병과 소생병은 다음 쪽에 수록한다.

시동병과 소생병 해석

출전(出典)	시동병(是動病)	소생병(所生病)
난경 이십이난(二十二難)	먼저 기(氣)가 병든 것	후(後)에 혈(血)이 병든 것
난경 양현조주(楊玄操注)	사(邪)가 밖에 있는 병	사(邪)가 안에 있는 병
난경 서영태주(徐靈胎注)	본경(本經)의 병	타경(他經)의 병
십사경발휘 화어초(和語鈔)	경락(經絡)의 병	장부(臟腑)의 병
영추집주(靈樞集註)	외인(外因)에 의한 병	내인(內因)에 의한 병

4. 십이경맥의 병증

인체에는 12경맥이 있고 안으로는 장부, 밖으로는 사지와 연결된다. 그러므로 12경맥에서 나타나는 병의 특징을 알면 병이 어디서 생겨났는지 판별할 수 있다.

예를 들어 기침 천식은 수태음폐경에서도 나타나지만 족소음신경에도 나타난다. 족소음신경은 신장에서 간을 지나 폐에 이르는데 신(腎)의 기가 부족하거나 외부 사기(邪氣)를 받게 되어도 기침과 천식이 나타난다. 폐인지 신인지 구별하기 위해서는 그 증상을 보아야 한다. 일반적으로 폐경의 기침천식은 가슴이 답답하거나 쇄골중앙의 통증을 호소한다. 하지만 신경의 기침천식은 마음을 졸이는 것이 속이 빈 듯 하고 항상 두려움에 차 있는 증상을 동반한다.

이처럼 한 증상이 나타남과 동시에 또 다른 증상을 보이거나 전후로 나타나는 증상에 따라 경락과의 관계, 경맥과 장부관계를 연결해 병의 원인이나 병명을 추론해 낼 수 있다.

이는『황제내경 영추-위기』에서 말하듯 "음양과 12경맥을 구분할 수 있으면 병이 있는 부위를 알 수 있다"고 한 부분이다.

1) 수태음폐경의 병증

(1)병증

① 경락의 유주에 따라 폐에서 대장으로 다시 견(肩)에서 무지(拇指)로 가는 경락 이상이 나타나므로 흉민 · 견배통 · 무지통 · 장심열 등의 증상이 나타난다.

② 폐의 병증인 폐결핵 · 기관지염 · 천식(喘息) · 해수(咳嗽) · 각혈(咯血) · 기관지염 · 인후염(咽喉炎) · 나력(瘰癧) 등이 나타난다.

③ 대장과 표리관계이므로 장하혈(腸下血) · 변비 · 설사 · 하복통 · 항문동통의 병증이 나타난다.

④ 폐는 피모를 자양하므로 피부병 · 은진(癮疹) · 한출(汗出)과 관련된다.

⑤ 폐는 비(鼻)로 개규하므로 뉵혈 · 비염 · 축농증 등 일체의 비의 증이 속한다.

⑥ 폐주기(肺主氣)이므로 기(氣)가 순환되지 않는 증상이 나타난다.

폐의 허증(虛症)은 기력이 없고 호흡이 약하며 침이 마르고 어깨가 차고 아프며 소변이 자주 나오고 오줌색깔이 변한다. 또한 피로(疲勞)를 쉽게 느끼며 피부가 거칠고 가슴이 답답하고 얼굴이 창백해진다.

실증으로는 폐가 거북하고 부으며 땀은 이슬처럼 맺히고 상기 천식은 물론 목구멍이 막히고 구역질 느낌이 있고 기침이 나고 폐경맥 상으로 아프다. 가슴이 답답하며 아프고 손바닥이 뜨거우며 어깨가 아프고 오줌에 피가 섞여 나온다. 또 폐렴과 기관지염, 인후염, 편두통, 빈혈, 비염, 축농증 등이 발생한다

(2) 시동병과 소생명

시동병은 폐가 몹시 불어나서 숨이 차고 기침이 나며 결분(缺盆) 속이 아프고 심하면 두 손을 마주 잡고 정신이 아찔해진다. 이것을 비궐(臂厥)이라고 하는데 주로 폐와 관련된 병이다.

소생병은 기침이 나고 숨이 차서 헐떡거리고 답답하며 가슴이 그득하고 팔죽지와 팔뚝의 안쪽 앞이 아프고 차며, 손바닥에 열이 난다. 이 경맥의 기가 실하면 어깨와 등이 아프며 풍한이 침입하여 기가 실하여지면 땀이 나고 중풍으로 기가 실하여지면 오줌이 잦으며 하품을 한다. 기가 허하면 어깨와 등이 아프고 시리며 숨을 제대로 쉴 수 없다. 기가 실할 때에는 촌구맥이 인영맥보다 3배나 크며 허할 때에는 도리어 촌구맥이 인영맥(人迎脈)보다 작다.

수태음폐경의 병증

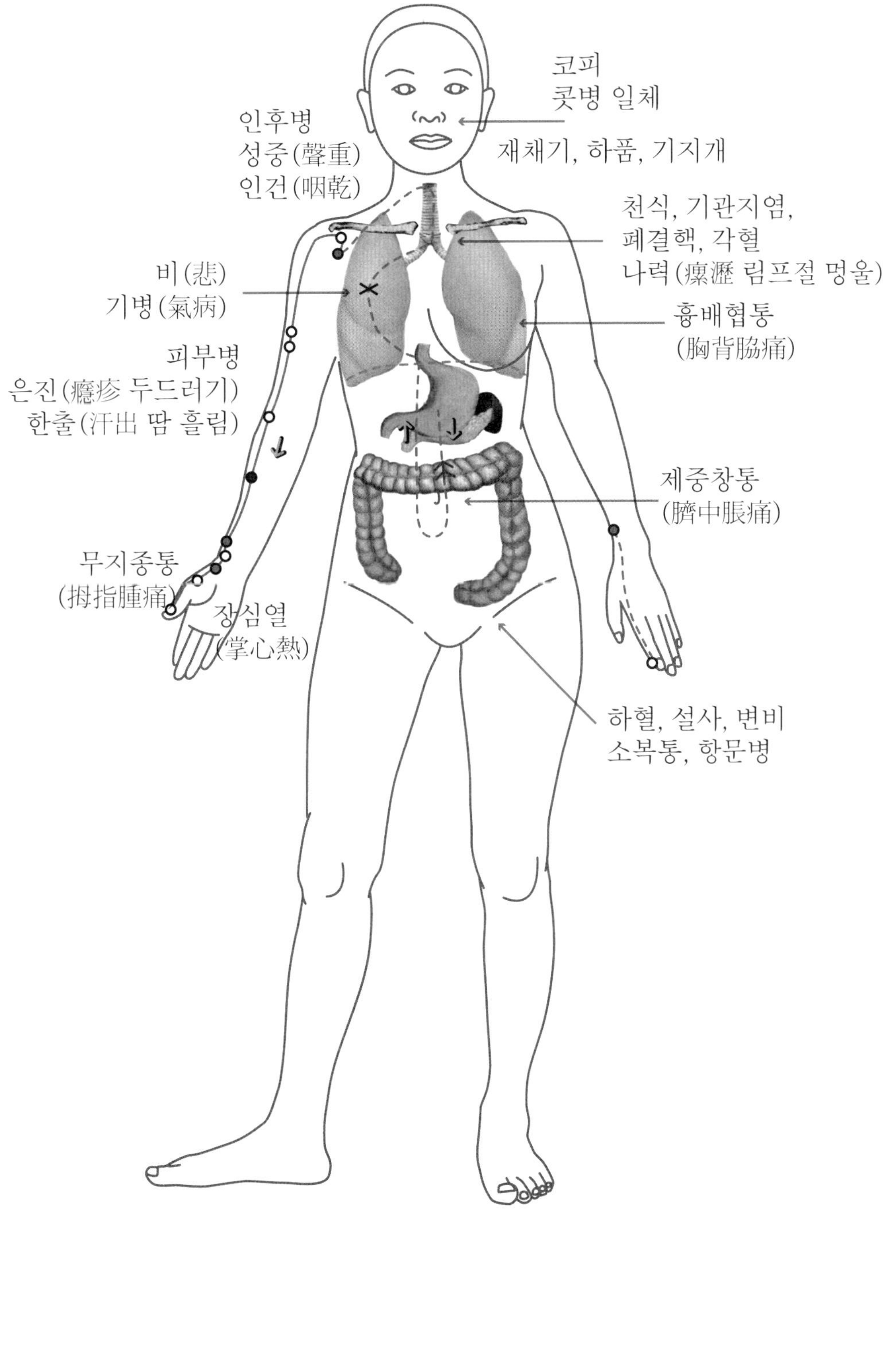
코피
콧병 일체
인후병
성중(聲重)
인건(咽乾)
재채기, 하품, 기지개
천식, 기관지염,
폐결핵, 각혈
나력(瘰癧 림프절 멍울)
비(悲)
기병(氣病)
흉배협통
(胸背脇痛)
피부병
은진(癮疹 두드러기)
한출(汗出 땀 흘림)
제중창통
(臍中脹痛)
무지종통
(拇指腫痛)
장심열
(掌心熱)
하혈, 설사, 변비
소복통, 항문병

2) 수양명대장경의 병증

(1) 병증

① 수양명대장경에 이상이 있으면 치통, 구창(口瘡), 코피, 목구멍이 아픈 인후통(咽喉痛), 윗팔 앞쪽이 아픈 견전상비통(肩前上臂通), 식지 운동 장애 등이 나타날 수 있으며, 또 경맥(經脈)이 지나는 부분에 발열과 통증, 염증이나 춥고 떨리는 증상이 나타날 수 있다.

② 경락이 결분(缺盆)에서 폐→위 근처→대장으로 가고 있으므로 그 기능이 허(虛)하고 냉해지면 전도조박(傳導糟粕) 기능을 상실하므로 배가 끓으며 설사가 나고 실열(實熱)이 있으면 황색점액이 섞인 대변이나 변비 증상이 나타난다. 또한 위 자체에 영향을 미쳐 식욕부진 · 구토 증상이 나타난다.

③ 항문은 대장의 끝이므로 기허(氣虛)하면 수축되지 않아 탈항(脫肛)이 발생하고 습열이 모이면 치루(痔漏)와 장옹(腸癰)도 유발할 수 있다.

④ 실증으로는 소화불량과 변비, 불면증, 두통, 장통증, 척추압통, 식욕감퇴, 체기(滯氣), 위산과다, 피로, 만성감기, 치통, 비색(鼻塞), 전두통(前頭痛), 십이지장궤양, 요통, 대장경성의 통증, 코피, 건해(乾咳) 등이 나타난다. 눈이 노랗게 되며 잇몸이 아프고 가슴이 답답하고 어지럽다. 또한 무릎이 아프고 왼쪽의 견갑(肩胛)과 수족이 저리고 입이 마르는 등의 증상이 일어난다.

허증으로는 가슴이 답답하고 장명(腸鳴), 인건(咽乾), 입과 입술이 마르고 눈이 뻑뻑하고 자주 놀란다. 또한 대변에 흰색이 나오고 변이 무르며 하혈(下血)과 빈혈(貧血), 복력(腹力)이 적어진다.

(2) 시동병과 소생명

시동병은 이가 아프고 광대뼈 부위가 붓는다. 이것은 주로 진액과 관련되는 병이다.

소생병은 눈이 누렇고 입이 마르며 코피가 나고 후비(喉痺)가 생기며 어깨 앞쪽과 팔죽지가 아프고 엄지손가락과 집게손가락이 아파서 쓰지 못한다. 이 경맥의 기가 실하면 경맥이 지나가는 부위에 열이 나고 부으며 허하면 춥고 떨리는 것이 멎지 않는다. 실할 때에는 인영맥이 촌구맥보다 3배나 크고 허할 때에는 반대로 인영맥(人迎脈)이 촌구맥보다 작다.

수양명대장경의 병증

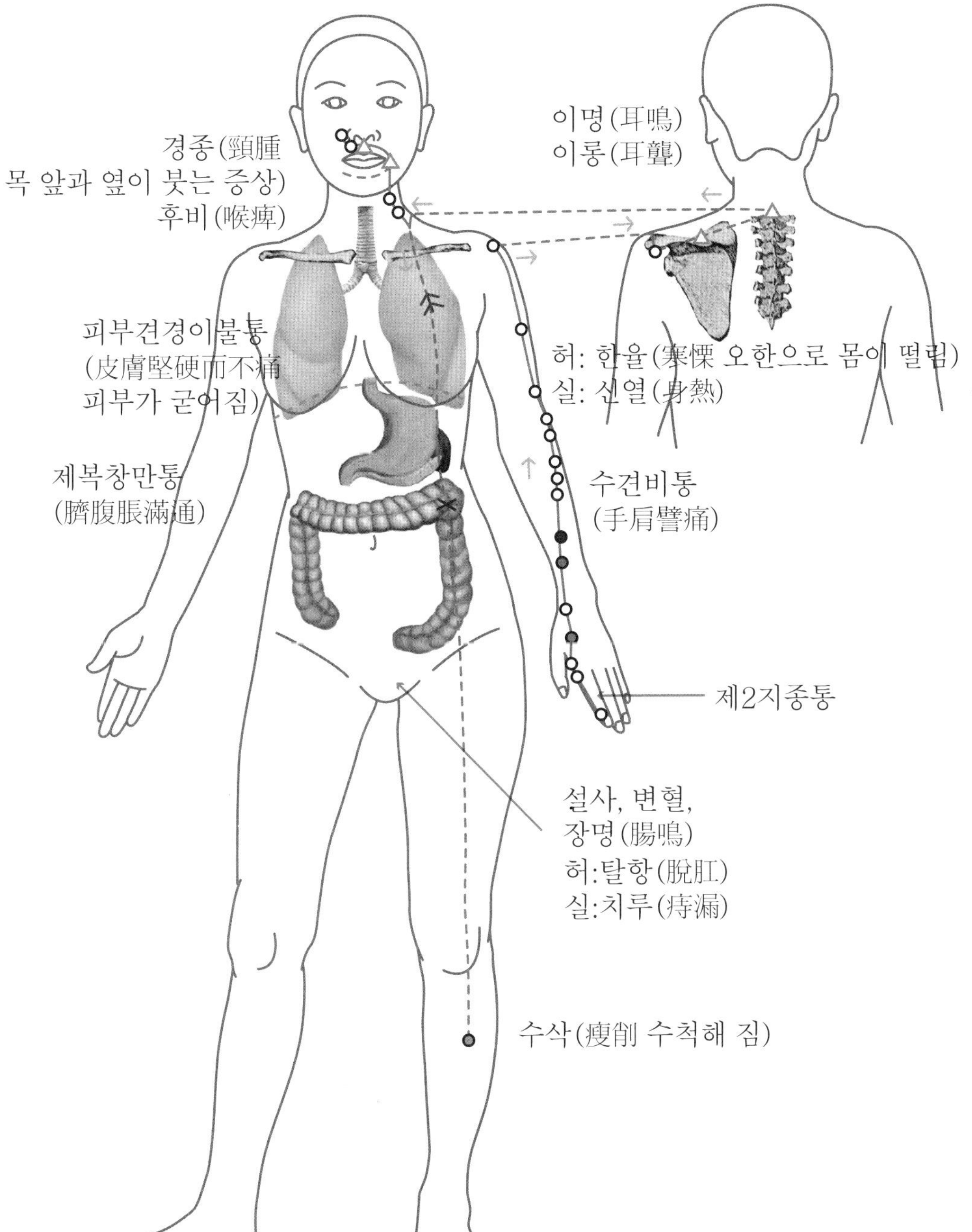
경종(頸腫
목 앞과 옆이 붓는 증상)
후비(喉痺)
이명(耳鳴)
이롱(耳聾)
피부견경이불통
(皮膚堅硬而不痛
피부가 굳어짐)
허: 한율(寒慄 오한으로 몸이 떨림)
실: 신열(身熱)
제복창만통
(臍腹脹滿通)
수견비통
(手肩譬痛)
제2지종통
설사, 변혈,
장명(腸鳴)
허:탈항(脫肛)
실:치루(痔漏)
수삭(瘦削 수척해 짐)

3) 족양명위경의 병증

(1)병증

① 족양명위경은 얼굴의 대부분을 돌고 있으므로 위경의 흐름이 원활하지 못하면 구안와사(口眼喎斜)나 코피가 나고, 입술이 헐고, 목이 붓고 아프다. 실열(實熱)이 있을 때는 면열(面熱)·면종(面腫)·목통(目痛)·비건(鼻乾)하다.

② 경락이 얼굴에서 젖가슴 부위를 지나 기충(氣衝)을 거쳐 하지에 이르므로 그 경락상에 위치한 가슴·젖[乳]·기충 부위·허벅다리[股]와 종아리[脛] 전외측, 족부(足跗) 등에 종통(腫痛)이 있고, 허하거나 냉하면 여위고 차게 된다.

③ 위의 양기(陽氣)가 지나치면 사지가 실하고, 실(實)하면 높은데 올라 노래부르고 미치며 헛소리를 하고, 신열(身熱)이 성하면 옷을 벗고 달리기도 한다.

④ 병사(病邪)가 침입하면 소화불량·트림·하품·기지개를 잘 켜며, 구토(嘔吐)·복만(腹滿)·심통(心痛)·변비 등이 오고, 심하면 징가(癥瘕)[39] 증상이 나타난다. 신경성 위장염도 여기에 속한다.

(2) 시동병과 소생명

시동병은 오싹오싹 춥고 떨리며 기지개를 잘하고 하품을 자주 하며 얼굴(이마를 말한 것)이 검게 된다. 병이 들면 사람과 불을 싫어하고 나무가 부딪치는 소리를 들으면 깜짝 놀라며 가슴이 두근거려서 문을 닫고 혼자 있으려 하며 심하면 높은 곳에 올라가 노래 부르며 발가벗고 달아나며 배가 끓으면서 불러 오른다. 이것을 한궐이라고 한다. 이것은 주로 혈과 관련된 병이다.

소생병은 광증, 학질, 온병, 땀이 나며 코가 메고 코피가 나며 입이 찌그러지고 입술에 구진이 돋으며 목안이 붓고 후비가 생기며 배에 물이 차고 무릎이 부으면서 아프다. 그리고 가슴, 젖, 기가혈 부위, 다리, 복토혈 부위, 정강이뼈 바깥쪽 변두리, 발등이 다 아프며 가운데 발가락을 쓰지 못하게 된다. 이 경맥의 기가 실하면 몸 앞쪽에 열이 나며 그 기가 위에 몰려 실해지면 음식이 잘 소화되어 배가 자주 고프며 오줌빛이 누르고 기가 허하면 몸 앞이 다 차며 뱃속이 차고 배가 팽팽하게 불러 오른다. 실할 때에는 인영맥이 촌구맥보다 3배나 크고 허할 때에는 인영맥이 도리어 촌구맥보다 작다.

---

39) 각주 37) 참조 =비괴증(痞塊症)

족양명위경의 병증

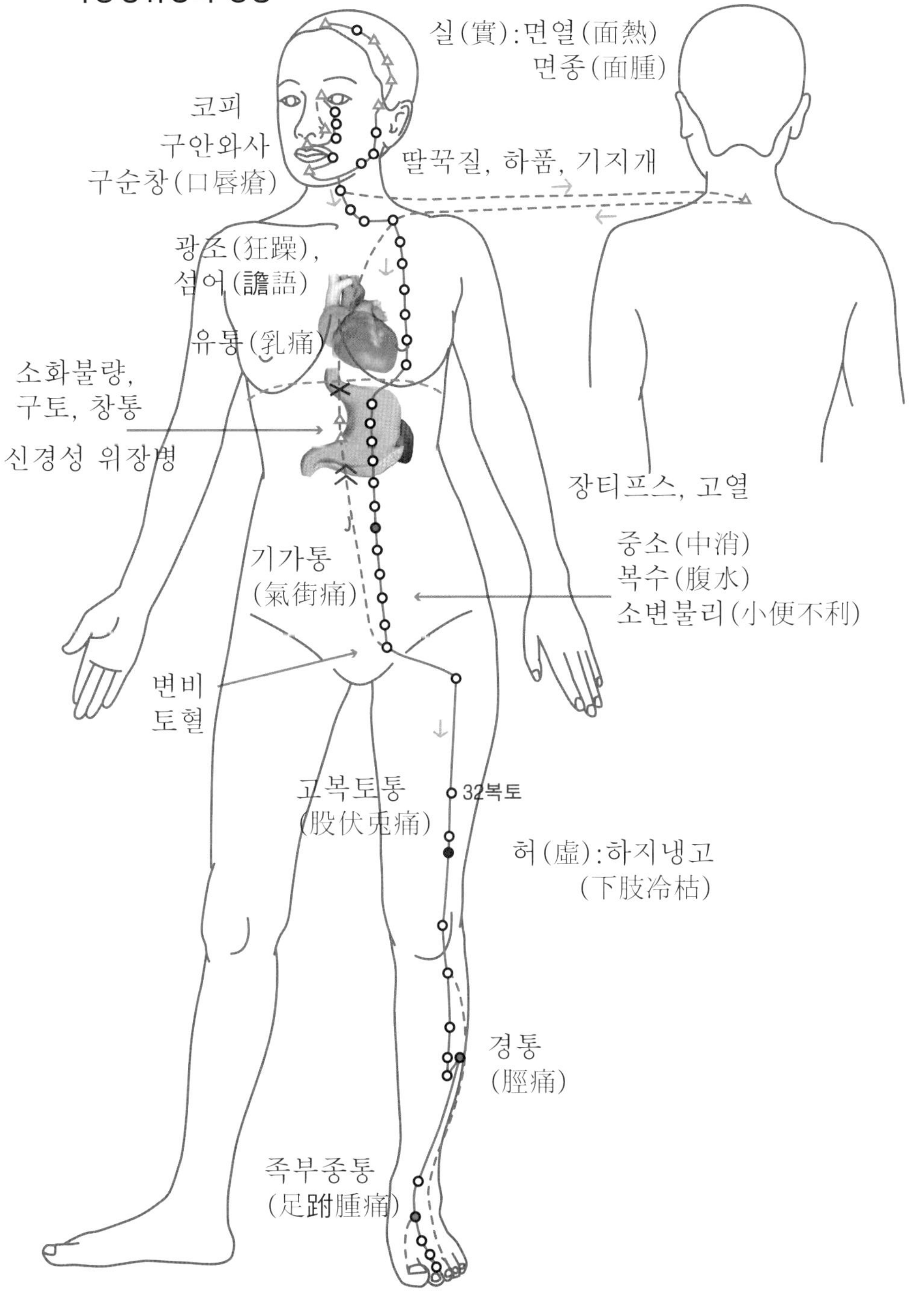
실(實):면열(面熱)
면종(面腫)
코피
구안와사
구순창(口唇瘡)
딸꾹질, 하품, 기지개
광조(狂躁),
섬어(譫語)
유통(乳痛)
소화불량,
구토, 창통
신경성 위장병
장티프스, 고열
중소(中消)
복수(腹水)
소변불리(小便不利)
기가통
(氣街痛)
변비
토혈
고복토통
(股伏兎痛)
32복토
허(虛):하지냉고
(下肢冷枯)
경통
(脛痛)
족부종통
(足趺腫痛)

4) 족태음비경의 병증

(1) 병증

① 족태음비경의 흐름이 원활하지 못하면 혀뿌리가 뻣뻣하고 음식을 먹으면 넘어오거나, 트림이 많게 된다. 온 몸이 나른하고 무겁고, 몸을 움직일 수 없고, 오래 서 있지 못하고, 종아리와 넓적다리가 붓고, 시리고, 엄지발가락을 움직이지 못한다.

② 비경락은 측흉부를 지나 혀뿌리에 이르니 흉척협제통(胸脊脇臍痛)이 오며 혀뿌리가 뻣뻣[舌本强]하고 실하면 양턱에도 통증[兩頜痛]이 온다.

③ 족태음비경은 복부에 들어가 위에 낙(絡)하므로 비경(脾經)에 병이 있으면 비위(脾胃)의 승강(昇降)기능이 떨어져 수납(受納), 부숙(腐熟), 운화(運化) 기능이 실조되므로 위완통, 오심, 구토, 식사량 감소, 황달 등이 나타난다. 비허(脾虛)로 위액이 마르면 중소(中消)가 된다.

④ 비(脾)는 습(濕)을 싫어하므로 수분대사가 잘되지 않으면 부종(浮腫) 및 기타 모든 습으로 인한 종만(腫滿)이 생기고, 실증(實證)에서는 소변불리(小便不利) 또는 요폐(尿閉)증상이 나타난다.

(2) 시동병과 소생명

시동병은 혀뿌리가 뻣뻣해지고 음식을 먹으면 구역을 하며 위가 아프고 헛배가 부르며 트림을 많이 하고 대변을 누거나 방귀가 나가면 시원하여 나은 것 같고 몸이 무겁다. 이것은 주로 비와 관련된 병이다.

소생병은 혀뿌리가 아프고 몸을 움직일 수 없으며 음식이 소화되지 않고 가슴이 답답하며 명치 밑이 당기면서 아프고 한학(寒瘧 학질의 일종)을 앓으며 설사가 난다. 오줌이 나가지 않으며 황달이 생기고 편안히 자지 못하며 서 있기 힘들고 허벅다리와 무릎이 붓고 차며 엄지발가락을 쓰지 못한다. 이 경맥의 기가 실할 때에는 촌구맥이 인영맥보다 3배나 크며 허할 때에는 촌구맥이 도리어 인영맥보다 작다.

족태음비경의 병증

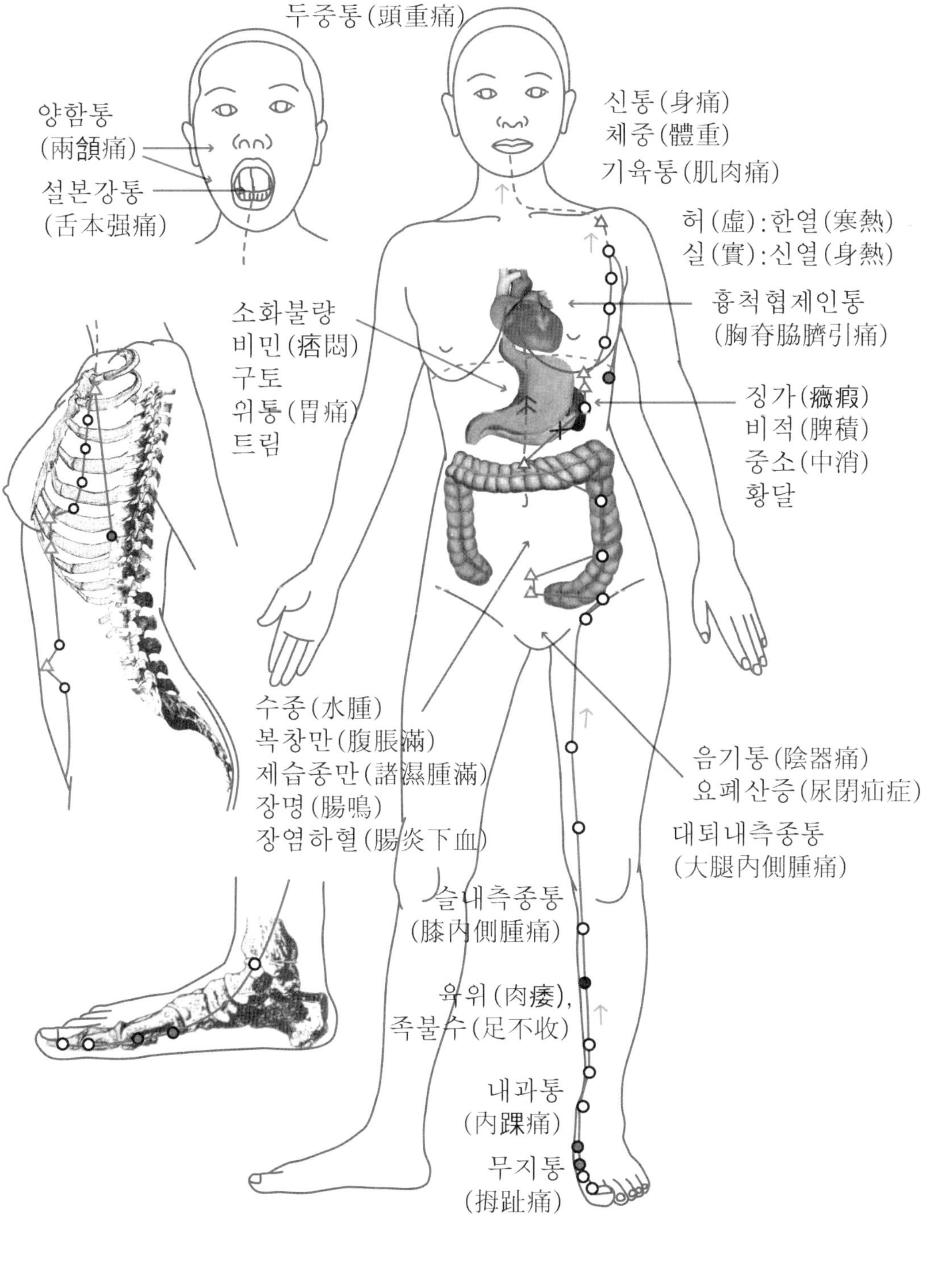
두중통(頭重痛)
양함통
(兩頷痛)
설본강통
(舌本强痛)
신통(身痛)
체중(體重)
기육통(肌肉痛)
허(虛):한열(寒熱)
실(實):신열(身熱)
소화불량
비민(痞悶)
구토
위통(胃痛)
트림
흉척협제인통
(胸脊脇臍引痛)
징가(癥瘕)
비적(脾積)
중소(中消)
황달
수종(水腫)
복창만(腹脹滿)
제습종만(諸濕腫滿)
장명(腸鳴)
장염하혈(腸炎下血)
음기통(陰器痛)
요폐산증(尿閉疝症)
대퇴내측종통
(大腿內側腫痛)
슬내측종통
(膝內側腫痛)
육위(肉痿),
족불수(足不收)
내과통
(內踝痛)
무지통
(拇趾痛)

5) 수소음심경의 병증

(1)병증

① 심(心)은 설(舌)로 개규하고, 그 낙(絡)이 식도를 끼고 상행하여 눈의 안쪽 끝에 연결된다. 따라서 이 경맥(經脈)의 흐름이 원활하지 못하면 인후가 건조하고 혓바늘이 돋거나 혀끝이 갈라지고 언어기능에 장애가 오고, 눈 안쪽이 빨개진다.

② 심장은 혈맥을 주관하므로 허약해지면 심장이 벌렁벌렁[怔冲]하고 혈액순환이 되지 않아 저리고 아프며 피부에 소양증(搔痒症)도 생기고 계종(瘛瘲)도 일어난다. 사기(邪氣)가 넘치면 뉵혈(衄血), 타혈(唾血) 등의 증상도 온다.

③ 심신이 허약해지면 정신이 흐려지고 헛소리를 하고 건망증이 오고 슬퍼한다. 실열(實熱)이 있으면 지나치게 웃고 두통, 심신번민(心神煩悶) 증상이 온다.

④ 경락이 가슴을 지나 겨드랑이를 돌아 소지에 이르므로 흉통(胸痛), 심통(心痛), 늑통(肋痛), 견내통(肩內痛) 등이 온다.

⑤ 심폐(心肺)가 호흡을 다스리므로 소기(少氣) · 한숨 · 딸꾹질 · 호흡곤란 등이 발생한다.

⑥ 심경(心經)의 허증(虛症)으로는 가슴이 두근거리고 불안(不安), 초조(焦燥)하며, 작은 일에도 잘 놀라고 꿈을 많이 꾼다. 꿈을 통해 그 증세를 파악해 볼 수 있는데, 꿈이 악몽이고 꿈을 자주 꾸며 생각이 잘 안 나면 심장 허증으로 분류할 수 있다. 또한 동상에 잘 걸리고 멍이 잘 들며 손발이 차다. 건망증이 심하고 속이 답답하며, 혈압이 낮아지고 식은땀이 흐르며, 혀가 부드럽지 않고 잘 갈라진다.

실증으로는 몸에 열이 많고 산만해지는데, 특히 너무 웃고 말이 많아진다. 공상에 잘 빠지며, 혈압이 상승되어 호흡이 차다. 또한 갈증이 나며 얼굴이 붉어지고 소변이 적황색이다.

(2) 시동병과 소생명

시동병은 목이 마르고 가슴이 아프며 목이 말라 물을 마시려고 하는데, 이를 비궐(臂厥)이라고 한다. 이것은 주로 심과 관련된 병이다.

소생병은 눈이 누렇고 옆구리가 아프며 팔죽지와 팔뚝 안쪽 뒤 변두리가 아프고 차며 손바닥이 뜨겁다. 이 경맥의 기가 실할 때에는 촌구맥이 인영맥보다 두배가 크고 허할 때에는 촌구맥이 인영맥보다 오히려 작다.

수소음심경의 병증

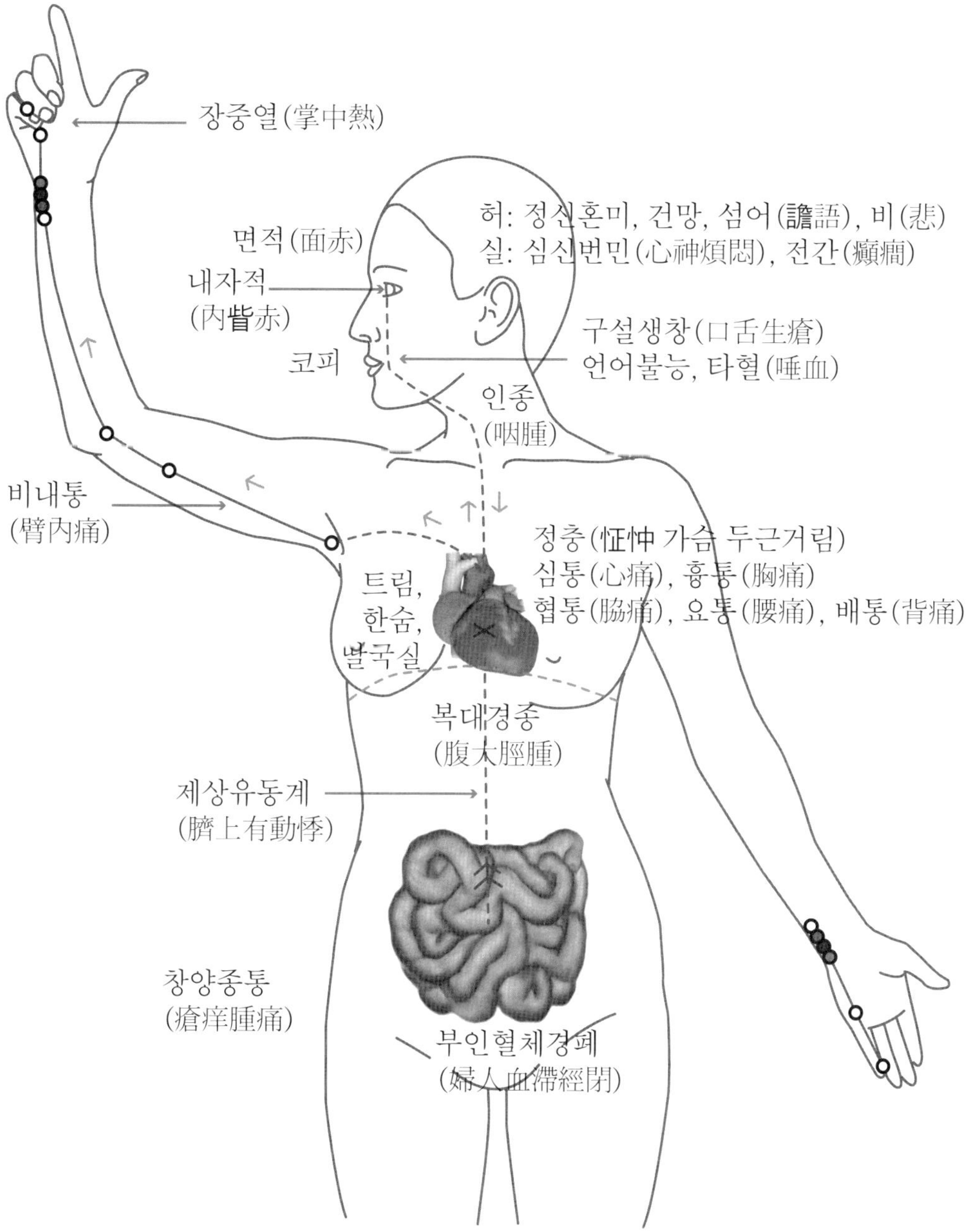
장중열(掌中熱)
허: 정신혼미, 건망, 섬어(譫語), 비(悲)
실: 심신번민(心神煩悶), 전간(癲癎)
면적(面赤)
내자적
(內眥赤)
구설생창(口舌生瘡)
언어불능, 타혈(唾血)
코피
인종
(咽腫)
비내통
(臂內痛)
정충(怔忡 가슴 두근거림)
심통(心痛), 흉통(胸痛)
협통(脇痛), 요통(腰痛), 배통(背痛)
트림,
한숨,
발국실
복대경종
(腹大脛腫)
제상유동계
(臍上有動悸)
창양종통
(瘡痒腫痛)
부인혈체경폐
(婦人血滯經閉)

6) 수태양소장경의 병증

(1)병증

① 수태양소장 경맥의 흐름이 원활하지 못하면 목구멍이 아프고, 귀가 먹고, 뺨이 붓고, 턱 밑이 부어 고개를 돌리지 못하고, 팔이 마치 부러진 것처럼 아파서 들지 못하고, 고환이 당기고 어깨가 빠지는 것 같고, 목과 턱 아래, 어깨죽지뼈, 위 팔뚝, 팔의 뒤쪽 가장자리가 아프다.

② 병사(病邪)가 들어오면 복창(腹脹)하며 배에서 꾸르륵 소리가 나고 설사를 하며 배꼽 주위가 아프게 된다.

③ 수분대사가 원활하지 않으면 소변이 방울방울 떨어지고 소변색이 붉고 탁하며 앙금이 가라앉으며 또는 소변불통(小便不通)도 온다.

④ 실증(實證)으로는 소장의 모혈인 관원혈에 과민압통이 나타나고, 심하면 딱딱한 적이 생겨서 누르면 통증이 극심하다. 척추과민증이 되어서 척추를 누르는 곳마다 아프고, 오른쪽 견갑통과 근육류머티즘이 일어난다.

두통이 일어나고 감기에 걸리면 코감기·인후염·편도선염이 발생되고, 빈뇨(頻尿)·단백뇨와 부종(浮腫), 신장병(腎臟病), 월경불순, 심장병, 류머티즘, 알레르기질환, 하복부통증, 부인병, 귓병, 축농증, 구내염(口內炎), 우측 견갑통(肩胛痛)이 생긴다.

한편 허증(虛症)으로는 심장의 실증과 같다. 소장계통의 병이 제일 많이 일어나는 곳은 소지 외측부터 견갑골, 목덜미, 귀 뒤쪽, 얼굴 중에 특히 광대뼈에 많이 나타난다. 광대뼈가 붉으면 소장실이다.

(2) 시동병과 소생명

시동병은 목이 아프고 턱이 부어 목을 돌릴 수 없고 어깨가 빠지는 것 같으며 팔죽지가 꺾어지는 것 같다. 이것은 주로 진액과 관련된 병이다.

소생병은 귀가 먹고 눈이 누러며 뺨과 턱이 붓고 목과 어깨, 팔죽지, 팔굽, 팔뚝의 바깥쪽 뒤 변두리가 아프다. 이 경맥의 기가 실할 때에는 인영맥이 촌구맥보다 2배나 크고 허할 때에는 인영맥이 도리어 촌구맥보다 작다.

수태양소장경의 병증

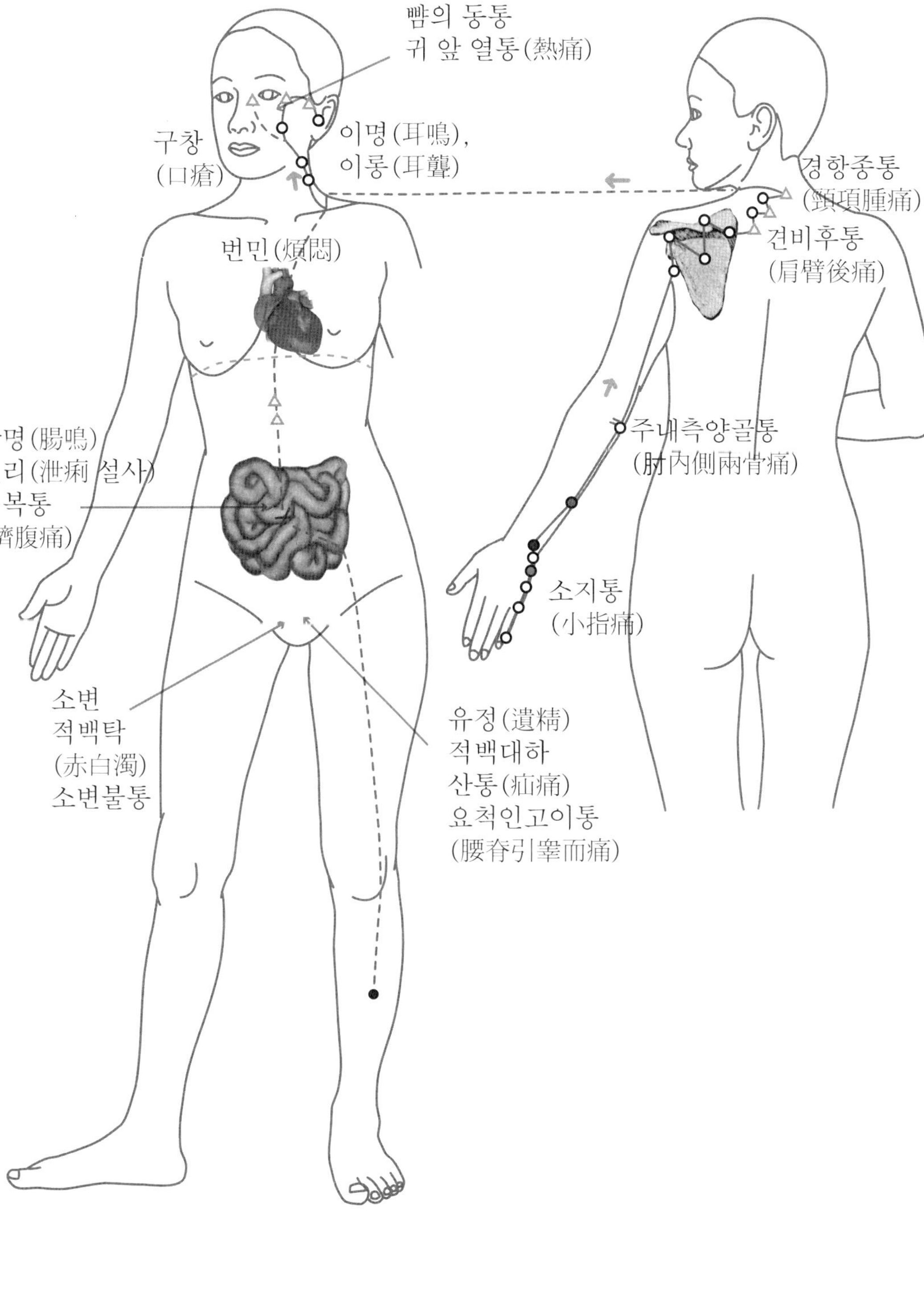
빰의 동통
귀 앞 열통(熱痛)
구창
(口瘡)
이명(耳鳴),
이롱(耳聾)
경항종통
(頸項腫痛)
견비후통
(肩臂後痛)
번민(煩悶)
장명(腸鳴)
설리(泄痢 설사)
제복통
(臍腹痛)
주내측양골통
(肘內側兩骨痛)
소지통
(小指痛)
소변
적백탁
(赤白濁)
소변불통
유정(遺精)
적백대하
산통(疝痛)
요척인고이통
(腰脊引睾而痛)

7) 족태양방광경의 병증

(1)병증

① 족태양방광경맥의 흐름이 원활하지 못하면 머리가 무겁고 아프고, 눈이 빠지는 듯 쑤시고 아프며 뒷덜미가 당긴다. 고환이 당기고 뻗치고 아프며, 등뼈와 등줄기, 허리가 쑤시고 아프다. 고관절(股關節)을 구부리기 어렵고 오금이 뭉쳐 무릎이 잘 굽혀지지 않고 장딴지가 갑자기 뒤틀려 굳어 터지는 듯이 아프다. 바깥 복사뼈 부위에 기혈조역(氣血阻逆)이 생기면 발이 시리고 굳거나, 저리고 쑤신다.

② 경락이 직접 신(腎)과 방광을 연결하고 있어 그 기능이 약해지면 소변을 자주 보거나 저절로 나오는 증상이 나타나며, 실열로 염증이 생기면 소복창민(小腹脹悶)하면서 소변불통(小便不通) 증상이 나타나고 음경(陰莖)과 음낭(陰囊)이 붓는다. 신(腎)과 표리 관계이므로 방광이 허약해지면 정력(精力)이 감퇴되고 대하도 생긴다.

③ 풍한사(風寒邪)는 방광경으로 들어와 피모(皮毛)에서 작용하므로 한열(寒熱)이 나고 감기를 유발한다.

(2) 시동병과 소생명

시동병은 머리가 찌르는 듯 아프며 눈과 목이 빠지는 것 같다. 또한 등뼈가 아프며 허리가 끊어지는 것 같고 넙적다리를 구부리지 못하며 오금이 뭉쳐 무릎이 잘 굽혀지지 않고 장딴지가 터지는 것 같다. 이것을 과궐(踝厥)이라고 한다. 주로 힘줄과 관련되는 병이다.

소생병은 치질과 학질, 광증과 전질이 생기며 머리와 정수리가 아프고 눈이 노랗고 눈물이 나며 코피가 나고 목과 등, 허리와 꽁무니, 오금과 장딴지, 다리까지 아프며 새끼발가락을 쓰지 못한다. 기가 실할 때에는 인영맥이 촌구맥보다 2배나 크며 허할 때는 인영맥이 도리어 촌구맥보다 작다.

족태양방광경의 병증

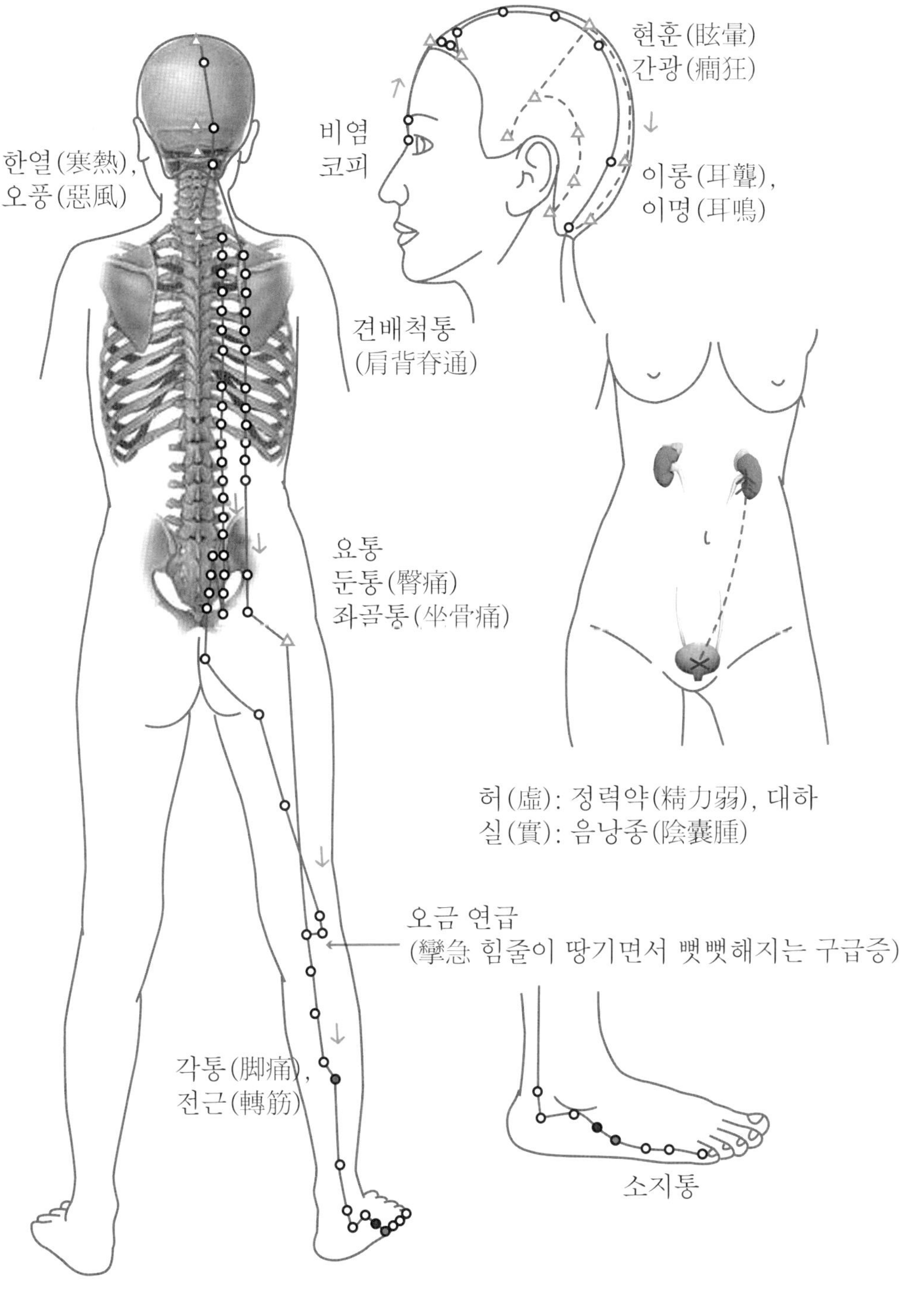

한열(寒熱),
오풍(惡風)
비염
코피
현훈(眩暈)
간광(癎狂)
이롱(耳聾),
이명(耳鳴)
견배척통
(肩背脊通)
요통
둔통(臀痛)
좌골통(坐骨痛)
허(虛): 정력약(精力弱), 대하
실(實): 음낭종(陰囊腫)
오금 연급
(攣急 힘줄이 땅기면서 뻣뻣해지는 구급증)
각통(脚痛),
전근(轉筋)
소지통

8) 족소음신경의 병증

(1)병증

① 족소음신경맥의 흐름이 원활하지 못하면 경락(經絡)을 따라 등과 허리, 척추뼈 등이 아프고, 허벅지 내측 뒷부분이 쑤시고 아프거나 저리고 시리며, 발이 시리거나 저리고 힘이 없고, 입안에 열이 있고, 입과 혀가 마르고, 목 속이 붓고 아프며, 발바닥에서 열이 나고 아프다.

② 신기(腎氣)가 허(虛)하면 납기(納氣) 기능을 상실하므로 기(氣)가 위로 떠오르고, 이로 인해 호기(呼氣)는 많으나 흡기(吸氣)는 적어 숨이 가쁘고 기침 · 가래 · 혈담(血痰)이 나온다.

③ 경락이 심폐를 지나므로 신수(腎水)가 습윤(濕潤)하지 못하여 심신불교(心腎不交)하면 가슴이 답답하고 심통(心痛)도 온다.

④ 신(腎)은 이(耳)로 개규(開竅)하고 치아는 골(骨)의 여분이므로 신허하면 이명 · 이롱(耳聾)이 오고, 이가 흔들리고 바스러지며 충치가 생기고 신에 실열(實熱)이 있으면 이가 검어지고 메마른다. 허냉(虛冷)하면 골위(骨痿) 증상도 나타난다.

(2) 시동병과 소생명

시동병은 배가 고프면서도 먹고 싶지 않고 얼굴빛이 숯처럼 거멓고 기침을 하면서 가래를 뱉는데 피가 섞여 나오고 목에서 소리가 나고 숨이 차며 앉았다가 일어서면 눈앞이 캄캄해지면서 아무것도 보이지 않고 배고픈 것과 같이 가슴이 쓰리다. 기가 부족하면 무서움을 잘 타고 가슴이 뛰며 누가 자기를 잡으러 오는 것과 같은 감을 느끼는데 골궐(骨厥)이라고 한다. 이것은 주로 신과 관련된 병이다.

소생병은 입 안에 열이 나고 혀가 마르며 목이 붓고 기가 치밀어 오르며 목 안이 마르고 아프며 가슴이 답답하고 아프며 황달과 이질이 생기고 등뼈, 엉덩이, 허벅지 안쪽, 뒤 변두리가 아프며 다리에 힘이 없고 차며 눕기를 좋아하고 발바닥이 뜨거우면서 아프다. 뜸을 뜨면서 음식을 억지로 먹어 살이 오르게 한다. 허리띠를 늦추고 머리를 풀어 놓으며 큰 지팡이를 짚고 무거운 신을 신고 걸어 다녀야 한다. 기가 실할 때에는 촌구맥이 인영맥보다 2배나 크며 허할 때에는 촌구맥이 도리어 인영맥보다 작다.

족소음신경의 병증

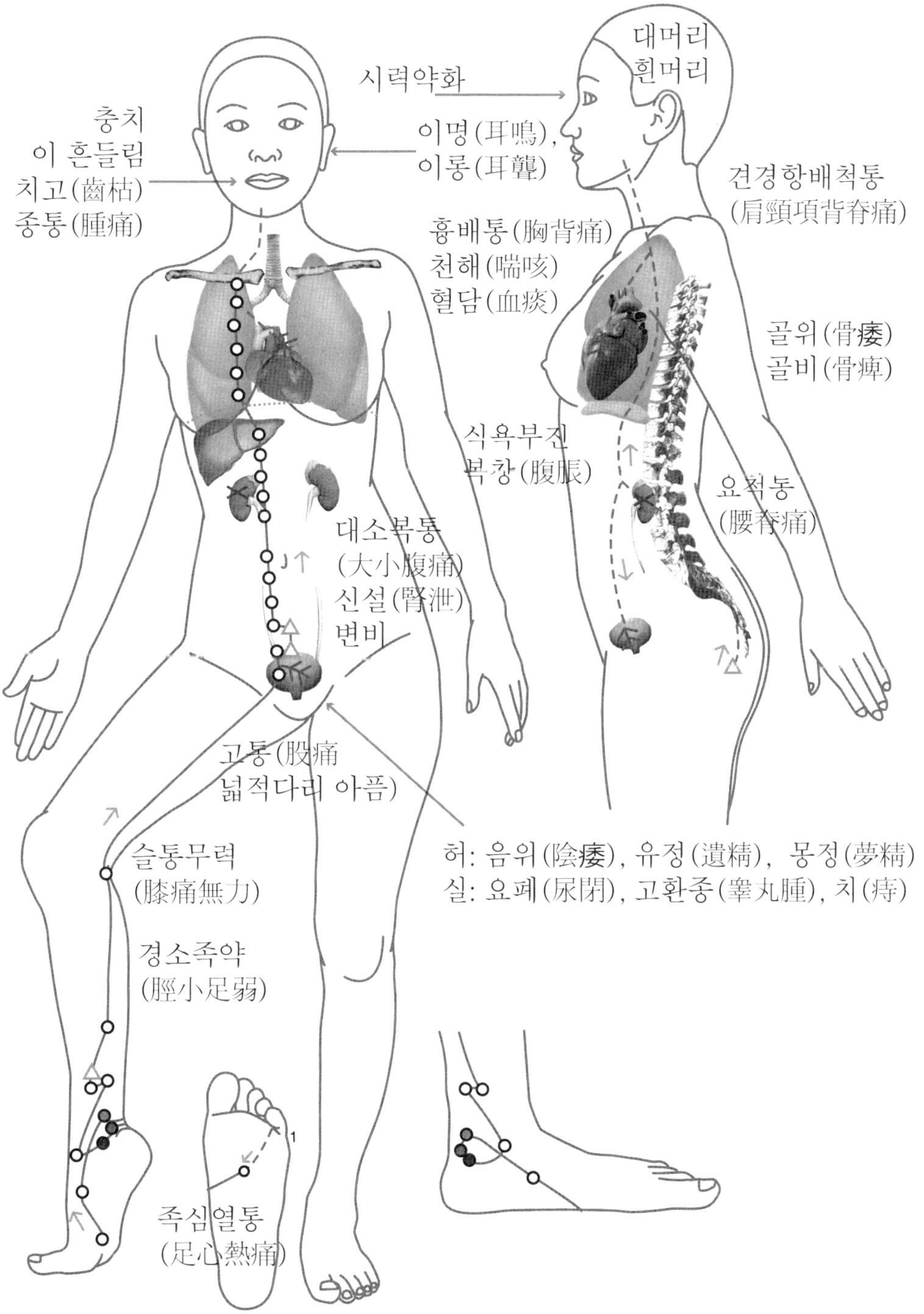
대머리
흰머리
시력약화
충치
이 흔들림
치고(齒枯)
종통(腫痛)
이명(耳鳴),
이롱(耳聾)
견경항배척통
(肩頸項背脊痛)
흉배통(胸背痛)
천해(喘咳)
혈담(血痰)
골위(骨痿)
골비(骨痺)
식욕부진
복창(腹脹)
요척통
(腰脊痛)
대소복통
(大小腹痛)
신설(腎泄)
변비
고통(股痛
넓적다리 아픔)
허: 음위(陰痿), 유정(遺精), 몽정(夢精)
실: 요폐(尿閉), 고환종(睾丸腫), 치(痔)
슬통무력
(膝痛無力)
경소족약
(脛小足弱)
족심열통
(足心熱痛)

9) 수궐음심포경의 병증

(1)병증

① 경맥(經脈)의 흐름이 원활하지 못하면 얼굴이 붉고, 겨드랑이 임파가 붓기도 하며, 팔뚝 앞에서 팔꿈치까지 저리고 굴신(屈伸)이 어렵다. 겨드랑이 밑이 붓고 손바닥이 뜨겁다.

② 심포락은 심을 보호하고 심의 군화를 대행하므로 심포락에 병사(病邪)가 들면 가슴이 답답하면서 아프고 심장이 뛰며, 심장성 천식이 일어난다.

③ 심의 정지(情志)가 "희(喜)"이므로 자주 웃는 정신이상이 생기고 심이 혈맥(血脈)을 주관하므로 하혈(下血) · 하지연(下肢軟) · 두항강직(頭項强直) · 목적(目赤) 등이 발생하며, 혈뇨(血尿) · 대소변불통(大小便不通) 등이 발생한다.

④ 허증은 혈압이 낮아지고 맥박이 느려지며, 체온이 낮아 추위에 약하나 더위는 잘 견딘다. 실증은 혈압이 높아지고 가슴이 답답하여 얼굴이 상기되며, 마음이 불안하며 흥분을 쉽게 하고, 가슴이 울렁거리고 심하면 열이 난다.

(2) 시동병과 소생명

시동병은 손바닥이 뜨겁고 팔굽과 팔뚝이 저리며 당기고 겨드랑이가 붓고 심하면 가슴과 옆구리가 벅차며 가슴이 몹시 뛰고 얼굴이 붉으며 눈이 누렇고 자주 원인 없이 웃는다. 이것은 주로 맥과 관련되는 병이다.

소생병은 가슴이 답답하고 아프며, 손바닥이 뜨겁다. 기가 실할 때에는 촌구맥이 인영맥보다 배나 크며 허할 때는 촌구맥이 도리어 인영맥보다 작다.

수궐음심포경의 병증

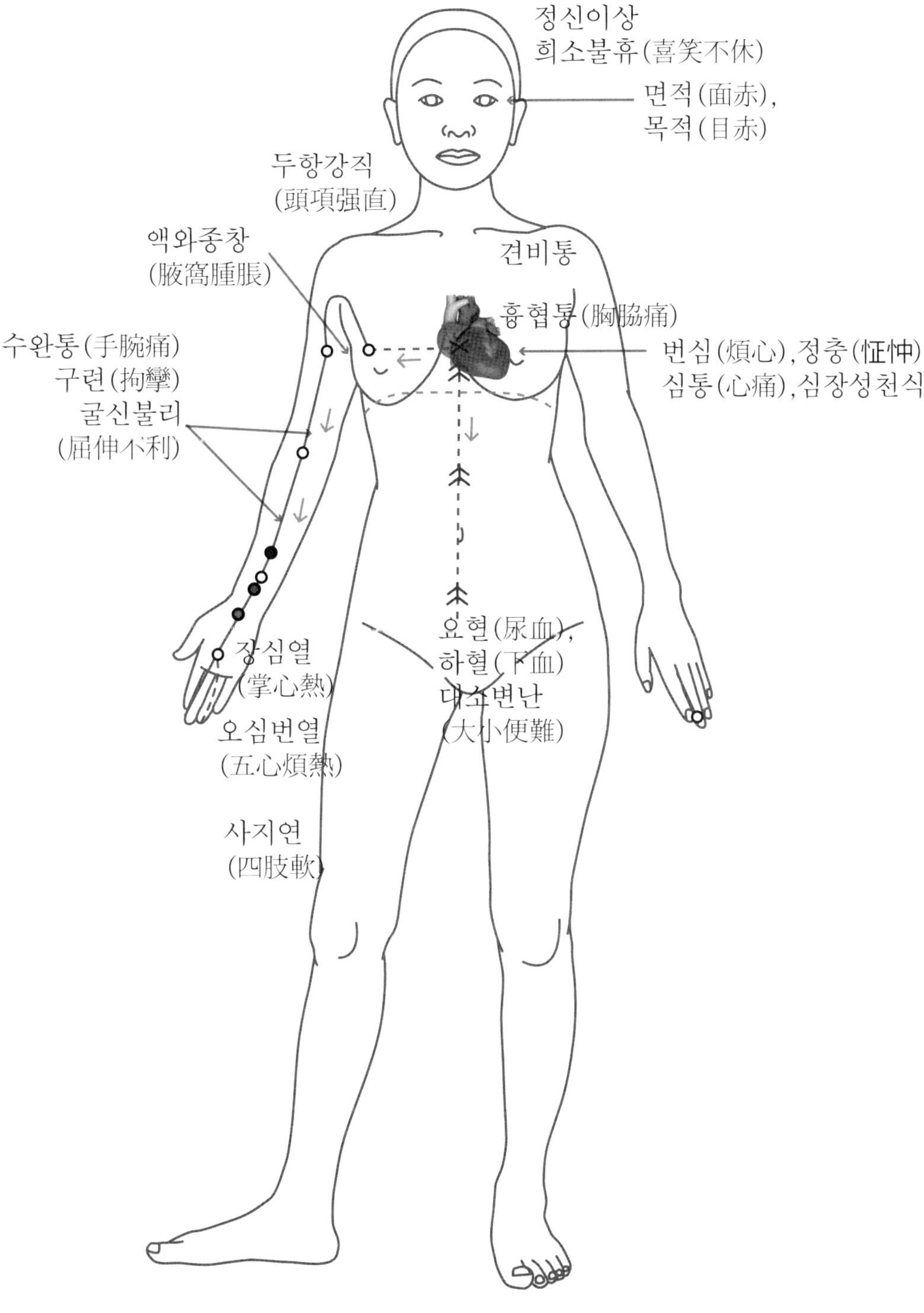
정신이상
희소불휴(喜笑不休)
면적(面赤),
목적(目赤)
두항강직
(頭項强直)
액와종창
(腋窩腫脹)
견비통
흉협통(胸脇痛)
수완통(手腕痛)
구련(拘攣)
굴신불리
(屈伸不利)
번심(煩心), 정충(怔忡)
심통(心痛), 심장성천식
장심열
(掌心熱)
오심번열
(五心煩熱)
사지연
(四肢軟)
요혈(尿血),
하혈(下血)
대소변난
(大小便難)

10) 수소양삼초경의 병증

(1)병증

① 수소양삼초경맥의 흐름이 원활하지 못하면 목과 얼굴, 빰이 붓고 아프고, 눈 바깥쪽이 아프고, 이명(耳鳴)이 생기거나 귀가 안 들리고, 또한 귀 뒤에서부터 어깨, 위팔, 팔꿈치, 앞팔 등 삼초경이 지나는 곳이 모두 아프거나 넷째 · 다섯째 손가락의 움직임이 원활하지 못하다.

② 삼초는 "결독지관(決瀆之官)"으로 제 기능을 발휘하지 못하면 피부나 하복부 혹은 전신에 부종(浮腫)이 생기고, 헛배가 부르거나 아랫배가 딴딴히 부르며 소변이 급히 마렵고 자주 나오는 증상이 발생한다.

③ 초(焦)란 "따뜻하게 한다"는 의미로 삼초가 허(虛)하고 냉(冷)해지면 떨리고 춥다.

(2) 시동병과 소생명

시동병은 귀가 잘 들리지 않으며 목이 붓고 후비증이 생긴다. 이것은 주로 기와 관련되는 병이다.

소생병은 땀이 나고 눈귀가 아프며 빰이 아프고 귀 뒤쪽과 어깨와 팔죽지, 팔굽, 팔뚝의 바깥쪽이 다 아프며 네 번째, 다섯 번째 손가락 움직임이 원활하지 못하다. 이 경맥의 기가 실할 때에는 인영맥이 촌구맥보다 배나 크고 허할 때에는 인영맥이 도리어 촌구맥보다 작다.

수소양삼초경의 병증

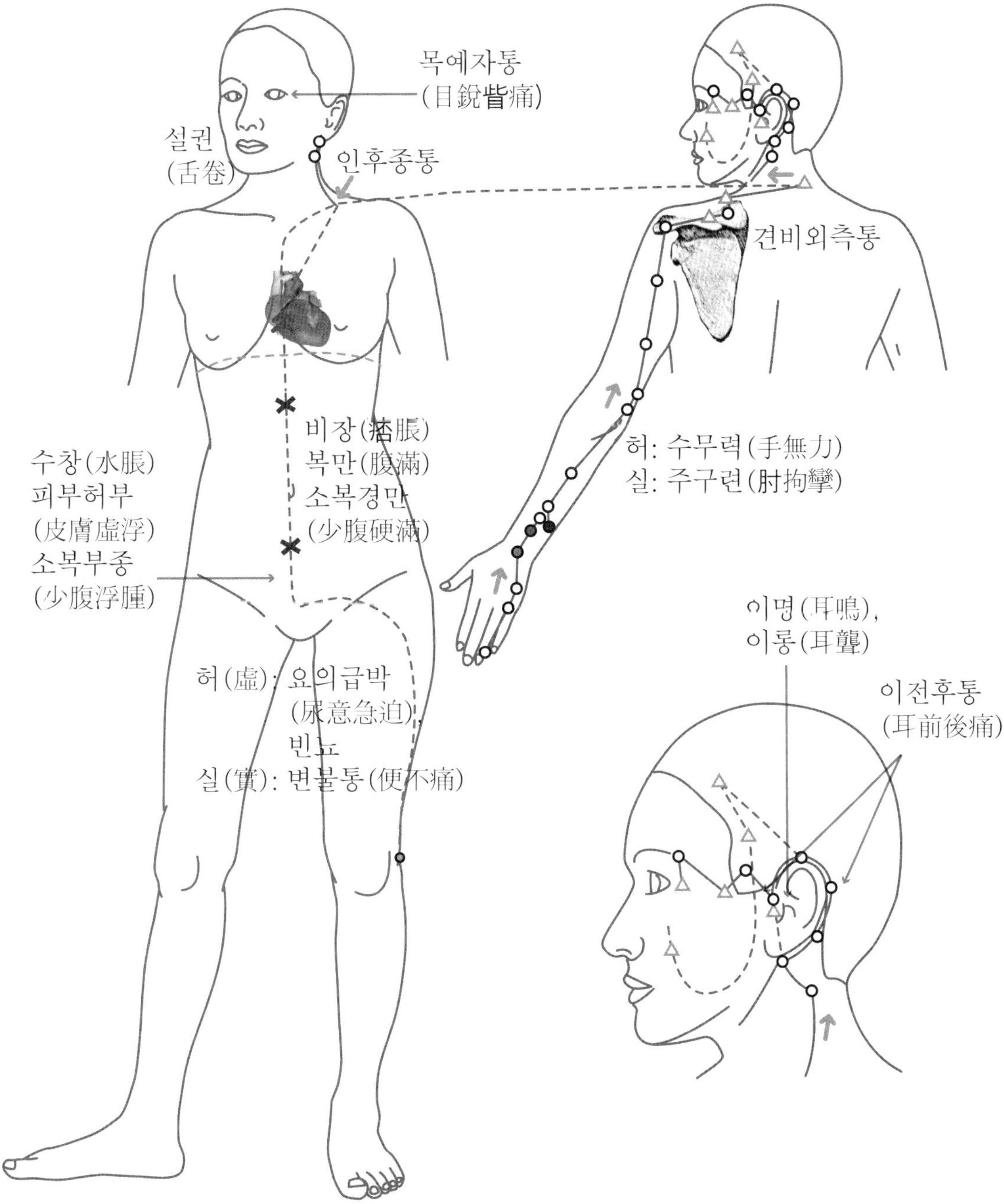
목예자통
(目銳眥痛)
설권
(舌卷)
인후종통
견비외측통
비장(痞脹)
복만(腹滿)
소복경만
(少腹硬滿)
수창(水脹)
피부허부
(皮膚虛浮)
소복부종
(少腹浮腫)
허: 수무력(手無力)
실: 주구련(肘拘攣)
허(虛): 요의급박
(尿意急迫),
빈뇨
실(實): 변불통(便不痛)
이명(耳鳴),
이롱(耳聾)
이전후통
(耳前後痛)

11) 족소양담경의 병증

(1)병증

① 경맥(經脈)의 흐름이 원활하지 못하면 옆머리와 눈꼬리가 아프고, 결분이 붓고 아프고, 겨드랑이가 붓고, 가슴과 옆구리가 아파서 몸을 돌리지 못하고, 얼굴에 기미가 끼고 피부에 윤기가 없으며 먼지가 낀 것 같고, 귀가 안 들린다. 넓적다리 외측과 종아리 아래, 바깥 복사뼈 앞과 뼈마디마다 쑤시고 아프다. 넷째 발가락 부위가 아프고 움직이기 힘들며, 병이 깊어져 족소양 경락이 지나는 자리에 기혈역조가 생기면 마비감이 오고 시리고 저린 증상이 따른다.

② 담경의 기(氣)가 승발(升發)하지 못하면 한숨을 쉬며, 허한(虛寒)인 경우에는 한열왕래(寒熱往來)하고, 실열(實熱)인 경우에는 오한(惡寒)이 나면서 덜덜 떨린다.

간은 목극토(木克土)하니 음식불하(飮食不下)하며 신물이나 황색담즙을 토한다. 황달 증상이 나타나 눈이 노래지는 수도 있다.

③ 간담(肝膽)은 근막(筋膜)과 건(腱)을 자양하되 담즙은 오장정즙(五臟精汁)으로 이 액이 건삽(乾澁)하면 근(筋)이 무력해지고 실열(實熱)하면 계종(瘈瘲)한다. 그러므로 모든 근(筋) · 건(腱) · 관절(關節)의 무력 및 경련(痙攣) · 종통(腫痛)은 다 간담경(肝膽經)과 관계가 있다.

④ 담허(膽虛)하면 눈이 흐려지고 이롱(耳聾)이 온다. 담즙(膽汁)이 쓰니 입안이 쓰고 침이 자주 나오기도 한다. 담즙(膽汁)이 인후(咽喉)에 연결되어 있으니 인건(咽乾) · 인종(咽腫)하며 간담(肝膽)이 소설(疏泄)작용을 하여 배설 수렴을 조절하니, 담경(膽經)이 실조(失調)되면 융폐(癃閉)가 발생한다.

⑤ 담이 허하면 가슴이 벌렁벌렁 거리며 잘 놀라고, 잠이 오지 않고 두통과 현훈(眩暈)이 오고, 담이 실하면 화를 잘 내며 많이 자고 전간(癲癇)도 생길 수 있다.

(2) 시동병과 소생명

시동병은 입이 쓰고 한숨을 쉬며 가슴과 옆구리가 아파서 몸을 잘 놀리지 못하고 심하면 얼굴에 약간 때가 낀 것 같고 몸에 윤기가 없으며 발 바깥쪽이 뜨거운데 이것을 양궐(陽厥)이라고 한다. 이것은 주로 뼈와 관련되는 병이다.

소생병은 머리가 아프고 옆 턱과 눈귀가 다 아프며 결분 속이 붓고 아프다. 겨드랑이 아래가 붓고 땀이 나고 추워 떨며 학질이 생기고 가슴과 옆구리, 넙적다리와 무릎의 바깥쪽, 다리와 절골, 바깥 복사뼈 앞 등 모든 뼈마디가 다 아프며 네번째 발가락을 쓰지 못한다. 이 경맥의 기가 실할 때에는 인영맥이 촌구맥보다 배나 크고 허할 때는 인영맥이 도리어 촌구맥보다 작다.

족소양담경의 병증

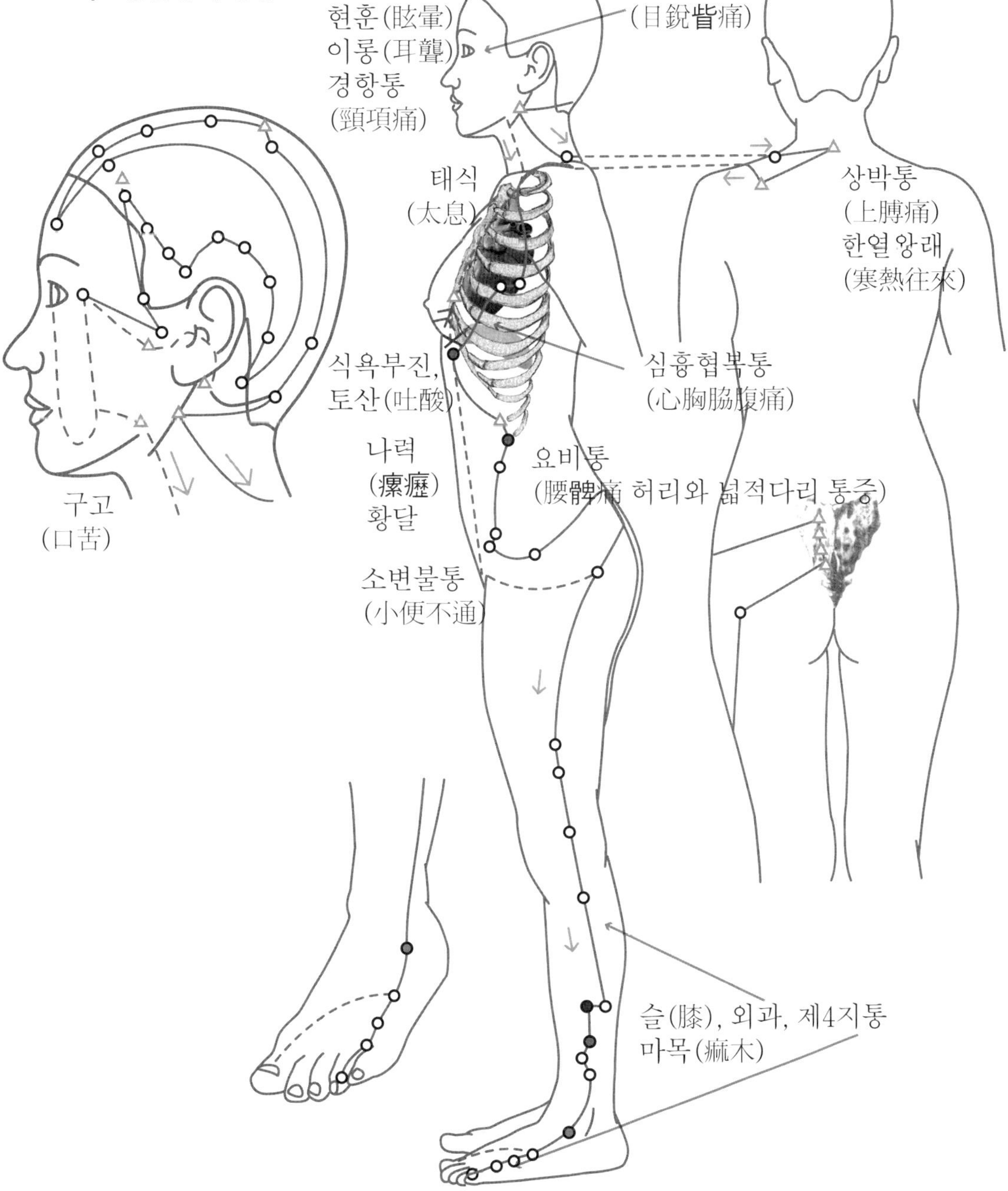

12) 족궐음간경의 병증

(1)병증

① 족궐음간경맥의 흐름이 원활하지 못하면 머리가 아프고, 어지럽고, 목이 마르고, 고환이 당기며 허리가 아프다. 깊어지면 얼굴에 티끌이 일며 빛을 잃는다.

② 간목(肝木)은 비토(脾土)를 극(克)하므로 신경성위장염의 소화불량 · 위민(胃悶) · 구토 · 설사 등이 나타난다.

③ 간목풍(肝木風)이니 중풍(中風) 등 여러 가지 마비 · 경련 등 풍(風)이라 총칭되는 것은 다 이에 속한다.

④ 간경락은 제1지에서 시작해서 슬(膝) 내측 넓적다리 안쪽을 돌며 근(筋)은 간이 자양하므로 무지(拇趾) · 발목 · 슬관절 등 모든 관절의 근막(筋膜) · 건(腱) 등의 염좌종통(捻挫腫痛)은 간경락이 통과하는 곳이 아니더라도 다 여기에 속한다.

⑤ 음모(陰毛)로 도는 간경락(肝經絡)은 성기(性器)에서 교차하는데, 성기는 근체(筋體)이므로 남자의 성기병(性器病) · 기능저하 · 산증(疝症) · 소변 등과 여자의 자궁 · 월경 · 음부소양(陰部搔痒) · 종통(腫痛)은 모두 이에 속한다.

⑥ 하복(下腹)에서 위(胃)를 끼고 돌아 간담(肝膽)으로 그 경락에 이르러 하나의 지락(支絡)은 흉협(胸脇)에서 목으로, 또 하나의 지락은 흉협에서 중완에 이르므로 흉협만민통(胸脇滿悶痛) · 심통(心痛) 등이 여기에 속한다.

⑦ 간이 실(實)하면 노(怒)하므로 빈혈 · 신경성과로 · 신경성위장염이 수반된 두통 · 현훈 · 노이로제 · 눈의 피로 · 경강(頸强) 등 현대인에게 발생하는 병은 대개 간화(肝火)에 속한다.

(2) 시동병과 소생명

시동병은 허리가 아파서 굽혔다 폈다 하지 못하고 남자에게는 퇴산(㿉疝 음낭이 부으며 아프거나 혹은 단단하고 무감각함)이 생기고, 여자에게는 아랫배가 붓고 심하면 목이 마르며 얼굴이 때가 낀 것처럼 윤기가 없다. 이것은 주로 간과 관련된 병이다.

소생병은 가슴이 그득하고 구역이 나며 설사하고 호산(狐疝), 유뇨(遺尿), 오줌이 막히는 등 증상이 생긴다. 실할 때에는 촌구맥이 인영맥보다 2배나 크고 허할 때에는 촌구맥이 인영맥보다 도리어 작다.

족궐음간경의 병증

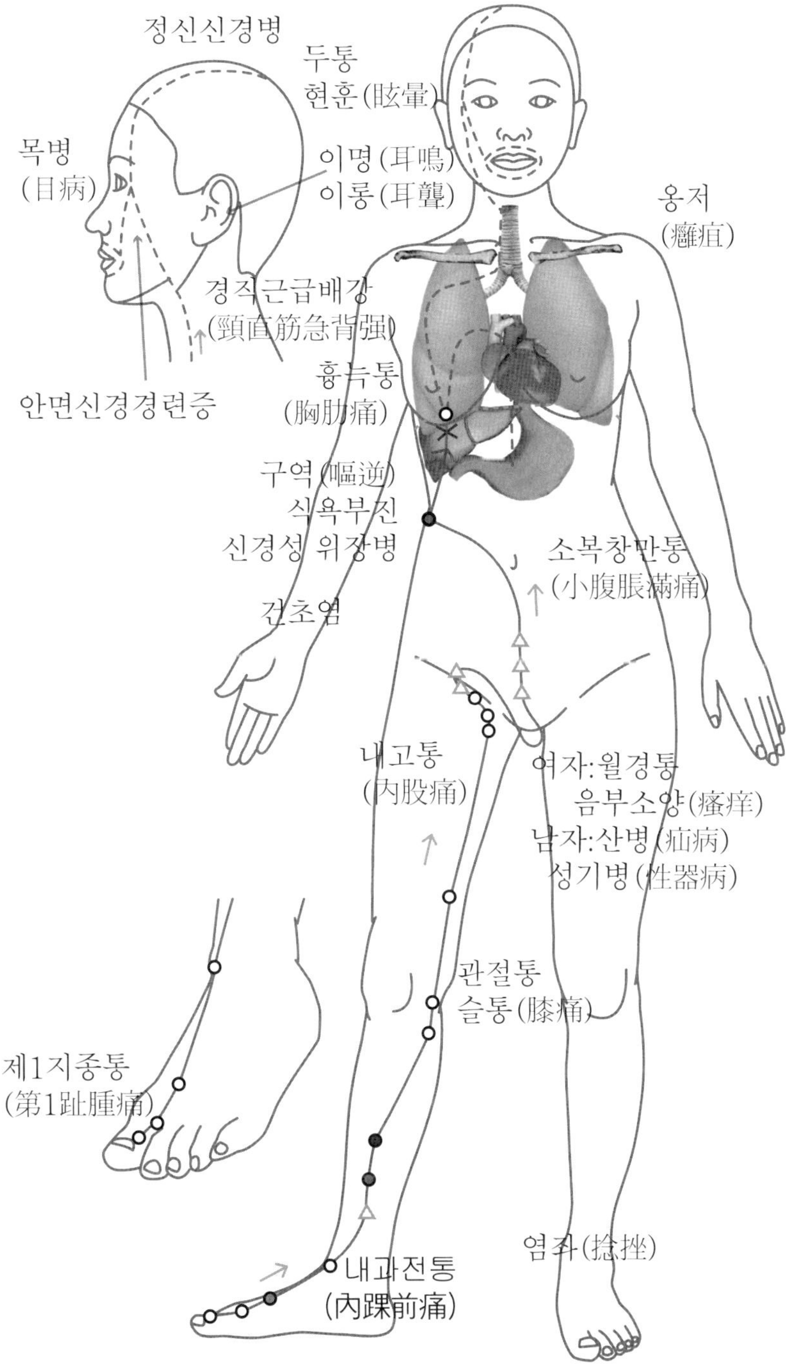
정신신경병
두통
현훈(眩暈)
목병
(目病)
이명(耳鳴)
이롱(耳聾)
옹저
(癰疽)
경직근급배강
(頸直筋急背强)
흉늑통
(胸肋痛)
안면신경경련증
구역(嘔逆)
식욕부진
신경성 위장병
소복창만통
(小腹脹滿痛)
건초염
내고통
(內股痛)
여자:월경통
음부소양(瘙痒)
남자:산병(疝病)
성기병(性器病)
관절통
슬통(膝痛)
제1지종통
(第1趾腫痛)
염좌(捻挫)
내과전통
(內踝前痛)

5. 기경팔맥의 병증

『난경(難經)』이십구난(二十九難)에 기경팔맥이 병들어 발생하는 증상들을 다음과 같이 정리하고 있다.

양유맥은 양경에 연결되어 있고 음유맥은 음경에 연결되어 있는데, 음유맥과 양유맥이 각기 잘 연결되어 있지 않으면 마음이 편하지 않고 정신적으로 박약해지며 신체적으로 무력하고 뜻대로 움직여지지 않는다. 양유맥이 병들면 한열로, 음유맥이 병들면 심통으로 고생하게 된다.

음교맥이 병들면 양에 속하는 외측이 이완(弛緩)되고, 음에 속하는 내측이 구급(拘急)된다. 양교맥이 병들면 음에 속하는 내측(內側)이 이완되고 양에 속하는 외측이 구급(拘急)케 된다.

충맥이 병들면 기역상충하고 복부가 급창하고 동통케 된다. 독맥이 병들면 경항강직하고 심하면 혼궐(昏厥)이 발생한다. 임맥에 병이 들면 뱃속의 기가 울결되어 남자의 경우에는 일곱 가지 산기(疝氣)가 발생하고 여자의 경우에는 뱃속에 적취(積聚) 같은 덩어리가 생긴다. 대맥이 병들면 복중창만하고 허리가 물속에 앉아 있는 것처럼 무력해진다.

① 독맥

독맥은 등의 가운데를 순행하고 뇌에 낙하므로 독맥의 맥기가 순조롭지 못하면 등뼈가 뻣뻣하고 아픈 척주강통이 나타나고, 허하면 머리가 무거워지는 병증이 나타난다. 이는 독맥이 순조롭지 못해 맑은 기운이 위로 상승하지 못해 일어나는 증상이다.

독맥은 전신 양맥의 바다로 양기를 통솔하므로 그 흐름이 원활하지 못하면 허리와 척주가 굳거나 뒤로 재껴지는 증세 등이 발생할 수 있다. 등 가운데가 화끈거리는 것, 정신병, 눈의 통증, 제 7경추 부위가 아프고 저린 증세 등도 독맥의 이상으로 발생할 수 있다. 뿐만 아니라 어른은 간질, 어린이는 경기를 일으킬 수 있다.

동시에 독맥의 가지는 아랫배로 상행하는데 맥기가 실조되면 아랫배가 아프고, 소변을 잘 보지 못하며 고환이 붓고 아프다. 아랫배에서 가슴 쪽으로 치밀고 아픈 증세(분돈), 대소변 불통, 불임증, 오래된 치질, 소변을 지리는 것 등의 증상도 관련이 있다.

② 임맥

임맥은 회음에서 시작해 하복부와 흉복부의 정중앙을 지나므로 그 맥기가 실조되면 남자는 안으로 맺히는 칠산(수산水疝, 한산寒疝, 근산筋疝, 혈산血疝, 기산氣疝, 호산狐疝, 퇴산(㿗疝)이 생기거나 고환이 붓고 아프며, 여자는 대하증이나 아랫배 종괴(腫塊), 월경이상(月經異常), 불임, 유산, 하복부 통증 등이 생긴다. 또한 한온부조(寒溫不調) 입과 혀의 종기 등이 생길 수 있다.

③ 충맥

충맥은 임맥 독맥과 함께 포(胞) 중에서 기시하므로 그 맥기가 부조(不調)하면 월경부조, 불임(不姙), 유산(流産), 붕루 등 부인병이 생긴다. 또 복부를 순행해 가슴에 이르므로 기의 승강이 실조되면 위로 역기(逆氣)가 되어 오심(惡心), 구토(嘔吐), 현기증(眩氣症), 두통(頭痛) 등이 생길 수 있고, 대변을 자주 보고 본 뒤에도 뒤가 무주룩하다.

④ 대맥

대맥은 허리띠를 두르듯 경맥을 동여매는데, 대맥이 병들면 배나 허리가 너무나 힘이 없어서 물 속에 앉아 있거나 물주머니같이 흐느적거리는 상태가 된다. 또 월경부조, 적백대하, 복부팽만, 하지무력, 등허리 통증 등이 나타날 수 있다.

⑤ 양교맥

인체의 좌우측 양을 주관하는 양교맥의 병증은 음측(안쪽)이 무력해져 늘어지고, 양측(바깥쪽)은 땅기는 증세가 생긴다. 방광경의 지류로서 족태양방광경의 맥기와 합류되어 상행하였으므로 두 맥기가 잘 돌게 되면 그 분포 부위가 윤활하게 된다. 눈꺼풀을 열고 닫음을 주관하므로 만일 그 순환이 불량해지면 눈이 감기지 않는다.

⑥ 음교맥

음교맥은 발 안쪽 복사뼈에서 음측으로 상행하기 때문에 이상이 생기면 안쪽은 땅기고 다리의 바깥쪽은 무력해진다. 인후가 아프고, 전간, 장명, 복부적취, 하복통, 음부산증, 대하, 눈병 등이 나타날 수 있다.

⑦ 양유맥(陽維脈)

양유맥은 음유맥과 더불어 인체의 음측과 양측을 교류하고 있기 때문에 양유맥이 그 기능을 발휘 못하면 몸이 물 속에 떠 있는 것 같아서 몸을 가누기 힘들다. 태양경이 표(表)를 주관하고 소양경이 반표반리를 주관하는데, 이 두 경맥의 경기가 불완전하면 양유맥이 영향을 받아 한열(寒熱)이 반복되는 증상이 나타난다.

⑧ 음유맥(陰維脈)

음유맥이 음측에 제대로 순환되지 않으면 매사에 의욕이 없거나 마음이 계속 설레면서 가슴과 심장 부위가 아픈 증상이 나타난다. 허리와 음부가 아프고, 옆구리와 위완(胃脘) 부위가 아프며, 복통 설사 탈항이 생긴다.

6. 십오락 소생병

십이경의 낙맥과 임 · 독맥의 낙맥, 비의 대락을 합하여 십오락이라고 한다. 십오락은 자기 경맥에서 다른 경맥으로 갈라져 나가는 곳이다. 『영추(靈樞)』에서 전하고 있는 십오락의 병에 대해 살펴보면 다음과 같다.

(1) 수태음경맥의 낙혈은 열결

손목 위에서 갈라지는데 손목에서 1치 5푼 위에 있다. 여기서 갈라져 수양명대장경으로 가며 또 수태음경과 합하여 곧바로 손바닥으로 가서 어제혈(魚際穴)에서 흩어진다. 여기에 생긴 병은 실하면 손의 새끼손가락 쪽 솟은 뼈[手銳]와 손바닥에 열이 나고, 허하면 기지개를 켜고 하품하며 오줌을 자주 누고 유뇨가 있다. 이때 열결을 잡아서 침을 놓는다[영추].

(2) 족태음경맥의 낙혈은 공손

엄지발가락 밑마디에서 1치 뒤에 있다. 여기서 갈라져 족양명위경으로 나가며 다시 갈라진 것은 장위에 연계된다. 기운이 순조롭지 못하여 위로 거슬러 올라가면 곽란이 생긴다. 병이 실하면 배가 끊어지는 듯이 아프고 허하면 고창증(鼓脹證)이 생긴다. 이 때 공손을 잡아서 놓는다[영추].

(3) 수소음경맥의 낙혈은 통리

손목에서 1치 5푼 뒤에 있다. 여기서 갈라져 수태양소장경으로 가며 자경(自經)을 따라 심으로 들어가 혀뿌리에 연계되고 목계(目系)에 속하였다. 병이 실하면 흉격부가 치밀어 오르게 되고, 허하면 말을 못한다. 이 때 통리를 잡아서 놓는다[영추].

(4) 족소음경맥의 낙혈은 대종

발 안쪽 복사뼈 뒤 발꿈치를 두른 곳에 있다. 여기서 갈라져 족태양방광경으로 가며 다른 한 가지는 자경(自經)과 합하여 수궐음심포경으로 올라갔다가 내려와 허리와 등뼈를 뚫고 밖으로 나온다. 여기에 병이 생기면 기가 치밀어 오르고 답답한데 실하면 오줌을 누지 못하며, 허하면 허리가 아프다. 이 때 대종을 잡아서 놓는다[영추].

(5) 수궐음경맥의 낙혈은 내관

손목 안쪽에서 2치 올라가 있다. 여기서 갈라져 수소양삼초경으로 나가며 두 힘줄 사이로 나와 경맥을 따라서 위로 올라가 심포에 얽히고 심계(心系)에 연계된다. 병이 실하면 가슴이 아프고, 허하면 머리와 목이 뻣뻣하다. 이 때 내관을 잡아서 놓는다[영추].

(6) 족궐음경맥의 낙혈은 여구

안쪽 복사뼈에서 5치 위에 있다. 여기서 갈라져 족소양담경으로 가며 다른 한 가지는 정강이를 따라서 올라가 음경에서 고환에 연계된다. 여기에 병이 생겨 기가 치밀어 오르면 고환이 붓고 갑자기 산증이 생긴다. 실하면 음경이 붓고 허하면 몹시 가렵다. 이 때 여구를 잡아서 놓는다[영추].

(7) 수태양경맥의 낙혈은 지정

손목에서 5치 올라가 있다. 여기서 갈라져 수소음심경으로 가며 다른 한 가지는 팔굽으로 올라가고 견우혈에 연계된다. 병이 실하면 뼈마디에 맥이 없어 팔굽을 쓰지 못하고 허하면 사마귀가 생긴다. 이 때 지정을 잡아서 놓는다[영추].

(8) 족태양경맥의 낙혈은 비양

바깥쪽 복사뼈에서 7치 위에 있다. 여기서 갈라져 족소음신경으로 간다. 병이 실하면 콧구멍과 머리와 등이 아프고 허하면 코피가 난다. 이 때 비양을 잡아서 놓는다[영추].

(9) 수소양경맥의 낙혈은 외관

손목 바깥쪽에서 2치 올라가 있다. 여기서 갈라져 수궐음심포경으로 가며 팔을 돌아서 가슴으로 들어간다. 여기에 생긴 병은 실하면 팔굽이 오그라들고 허하면 팔을 구부리지 못한다. 이 때 외관을 잡아서 놓는다[영추].

(10) 족소양경맥의 낙혈은 광명

바깥쪽 복사뼈에서 5치 위에 있다. 여기서 갈라져 족궐음간경으로 갔으며 아래로 내려가 발등에 얽힌다. 병이 실하면 궐증이 생기고 허하면 위벽증(痿躄證)이 생겨 앉아서 일어나지 못한다. 이때 광명을 잡아서 놓는다.

(11) 수양명경맥의 낙혈은 편력

손목에서 3치 뒤에 있다. 여기서 갈라져 수태음폐경으로 가며 다른 한 가지는 팔을 따라 위로 올라가 견우혈을 돌아서 턱자가미(曲頰 아래턱과 위턱이 맞물린 곳)와 한쪽 이로 올라간다. 여기서 갈라진 것은 귀로 들어가 종맥(宗脈)과 합한다. 병이 실하면 충치가 생기고 귀가 먹으며 허하면 이가 시리고 가슴이 저리다. 이 때 편력을 잡아서 놓는다[영추].

(12) 족양명경맥의 낙혈은 풍륭

바깥쪽 복사뼈에서 8치 위에 있다. 여기서 갈라져 족태음비경으로 가며 또 한 가지는 정강이뼈 바깥쪽을 따라 위로 올라가 머리와 목에 얽히고 모든 경맥의 기와 합하여 다시 내려가 목구멍에 얽힌다. 여기에 병이 생겨 기가 치밀어 오르면 목이 막혀 갑자기 말을 못하게 된다. 실하면 전광(癲狂)이 생기고 허하면 다리를 구부리지 못하고 정강이가 여윈다. 이 때 풍륭을 잡아서 놓는다[영추].

(13) 임맥의 낙혈은 구미

임맥의 별락을 미예(尾翳)라 한다. 이 낙맥은 흉골 하단의 5푼 하방에 있는 구미혈에서 시발하여 하행해서 복부에 분포된다.[40] 미예가 사기를 받아서 실하면 뱃가죽이 아프고, 허하면 그 곳이 가려워진다. 이럴 때는 구미를 취혈하라. [영추]

(14) 독맥의 낙혈은 장강

꽁무니 끝에 있다. 등뼈를 따라 목으로 올라와 머리 위에서 흩어졌다가 다시 내려가 어깨뼈로 가서 좌우로 갈라져 족태양방광경으로 가며 등뼈를 뚫고 들어간다. 여기에 생긴 병은 실하면 등이 뻣뻣하고 허하면 머리가 무겁다. 이 때에는 이 혈을 잡아서 놓는다[영추].

(15) 비의 대락은 대포

연액혈에서 3치 아래에 있으며 가슴과 옆구리에 분포되었다. 여기에 생긴 병은 실하면 몸이 다 아프고, 허하면 모든 뼈마디에 힘이 없다. 이 맥은 그물처럼 얽혔으므로 혈병은 다 비의 대락의 맥에서 혈을 잡아 놓는다[영추].

7. 십이경근의 병증

경근(經筋)은 경락주행(經絡走行)과 거의 일치한 운동기능을 수관하는 것이나, 이것이 기상변화 등 외부환경의 영향에 따라 병이 나면 근비(筋痺)가 된다.

그 증상은 경근(經筋) 주행상(走行上)의 관절부 등의 근막(筋膜), 건(腱), 인대(靭帶)의 연(攣 경련)·급(急 뻣뻣해 짐)·통(痛 통증)이다.

40) 任脉之別, 名曰尾翳(예: 깃 일산. 비단 일산. 망하다. 가려 덮다. 막다. 가리다.), 下鳩尾, 散于腹.

제9절 육경병증(六經病症)

병의 경과에 따라 변화되는 병 상태를 삼양병과 삼음병의 여섯 가지 병으로 분류하고 거기에 각각 육경(六經)과 같은 병명을 붙이고 있다. 이것은 그 경락에 병이 생겼다는 것이 아니고 육경의 이름을 빌렸을 뿐 병태의 의미와는 완전히 다르다.

외부감염성 질병에 대해 분류한 여섯 가지의 유형은 태양, 양명, 소양, 태음, 소음, 궐음의 육경이다. 육경은 병의 성질에 따라 삼음 삼양으로 구분하고 태양, 양명, 소양의 양증을 삼양병이라고 부르고, 태음, 소음, 궐음의 음증을 삼음병이라

병의 진행 순서

발병후 1일	태양병	태양경에 한사가 침습함	태양경을 둘러싼 목, 머리 부분이 아프고 허리가 조이는 증상들이 나타난다.
발병후 2일	양명병	양명경에한사가 침습함	양명경은 근육을 관리하며 코를 사이에 두고 눈에 연결되어 있으므로 온몸에 열이 나고 눈이 아프며 콧물이 나면서 편안히 누워있기 힘들어 한다.
발병후 3일	소양병	또한 한사가 침습하여 소양경을 손상함.	소양경은 담을 관리하고 옆구리를 돌아 귀에 연결되어 있기 때문에 옆구리아픔, 귀머거리 등의 증상이 나타난다.
발병후 4일	태음병	더 진전되어 태음경으로 침습함.	태음경맥은 위 안에 분포되고, 위로는 인후부위에 연결되어 있기 때문에 배가 불어나거나 목마른 증상이 나타난다.
발병후 5일	소음병	병사가 더 깊이 전파되어 소음경에 이른다.	소음경맥은 위로 뚫고 나가 위로 올라가 폐에 연결되며 나아가서 혀뿌리에 접촉되어 있으므로 입, 혀가 마르는 증상이 나타난다.
발병후 6일	궐음경	마지막에 병사는 궐음경에 이른다.	궐음경맥은 음부를 돌아 위로 올라가 간에 연결되어 있으므로 고만감이 생기고 음낭이 수축되는 증상이 나타난다.

한다. 양증은 대체로 열증에 속하고, 병의 경과 과정에 정기가 쇠약해지면 양증에서 음증으로 되는데 음증은 대체로 한증에 속한다.

육음 병사로 인한 외감병이 처음 발생하였을 때 가장 가벼운 단계를 태양병(太陽病)이라 하고 사기가 좀더 속으로 발전하면 양명병(陽明病)이 되고 사기가 반표반리(半表半裏)에 머물면 소양병(少陽病)이 된다.

삼양의 병기가 치유되지 않으면 정기(正氣)가 상당히 쇠약해져 사기는 태음병(太陰病)으로 이행되고, 더 나아가면 소음병(少陰病)이 되고 최종적으로 궐음병(厥陰病)이 된다. 이것이 곧 육경의 전변이고, 외감병의 발전규율이다.

이와 같이 외부감염성 질병은 모두가 밖으로부터 안으로 들어가는 것이다.

1) 태양병증(太陽病證)

태양병증은 외부감염성 질병의 초기에 나타나는 표증이다. 처음 풍한외사가 피부를 침범했을 때의 병변은 대부분이 몸 겉면에 나타나기 때문에 표증이라고 부르는 것이다.

태양은 가장 바깥의 체표를 주관하므로 겉 부분의 사기침습(邪氣侵襲)을 가리킨다. 정기가 실할 때는 사기에 저항하므로 체표에서 먼저 태양병이 나타난다. 태양병은 갑자기 일어난 질병이므로 인체에는 침습한 사기에 대한 대처방안이 별로 없어 열이 발생해도 해열할 방법이 부족하다. 따라서 갑작스런 자극에 피부는 조밀하여 땀구멍이 막히고 열이 나지만 땀은 나지 않는다.

열이 나고 오슬오슬 추운 것은 위기(衛氣)가 외사(外邪)와 싸울 때에 생기는 반응이다. 태양병의 맥상은 대체로 부맥이며, 부맥이 나타나면 질병의 시일이 길든 짧든 태양병으로 진단할 수가 있다. 사기가 태양경맥을 조여들기 때문에 부맥이 나타나는 것이다.

태양경은 족태양방광경(足太陽膀胱經)과 수태양소장경(手太陽小腸經)이 있어 족태양경은 머리부터 발끝까지 순행하므로 태양병의 사기를 받으면 두통과 목이 뻣뻣하고 아프며 오한(惡寒)과 오풍(惡風)이 들기도 한다.

2) 양명병증(陽明病證)

양명병증은 태양병이 낫지 않고 병사(病邪)가 계속 체내로 침범하여 나타나는 병증이다.

표열증(表熱症)이 없어지지 않고 열사가 점차 왕성해져서 자연히 안쪽으로 진전되어 들어가 양명병으로 되는 것이다. 이열증(裏熱症)이 왕성하기 때문에 이열실증(裏熱實症)이라고 부른다.

양명병증은 외감병의 발전과정에서 양기가 항성(亢盛)하고 사기가 열을 발생시켜 열이 제일 심한 단계의 증후이다. 즉 외사가 체내에서 정기와 다툼이 발생하여 정기의 저항이 거세어져서 일어나는 병증이다. 양명병증은 공통적인 증상이 고열(高熱)과 발한(發汗)이며, 설태(舌苔)는 황태(黃苔)이며 맥은 활삭맥(滑數脈) 또는 홍대맥(洪大脈)이 나타난다.

3) 소양병증(少陽病證)

소양병증은 병사가 계속 진행하여 표(表)와 이(裏) 사이에 존재한 반표반리(半表半裏)의 위치에 있는 상태를 가리킨다.

병리변화는 반표반리의 열증(熱證)에 속한다. 소양병은 표증과 이증 사이에 위치하고 있기 때문에 표증과 이증이 겹쳐서 나타나는 때가 있다. 예를 들면 열이 나면서 약간 오슬오슬 춥고, 뼈마디 부위가 아프며 게우고 가슴이 결린다. 옆구리가 답답하고 결리거나 저녁에 열이 나며, 대변이 잘 나가지 않는 것들은 소양병에 양명의 이실증(裏實症)이 합병해서 나타나는 증후들이다.

열병 경과 중에 나타나는 반표반리(半表半裏)의 증상은 입이 쓰고 목이 마르며 어지럽고, 한열(寒熱)이 번갈아 나타난다. 그리고 옆구리가 아프고, 메스껍고 입맛이 없으며, 가슴이 답답하고 맥은 현맥이 나타난다.

소양병증으로 입이 쓰고 가슴이 답답하며 게우고 입맛이 없는 것 등은 위기(胃氣)가 조화되지 않기 때문이다. 담열(痰熱)이 열사(熱邪)에 증발되어 위로 상승하면서 입이 쓰고 진액이 열에 의하여 고갈되어 목이 마른다. 한열(寒熱)이 왔다 갔다 하는 것은 정기와 사기가 싸우기 때문이다. 옆구리는 소양 경맥이 지나가는 곳이므로 사기가 소양경에 영향을 주어 옆구리가 답답해지는 것이다.

경락상으로 소양(少陽)은 족소양담경(足少陽膽經)과 수소양삼초경(手少陽三焦

經)이 있기 때문에 눈이 아찔해지고 발열과 오한이 교차하는 증상이 나타난다. 또한 상초(上焦), 중초(中焦), 하초(下焦)에 대한 질환이 생겨서 가슴이 답답하고 위가 열에 자극되어 식욕이 떨어지고 위의 하강이 실조되어 구토가 일어난다. 간화(肝火)가 상역(上逆)하여 흉협부(胸脇部)가 뻐근하게 아프기도 한다.

4) 태음병증(太陰病證)

태음병(太陰病)은 이증(裏證)으로 들어선 증후이다.

비(脾)는 태음(太陰)에 속하고 양명(陽明)과 표리 관계이다. 따라서 태음병과 양명병에서는 다 같이 위장증상이 나타난다. 그러나 허증인가, 실증인가, 음증인가, 양증인가에 따라 성질은 서로 달라진다. 양명병은 높은 열이 나는 실증이고 태음병은 습과 한으로 오는 허증에 속한다. 위양(胃陽)이 왕성하면 사기는 조열(燥熱)을 발생하고, 위양(胃陽)이 부족하면 사기는 한습(寒濕)을 발생시킨나. 배문에 태음병은 이허한증(裏虛寒證)에 속한다.

태음병의 증후는 일반적으로는 배가 불어나고 게우며 먹은 것이 잘 내려가지 않고, 식욕이 떨어진다. 오줌이 많으며, 때로는 배가 아프다. 입은 마르지 않으며 맥은 느리고 약하다. 이것은 일종의 비위의 허한증이다. 비와 위가 나쁘기 때문에 수액이 잘 운반되지 못하므로 설사, 게우기, 목마름 등의 증상이 나타나는 것이다.

5) 소음병증(少陰病證)

소음병은 태음병에서 사기(邪氣)가 더욱 나아간 상태로서, 전신적인 허한증(虛寒證)이 나타난다. 심과 신은 소음에 속하며 인체의 근본이다. 심과 신의 기능이 쇠퇴되고 저항력이 약화되면 소음(少陰)이 병리변화를 일으킨다.

소음병은 음(陰)에 의해 한(寒)이 생기거나, 때때로 양(陽)에 의하여 허열(虛熱)이 발생할 수 있으므로 두 가지로 구분할 수 있다.

(1) 소음한증(少陰寒證)

양기(陽氣)가 부족하고 병사가 체내로 침범하여 음(陰)이 항성(亢盛)하여 한(寒)을 생성시키는 것으로 전신적인 허한증(虛寒證)이 일어난다.

소음한증은 오한이 생기고, 다리를 구부리고 눕기를 좋아하고, 사지는 싸늘하며 소화되지 않은 설사를 한다. 구역질은 나오나 토하지는 않고, 목이 말라도 더운물을 마시고, 소변은 맑고 설태는 백태(白苔)이고 침지맥(沈遲脈)이 나타난다.

(2) 소음열증(少陰熱證)

소음열증은 열사(熱邪)가 풀리지 않아 음(陰)을 손상하였거나, 혹은 음허(陰虛)로 인해 양기가 성하여 생긴 열이 음을 손상하여 나타나는 증상이다.

신수(腎水)가 허약하여 심화(心火)를 억제하지 못하므로 심화가 항진되어 가슴이 답답하고, 잠이 없고, 입이 마르며 혀끝이 붉게 된다. 혀가 심홍색이며 설태가 적고 세삭맥(細數脈)이 나타난다.

6) 궐음병증(厥陰病證)

궐음경은 삼음경의 마지막 경락이다. 궐음병은 외부감염성 질병의 마지막 단계에 나타나는 것으로 이 단계에는 정기가 매우 쇠약해진 상태로 병리 변화가 매우 복잡하다.

간(肝)과 심포(心包)는 궐음병에 속한 것으로 정기와 사기의 강약에 따라 한열(寒熱)이 교착되어 상열하한(上熱下寒) 또는 하열상한(下熱上寒)이 혼합하여 나타난다. 이는 간의 소설 기능이 순조롭지 못하여 기의 승강이 실조되고 기혈의 순행 역시 문란하게 되며 음양이 실조됨에 따라 한열(寒熱)이 교착되는 증상이다. 이 증상들의 특징은 한증과 열증이 교대로 나타나는 것인데, 찬 때가 더운 때보다 더 길거나 찬 것이 회복되지 못하면 예후는 나쁘다.

심한 갈증이 생기고 가슴이 막히고 열이 나며, 양열(陽熱)의 상역(上逆)으로 동통(疼痛)이 발생하고, 배가 고프나 음식을 먹지 못한다. 몸은 싸늘해지고 구토와 설사가 생기는 음한(陰寒)의 침습현상이 나타나며 한열의 교착으로 상부는 덥고 하부는 싸늘해져 기의 순행이 원활치 못하여, 음양의 기가 조화롭지 못하게 되므로 사지 또한 싸늘해진다.

만일 열(熱)이 한(寒)보다 많고 찬 것이 없어지면 정기가 사기를 누르는 증후로서 정상으로 회복되기를 바랄 수 있다.

※ 대표적인 병증

동양의학에서 병증을 여러 가지로 표현하고 있으나, 『내경(內經)』에 자주 쓰이는 병증은 다음과 같다.

① 열병(熱病)

발열(發熱)은 기본적으로는 음양(陰陽)의 실조(失調)에 따른 것이다. 『소문(素問)·음양응상대론편(陰陽應象大論篇)』에서는 "양(陽)이 이기면 몸에 열(熱)이 난다."고 하고 있다. 크게 나누면 풍(風)·한(寒)·서(暑)·습(濕)·조(燥)·화(火)의 육음(六淫)에 의한 것, 폐(肺)·비(脾)·위(胃)·소장(小腸)에 의한 것 등이다.

② 풍병(風病)

『소문(素問)·풍론편(風論篇)』 "풍(風)은 백병(百病)의 장(長)이다."라고 하였듯이 많은 질병이 풍사(風邪)가 방아쇠가 되어 일으키게 되는 것으로 보고 있다.

③ 통(痛)

통증에 관해서 『내경(內經)』은 두통(頭痛), 흉통(胸痛), 협통(脇痛), 위통(胃痛), 복통(腹痛), 요통(腰痛) 등으로 나누어 말하고 있다. 특히 『소문(素問)·거통론편(擧痛論篇)』에서는 아픔은 한기(寒氣)가 경맥중(經脈中)에 들어와 기(氣)가 통하지 않으므로 발생(發生)한다고 하고 있다. 즉, "통하면 아프지 않고, 통하지 못하면 아프다.[通則不痛, 不通則痛 통즉불통 불통즉통]"이라는 말로 전해지고 있다.

④ 궐(厥)

궐(厥)은 『황제내경(黃帝內經)』 중에는 가장 많이 등장하는 병명(病名)이다. 한사(寒邪)와 대노(大怒) 등에 의하여 인체를 순환하는 기가 상역(上逆)하여 생기는 병을 총칭한 것으로 궐역(厥逆)이라고도 한다. 열궐(熱厥), 한궐(寒厥)로 대별(大別)되고, 증상에 따라 십이경락 각각의 궐병(厥病)이 있고, 부위별로 비궐(臂厥), 한궐(骭厥) 등으로도 불린다.

⑤ 비(痺)

비병(痺病)은 풍한습(風寒濕)의 세 가지 사기(邪氣)가 뒤섞여서 인체에 침습하여, 그것으로 인해 영위(營衛)의 기(氣)가 순환(循環)하는 것이 나빠져 발생하는 병이다. 비병(痺病)의 주된 증상은 통증과 저림[痺 비]이지만, 병인(病因)이 되는 풍한습(風寒濕)의 세 가지 사기(邪氣)의 강약(强弱)이나 발생 부위 등에 따라 분류된다.

⑥ 위(痿)

위(痿)란 저리거나 마비되는 것을 말한다. 습사(濕邪)와 발열(發熱) 때 열사(熱邪), 장열(腸熱) 등에 의하여 생기는 병이다. 주요 증상은 지각둔마(知覺鈍痲), 운동마비 등과 같은 수족의 습병(濕病), 요(腰)와 슬(膝)의 마비, 하지의 부종(浮腫), 몸이 무거운 증상, 피부의 광택실조(光澤失調) 등이다.

⑦ 해(咳)・수(嗽)

육음의 외감이나 장부의 내상이 폐에 영향을 미쳐 기침을 일으키는 증상이다. 해(咳)는 기침은 하나 가래가 없거나 적고, 수(嗽)는 가래로 인해 기침하는 증상이다.

⑧ 학(瘧)

학병은 심한 오한의 발작을 되풀이하는 것이다. 현대의학에서 말라리아도 해당한다.

⑨ 적취(積聚)

주로 한사(寒邪)가 체표(體表)에서 침입하여 복중(腹中)에까지 파급되면, 한사 때문에 혈기가 정체되어, 모이고 쌓여서 괴(塊)[덩어리]를 형성하는 병을 말한다. 주로 아픔과 창만(脹滿)을 일으킨다.

⑩ 산(疝)

한사(寒邪)[혹은 한습(寒濕)의 사(邪)]에 의한 병(病)이다. 음기(陰器 고환)에서 소복(小腹)에 걸쳐 땅기는 듯한 통증을 느끼게 된다.

⑪ 기타(其他)

종창(腫脹), 단(癉)[열성황달(熱性黃疸)], 전광(癲狂), 창양(瘡瘍), 실면(失眠), 구토, 설사, 변비, 현기(眩氣) 등.

〈참고서적〉

『中醫基礎理論』 主編 印會河, 張伯訥 人民衛生出版社(1989)
『中醫診斷學』 主編 鄧鐵濤 人民衛生出版社(1987)
『병인병기학』 박찬국, 전통의학연구소(1992)
『鍼灸理論』 東洋療法學教協會,東京, 医道の日本社 1992.
『병인병기학』 정통침뜸교육원 교재위원회, 정통침뜸연구소(2006)
『기초한의학』 배병철, 성보사(1998)
『동의병리학』 전국한의과대학 한방병리학교실, 일중사(1999)
『동양의학대사전』 전통의한연구소 편저, 성보사(2000)
『(今釋)黃帝內經 靈樞,』 배병철, 성보사(1995)
『(今釋)黃帝內經 素問,』 배병철, 성보사(1995)
『중의병인병기학』 吳敦序 主編, 上海中醫學院出版社
『난경입문(難經入問)』 최승훈, 법인문화사(1998)
『중의학기초』 박종길 편저, 서대양문학개발원(1991)